主编简介

中西医结合主任医师、医学博士、博士后、硕士生导师
重庆大学附属肿瘤医院中医肿瘤治疗中心主任、中医
肿瘤学教研室主任
国家区域中医(肿瘤)诊疗中心培育单位主任
国家中医肿瘤重点专科带头人
国医大师金世元弟子及传承工作室(重庆)负责人
全国名老中医药专家传承工作室负责人

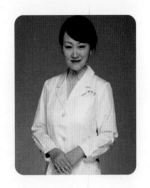

王维

人才荣誉：
国家中医药管理局中医药传承与创新"百千万"人才工程青年岐黄学者
重庆英才 · 创新领军人才
全国老中医药专家学术经验继承人
重庆市中医药专家学术经验继承工作指导老师
全国巾帼建功标兵
国家卫健委"中央补助地方健康素养促进行动项目"优秀巡讲专家
重庆市科学传播专家团健康科普专家库专家
重庆市中医药文化科普专家

U0280031

学术任职：
世界中医药学会联合会肿瘤康复专业委员会常务理事
世界中医药学会联合会肿瘤精准医学专业委员会常务理事
中国医师协会中西医结合分会肿瘤病学专家委员会青年副主任委员
中国老年学和老年医学学会肿瘤康复分会肝癌临床康复专家委员会副主任委员
中国老年和老年医学学会肿瘤康复分会常务委员
重庆市康复医学会肿瘤康复专委会主任委员
重庆市养生保健学会营养食疗专业委员会名誉主任委员

学术成就：

　　获中国民族医药协会科学技术进步奖一等奖 1 项、重庆市科学技术进步奖二等奖 1 项；主持或参与国家中医管理局行业专项课题、国家重点研发计划子课题及省部级科研课题多项；发表 SCI、CSCD 等核心期刊论文 40 余篇；在国内外学术会议作重要报告百余次，两次受邀美国整合肿瘤医学会（SIO）大会发言；开发中医肿瘤防治新技术十余项，申报国家发明专利 7 项；主编《肿瘤防治新模式研究与实践：中医"六位一体"整合模式》，参编《康复医学》《中医内科学 · 肿瘤分册》《肿瘤防治科普丛书：认识肿瘤》等多部学术专著及教材。

擅长领域：

　　长期从事中西医结合防治肿瘤的临床、科研、教学等工作，创新性提出中医"六位一体"整合模式。擅长运用中医"六位一体"整合模式治疗肺癌、鼻咽癌、乳腺癌、结肠癌、肝癌等恶性肿瘤；中医药辅助术后、放化疗后肿瘤患者康复调理及防转移复发；中医药治疗放化疗后骨髓抑制、免疫功能低下、恶心、呕吐、脱发、发热、汗证、食欲差、口干、虚弱、失眠及癌性疼痛、癌性胸腹水等；对运用中医药治疗肺结节、乳腺结节、甲状腺结节等癌前病变方面有较高造诣。

为《中医肿瘤防治手册》题

六位一体
科学防癌

庚子年冬月 金世元

国医大师金世元题词

六位一体，以人为本。

肿瘤防治，赢在整合。

段亚亭

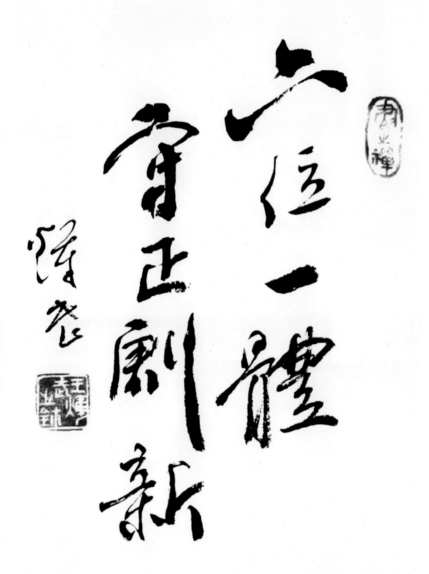

六位一體　守正劇新

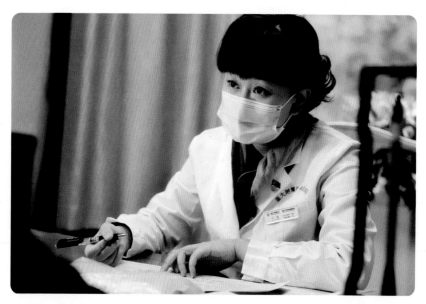

重庆大学附属肿瘤医院中医肿瘤治疗中心主任王维为患者看诊

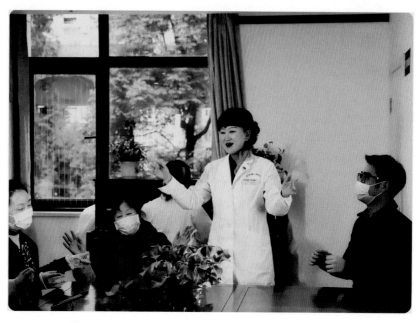

王维主任带领患者唱歌，进行中医"六位一体"整合模式之音乐治疗

肿瘤防治手册

中医『六位一体』整合模式

问与答

ZHONGLIU FANGZHI SHOUCE
ZHONGYI LIUWEI YITI ZHENGHE MOSHI
WEN YU DA

王维 主编

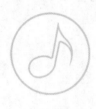
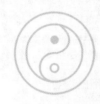

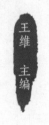

重庆大学出版社

内容提要

在肿瘤大肆入侵生活，危害人们身体健康的时代，作为医护工作者，除了做好临床、研究等工作，为公众传递与肿瘤相关的健康知识，以避免在肿瘤防治过程中因缺乏相关知识而造成的疑虑或者恐慌，也是我们应尽的职责之一。本书凝结了重庆大学附属肿瘤医院中医肿瘤治疗中心医护人员 10 年的临床经验，其中心主任王维创新性提出的中医"六位一体"整合模式已为 10 万余肿瘤患者服务，该模式将中医辨证施药、中医辨证施膳、中医心理疏导、中医经络养生、中医辨证施乐、中医运动指导六种疗法有机结合防治肿瘤，本书也分别从这六个方面给出了具有实用性、科学性的肿瘤防治方法。期望读者能从中了解到如何正确认识肿瘤，并正确运用中医防治肿瘤，延长生命周期，提高生活质量。与此同时，也希望能够逐渐引导读者养成良好的生活习惯，提高自我健康管理意识。

图书在版编目（CIP）数据

肿瘤防治手册：中医"六位一体"整合模式问与答／王维主编. -- 重庆：重庆大学出版社，2021.2
ISBN 978-7-5689-2576-1

Ⅰ．①肿… Ⅱ．①王… Ⅲ．①肿瘤—中医治疗法—手册 Ⅳ．①R273-62

中国版本图书馆 CIP 数据核字（2021）第 030146 号

肿瘤防治手册——中医"六位一体"整合模式问与答
主　编　王　维
策划编辑：袁文华

责任编辑：陈　力　　版式设计：袁文华
责任校对：谢　芳　　责任印制：赵　晟

*

重庆大学出版社出版发行
出版人：饶帮华
社址：重庆市沙坪坝区大学城西路 21 号
邮编：401331
电话：（023）88617190　88617185（中小学）
传真：（023）88617186　88617166
网址：http://www.cqup.com.cn
邮箱：fxk@cqup.com.cn（营销中心）
全国新华书店经销
重庆市联谊印务有限公司印刷

*

开本：720mm×960mm　1/16　印张：17.75　字数：316 千
2021 年 2 月第 1 版　　2021 年 2 月第 1 次印刷
ISBN 978-7-5689-2576-1　定价：65.00 元

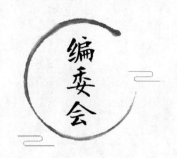

编委会

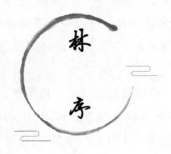

近年来，恶性肿瘤已经成为威胁人民健康的重大疾病。祖国医学博大精深，是我国几千年传承下来的宝贵财富，在防治恶性肿瘤等重大疾病上，能发挥巨大的作用。在严峻的肿瘤防治形势下，中医人应在继承和发扬前辈思想经验的基础上，不断总结，守正创新，努力探索出一条中医药治疗肿瘤的切实有效的路子，为人民解病痛，为祖国医学添光彩。

我很欣喜地看到，一批批的有情怀的中医人在刻苦钻研、不断探索。从广州中医药大学走出来的王维博士，作为中医肿瘤界的后起之秀，尤为突出。王维博士所在单位为国家区域中医（肿瘤）诊疗中心，她带领中心团队，深入钻研前辈的学术思想，在不断总结临床实践经验的基础上，创新性地在国内提出了中医"六位一体"整合模式，该模式包含未病先防、已病防变、瘥后防复，贯穿在肿瘤防治的各个环节，强调"以人为本""整体观念"，强调首先应该注重病人整体的人，而不是仅仅盯着其身上的瘤体，这个观念我非常赞同。该模式是将中医辨证施药、中医辨证施膳、中医心理疏导、中医经络养生、中医辨证施乐、中医运动指导六个方面有机结合起来，在概念的提出和模式的创新上都有独到之处。王维主编的《肿瘤防治新模式研究与实践：中医"六位一体"整合模式》学术专著已出版，得到众多中医专业人士的认可与好评。

近些年，健康中国战略的提出对医学知识的普及性有了更高的要求。如今见到《肿瘤防治手册——中医"六位一体"整合模式问与答》，尤是欣喜。纵观全书，深感笔者的苦心，笔者必定是深入临床一线、心系患者的医务工作者。书名中的"问与答"，一目了然的告诉读者这就是一本答疑解惑的科普类书籍，让你愿意去看看书中究竟有些什么样的问题。全文以答疑解惑的形式介绍中医药防治肿瘤的科普知识，这些提问正是临床上患者和家属们最常问到、最想了解的问题，对想要了解这部分知识的群众，开卷就能解惑。

　　让更多的老百姓远离癌症的威胁，让更多的肿瘤患者得到好的康复，让更多的人民群众了解到祖国传统医学也能在肿瘤的防治中发挥巨大作用，让老百姓了解到如何用中医"六位一体"整合模式防治肿瘤，是这本书的价值所在，也是我欣然提笔写序的初衷。

林丽珠①

2021 年 1 月

---

① 林丽珠，教授，博士生导师，全国先进工作者，享受国务院政府特殊津贴专家，广东省名中医，现任广州中医药大学第一附属医院肿瘤中心兼教研室主任。

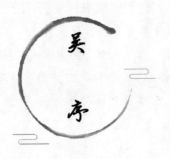

吴序

　　近年来,我国恶性肿瘤的发病率和死亡率呈明显上升趋势,国家癌症中心发布的统计数据显示,恶性肿瘤已经成为严重威胁我国人群健康的主要公共卫生问题之一。对于恶性肿瘤,预防的意义远远大于治疗。因此,加强肿瘤预防的科普宣教意义重大。

　　重庆大学附属肿瘤医院是全国癌症防治协作网络成员单位、区域性肿瘤防治中心。医院坚持"向善向上、尚德尚学"的核心文化为引领,积极构建"一网一链"肿瘤防治体系。在重庆及周边地区构建以重庆大学附属肿瘤医院为核心的三级肿瘤防治网络体系,形成涵盖肿瘤登记、科普宣传、早期筛查、规范诊疗、康复管理的完整肿瘤诊疗服务链,推行肿瘤全过程管理模式及理念。

　　我院中医肿瘤治疗中心是国家区域中医(肿瘤)诊疗中心,国家中医药管理局"十二五"重点肿瘤专科,全国综合医院中医药示范单位。王维主任创新性提出的中医"六位一体"肿瘤全程管理整合模式,该模式秉承"整体观念、以人为本、扶正固本"的原则,将中医辨证施药、中医辨证施膳、中医经络养生、中医五行音乐、中医心理疏导及中医运动指导六种传统疗法互相结合进行综合地、系统地、持续地有效干预,贯穿肿瘤发生发展的各个环节,包含未病先防、既病防变、瘥后防复的全程管理,以减轻肿瘤患者治疗期间不适反应,使肿瘤患者达到阴阳平衡,提高生活质量,延长患者生存期。

　　中医学是自然科学与社会科学相融合的一门综合学科,中医治疗的对象是具有社会属性的自然人,它在治疗中融进了哲学理念,融进了以人为本的整体思维,融进了哲学理念和千百年传承的中医文化。近年来,中医的理论体系和治疗理念被越来越多的人接受。目前国际开展的"整合医学"的理念源于中医的观点,即在将患者视为"心身合一"的整体前提下,强调了综合医学、空间环境、时间要素、工程学、信息学等多种因素对患者进行诊治,从而使者最大程度获益。

　　本书从理论到实践,深入浅出地阐述中医"六位一体"整合模式在肿瘤防治中的应用,对于传播中医药学防治肿瘤的科学知识、普及科学的肿瘤防治理念、正确引导公众对肿瘤的关注、消除癌症认识误区、提高癌症的防治水平、帮助肿瘤患者树立信心、提高患者生活质量等方面有重大意义。

吴永忠①

2021 年 1 月

----

　　① 吴永忠,主任医师,二级教授,医学博士、博士后,博士研究生导师。重庆大学附属肿瘤医院、重庆市肿瘤医院党委书记。

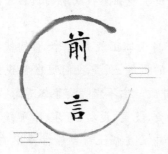

前言

作为专业性较强的医学领域,普罗大众在身患疾病进行医疗救治时,往往会不明所以,特别是对于肿瘤患者来说,能够正确地认识、理解、预防癌症,同时能够积极配合医护人员进行有效诊疗相当重要。

中国癌症发病率一直居高不下,且逐年增高,并朝着越来越年轻化的态势发展。2019 年 1 月国家癌症中心发布了最新一期的全国癌症统计数据的报告,其显示 2015 年全国恶性肿瘤发病约 392.9 万人,死亡约 233.8 万人,这些数据令人害怕。但在这些惊人数据的背后,是多数人对癌症的认识不够,对自我健康的重视不够。世界卫生组织指出,三分之一的癌症是可以预防的,三分之一的癌症是可以治愈的,三分之一的癌症是可以通过治疗而延长寿命的。如何预防? 如何治愈? 如何延长寿命? 在医疗科技越来越发达的今天,我们探索传统医学防治癌症的意义又在哪儿?

目前,现代医学治疗癌症仍是以打击疗法为主,关注局部,其近期效果显著是毋庸置疑的,但从长远效果来看并没有得到改善。有研究发现,休眠状态下的癌细胞可以在手术后存在数年之久。手术切除的是已形成肿块的癌细胞,放疗是针对局部肿瘤进行治疗,化疗则是通过药物进入血液,输送到身体各个部位,以达到杀灭癌细胞、抑制癌细胞转移的治疗目的。但无论是哪一种治疗方式,都无法完全消灭掉处于休眠状态的癌细胞。

癌细胞是人体内正常细胞发生异变而形成的,这与我们自身的免疫系统密切相关。事实上,人体的免疫系统拥有排异功能,通俗来讲,正常的免疫系统就好比装有防盗系统的家,当家中有危险入侵时,防盗系统会自动响起警报,通过各种关卡把异常排除在外;当这一系统薄弱或者异常时,危险就会大肆入侵,打破原有的正常状态,导致正常细胞异变。由此可见,免疫机能在对抗疾病的过程中起着重要作用。

《黄帝内经》讲:"正气存内,邪不可干。"当人体正气充足时,邪气就不容易入侵,反之就很容易患病。我国传统医学所讲的正气,正是我们现在常说的正常免疫。千百年来,传统医学呵护着中华儿女的健康。它不仅拥有整体观念、"治未病"及辨证论治等前沿的思想理念,还有方剂、针灸、艾灸、运动、音乐、心理疏导等多种治疗方法。重庆大学附属肿瘤医院中医肿瘤中心主任王维创新性提出的中医"六位一体"整合模式正是在我国传统医学的指导下,结合临床实践所获得的成果,它又名中医"六位一体"肿瘤全程管理整合模式。通过10年的探索,中医"六位一体"整合模式得到逐步完善,该模式目前已诊疗10万人次,其疗效获得众多患者肯定。

本书立足于真实病案,从药物、膳食指导、五行音乐、经络养生、心理疏导、运动指导六方面,为肿瘤患者和有防癌需求的人群讲述如何防癌治癌。

编　者

2021 年 1 月

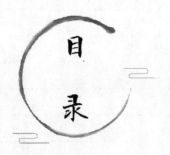

目 录

第三篇　中医辨证施药

第四篇　中医辨证施膳

第五篇 中医心理疏导

第六篇　中医经络养生

第七篇　中医辨证施乐

第八篇　中医运动指导

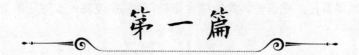

第一篇

认识癌症

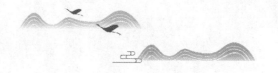

癌症可怕吗？癌症当然不可怕。大多数人对癌症的认识恐怕大都来自文艺作品。各类影视作品给我们传递了一个关于癌症的信息——得了癌症会死。受这些作品的影响，这种观念渐渐成为人们对癌症认识的刻板印象。近年来，癌症跃居我国疾病死亡率首位。在这些因素的综合影响下，想要改变大众对它的刻板印象难之又难。

事实上，得了癌症不一定会死。当然，这个结论也可以从实际的临床病例中得到验证。随着科学的不断发展，我们有理由相信防治癌症课题只会朝着越来越好的方向发展，癌症成为慢性疾病也指日可待。

对于身患癌症的患者来说，首先需要了解它、认识它。除此之外，还可以了解治疗癌症的方式，除手术、放化疗的现代医疗手段外，中医防治癌症也有其独特的优势。这可以帮助患者在寻求治疗时，理性选择合适的诊疗手段或方法。

1 肿瘤与癌症

有部叫《滚蛋吧,肿瘤君》的电影曾红极一时,因为它将一种正能量和人们的美好愿望文学化地融入了电影之中。但在现实中,肿瘤却不是一个可以被称为"君"的谦谦君子,它的"残暴"和"破坏力"相当恐怖。

"肿瘤"之名,如雷贯耳,相信每一位翻开本书的读者皆闻其名,但它究竟为何物,从哪里来,会有什么样的危害,该如何正确面对,你或许都不能一口答出。有部电影曾红极一时,因为它将一种正能量和人们的美好愿望文学化地融入了电影之中。但在现实中,肿瘤却不是一个可以被称为"君"的谦谦君子,它的"残暴"和"破坏力"相当恐怖。国家癌症中心 2019 年 1 月公布的全国最新肿瘤报告数据显示,我国每天至少有 1 万人被诊断为新发肿瘤,平均每分钟有 7 人确诊,更可怕的是癌症目前已跃居我国疾病死亡率首位。这些残忍的数据与事实充分说明肿瘤防控的严峻态势,也向我们敲响了肿瘤防控的警钟。

多年的从业经验让笔者遇到了无数的肿瘤患者,他们的病症、病种各有不同,但这些患者却无一例外地拥有一个共同特点,那就是对肿瘤知之甚少。在编写本书之前,笔者接诊到一位患者,暂且唤她丽丽(化名),花儿一样年纪的她已处于癌症晚期,伴随多处癌转移,早已没有手术机会,医生护士看见这一病例连声叹息。究竟是怎样的境遇让这位 23 岁的姑娘遭受癌症侵袭? 又是什么原因未能让她在自己的身体健康越来越糟之前提高警惕? 这样的患者多吗? 事实是,我国的大多数肿瘤患者和丽丽一样,在确诊肿瘤时已处于中晚期。中晚期癌症治愈的概率极低,目前的医学手段仅能帮助患者缓解病痛,延长生存期。作为医疗工作者很痛心这一现象的发生,所以有必要来和大家说说癌症到底是怎么回事。

文章开篇有说到肿瘤,有说到癌症,您是不是在疑虑它们之间的差别。肿瘤是在衰老、免疫力降低、不健康的生活方式等各种综合因素作用下,导致机体局部组织细胞质变成肿瘤细胞,而后增生形成的团块状物体。肿瘤又有良性与恶性之分,而恶性肿瘤泛指我们常说的"癌症",但不是所有癌症都会有肿块病灶的表现,比如白血病这类血液系统的癌症。

众所周知,恶性肿瘤对人体健康极其有害,它拥有生长迅速、会破坏人体正常器官组织结构等特点,但它的发生需要经过长时间的"酝酿",这个过程医学上称为缓慢病变。癌症一般可分为癌前病变、原位癌、浸润癌和转移癌四个阶段。如果能够在癌症发生的过程中及早发现,及早干预,极大概率可将它扼杀于摇篮之中。

从中医的角度来看,恶性肿瘤的发生需要一定的生长环境,而这种环境是人们在生活方式紊乱、工作压力大、衰老等因素综合作用下,导致身体长期处于正气缺乏、邪气亢盛的一种状态。中医认为,人体正气充足才不容易遭受肿瘤等重大疾病的入侵。这里的正气泛指我们所说的正常免疫力。由此可见,无论你是否身患癌症,都应祛除致癌因素,提高自身免疫力,避免为肿瘤提供适应的生长环境,降低患癌风险。

讲到这里,希望读者对癌症有一个整体而正确的认识,它的破坏力虽然很大,但它也不是一朝一夕之间发生的。所以,无论疾病大小、病痛深浅,我们都应及早就医,提高健康意识,注意防控。即使被确诊为癌症,也不能丧失信心,谨遵医嘱、积极配合治疗才是首要任务。

2 癌症不等于死亡

癌症不等于死亡,目前有个公认的阐述:癌症三分之一是可以预防的,三分之一是可以治愈的,还有三分之一是可以通过积极的综合治疗缓解症状、延长生命的。

大家对癌症感到恐惧在很大程度上是因为我们把癌症和死亡等同了起来。说到癌症,大家想到的一个词一定是"不治之症"。知道自己什么时候死去,这个事情本身就是恐怖的,这是畏癌如虎的根本原因。

作为一名肿瘤科医生,感觉特别容易但也特别难的一件事就是告知病情,比如告知患者"你得的是肺癌……"。这个过程明明只需要3秒便可完成,但我们却往往要用30分钟以上的时间来阐述,而阐述的核心思想就是——癌症不等于死亡。这种事情在外人来看似乎很容易,但只有常年从业的医生才知道,在面对不同的家庭、不同的个体时,要分别考虑他们的承受力、心态等,以防止病情为患者及家庭带来的心理打击。当然,也有例外,有个别患者对癌症的认识比较到位,会非常淡定地说:"没什么,癌症又不等于死亡,积极治疗就好。"这个信息是我们想普及给肿瘤患者的。

癌症不等于死亡,目前有个公认的阐述:癌症三分之一是可以预防的,三分之一是可以治愈的,还有三分之一是可以通过积极的综合治疗达到缓解症状、延长生命的。那么问题来了,大众要如何抓住这3个三分之一,来抗击癌症呢?

首先,说一说第一个"三分之一"——癌症的预防。我们这里所讲的预防,其目的是为了防止癌症发生,也就是"病因预防"。癌症的种类有很多,中国目前较为常见的癌症包括肺癌、胃癌、肝癌、食管癌、结直肠癌、宫颈癌、乳腺癌和鼻咽癌等。癌症的发生与发展是个体因素、环境因素等综合因素共同作用的结果,预防致病因素可降低癌症发生的风险。比如抽烟,饮酒,长期食用腌制、烟熏、油炸、烧烤等食品,这些不良的生活方式均为致癌因素,如果能在日常生活中远离这些致癌因素,可大大降低癌症发生与发展风险。

其次,讲一讲第二个"三分之一"——癌症的治疗。癌症的治疗讲求"三早",即早发现、早诊断、早治疗,以达到阻止或减缓疾病发展的目的。早期癌症的症状并不明显,但出现以下症状时,应提高警惕、尽早发现,如体表或表浅可触及的肿块逐渐增大;持续性咳嗽,痰中带血;大便潜血、便血、血尿;吞咽食物时胸骨不适感乃至哽噎感等。

另外,有癌症家族史的人群,长期饮酒、抽烟的人群,职业暴露人群等高危因素人群应定期开展肿瘤筛查,以便做到尽早检查,尽早治疗。对于癌症防治来说,早诊早治的疗效相当可观,如果患者能够在癌前病变时期就得到正规治疗,那么癌变概率微乎其微。如果是在癌症早期获得正规治疗,也能获得较好的治疗效果,例如肺癌越早治疗效果越好,五年生存率也较高。

最后,聊一聊第三个"三分之一"——提高生活质量,延长生存期。这一个"三分之一"对于中晚期的癌症患者来说意义重大。在临床工作中,我们遇到过一位中晚期的癌症患者,做过十余次化疗,身体非常虚弱,她来就诊时说:"我爱拉肚子,偶尔自己精神好点,想出去散散步都不行,怕没地方上厕所。"不需要担心因腹泻不能长时间在外的尴尬,就是生活质量提高的表现。而这一部分患者可以通过积极地综合治疗,达到延长生存期、提高生活质量,甚至重返社会的目的。

中医认为"正气存内,邪不可干","邪"即疾病。若身体长期处于失衡状态,缺乏正气,就容易导致癌症等重大疾病的发生与发展。中医讲究"治未病",它包括"未病先防""既病防变""瘥后防复"三大方面,"未病先防"是指在疾病还未发生之时就将"疾病"控制住;"既病防变"是讲疾病发生后要尽快医治,以防止疾病恶化;"瘥后防复"是指疾病治愈后,要注重身体调养,防止疾病复发。大家看,中医的"治未病"思想与世界卫生组织所提出的 3 个"三分之一"是不是有异曲同工之妙?

综上所述,癌症不等于死亡。只要做好预防,积极地进行治疗与康复治疗,即使是癌症这样重大的疾病也是能够治愈或者得到控制的。

3   人重要还是病重要?

肿瘤治疗中究竟是人重要还是病重要,就像传统医学和现代医学的差异一样,没有绝对的答案,既要打击肿瘤,又要顾护人体正气才是我们要表达的观点。

我们常常问的一个问题是:"究竟是人重要还是钱重要?"这个问题的答案是显而易见的,肿瘤科的医生和患者也常常问一个和这个类似的问题:"人重要还是病重要?"这个问题乍一看,有点难以理解,但如果放到肿瘤治疗这个环境中就能明白这个问题的价值了。

随着恶性肿瘤逐年增多,围绕肿瘤的研究日新月异。但目前的研究仍有很大的局限性。目前肿瘤的现代医学治疗包括手术、化疗、放疗等,上述方法的局限为只针对"瘤",关注瘤体是否切除干净、癌细胞是否被全部杀死,却容易忽视"长了瘤的人"。

笔者有一位朋友,家中小有资产,不幸患了宫颈癌,接受手术及放化疗后再次复发,遂决定到日本去接受海外医疗,半年后再次回到我这里,见她大肉已脱,形销骨毁,几乎不敢相认。反复询问治疗经过,她讲述在日本接受了几乎所有最新的治疗药物,包括靶向治疗、免疫治疗等,肿瘤细胞控制得不错,但整个治疗过程中却没有关注人的因素。不是日本医疗技术低下,而是前往就诊的专科诊所专科性太强,缺乏对整体情况的把控,同时由于海外医疗的检查价格昂贵,忽视了对身体机能的检查监控。

如果一个医疗团队眼里只有癌细胞而没有正常细胞,患者就会出现与我这个朋友同样的遭遇。这是现代医学诊治肿瘤的一个局限性。那么中医治疗肿瘤是否就完美无瑕呢?显然不是,中医治疗肿瘤也是有局限性的,很多时候人们把中医治疗等同于中药治疗,这就是局限性之一。

但从治疗的理念上看,现代医学治疗以用多种手段去除病理性产物为主要思路,中医治疗以调节人体阴阳,帮助人体自动驱除病理产物为主要思路。从本质上,这两者是有比较大的区别的。当然,这些治疗思路也不是一成不变的。2018年诺贝尔生理学或医学奖授予了美国免疫学家詹姆斯·艾利森(James Allison)和日本免疫学家本庶佑(Tasuku Honjo),以表彰两位科学家在肿瘤免疫学的贡献。他们的研究提供了一种治疗癌症的方法——通过刺激免疫系统原有的能力,来对抗肿瘤细胞。

　　这个研究其实与中医几千年来的治疗思路有相似之处。中医的一些治疗方法,比如本书中会提到的攻癌散结方就会以驱除病理性产物为主。所以中医学和现代医学没有绝对的分歧,它们是在治疗癌症中共同努力的战友。肿瘤治疗中究竟是人重要还是病重要,就像传统医学和现代医学的差异一样,没有绝对的答案。既要打击肿瘤,又要顾护人体正气才是我们要表达的观点。

4 防癌治癌时，患者需要注意哪些事项？

防癌治癌是一项"持久战"，患者及患者家属需要与医生同心协力战胜病魔。这就需要患者遵医嘱，拥有持之以恒的态度，同时能够及时和医生沟通、反馈身心状况等。

防癌治癌是一项"持久战"，患者及患者家属需要与医生同心协力，才能战胜病魔。患者在寻求中医治疗时，需要知晓以下几点。

首先，需要具有良好的依从性。良好的依从性是整个疾病治疗过程的基础，针对不同的癌症或者癌前病变，要遵听医生的建议，跟着医生的脚步来进行治疗，这样才会获得较好的疗效。

临床上经常看到很虚弱的患者，饮食非常差，家属对医生说："听有的病友说发烧不能吃鸡蛋、鸡肉，在网络上查，也是这么说的。"但对于一个晚期恶病质的患者来说，营养才是关键，病友没有医生的专业知识，网络更不能判断患者的寒热虚实，这些容易误导患者。所以信任是治病的第一步，相信医生的建议才是最适合自己的。

其次，需要抱有持之以恒的态度。在使用中医"六位一体"肿瘤全程管理整合模式时，一定要注意必须进行长期的治疗。因为肿瘤的防治是一个漫长的过程，对于三天打鱼两天晒网的人，治疗效果肯定会大打折扣，也可能会错过最佳的治疗时机，从而延误病情。

再者，能够及时反馈信息。及时与医生沟通、及时复诊是治疗疾病过程中必不可省的环节。有的患者嫌麻烦，觉得每次看医生需要预约，需要排队，就让医生开一个月或者更长时间的中药，殊不知这一个月中天气冷暖交替，自己饮食多样，体质可能有所改变，再用之前处方，治疗效果或将大打折扣，更甚者会适得其反。

最后，要管好嘴。每次就诊后，应严格按照医生医嘱及建议进行饮食。

第二篇

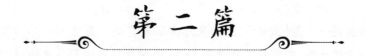

中医防癌治癌新模式

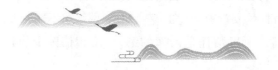

　　基于对国内外现有治疗肿瘤手段的一些思考,并结合大量的临床实践,重庆大学附属肿瘤医院中医肿瘤治疗中心主任王维提出了中医"六位一体"整合模式这一防治肿瘤的新模式,又名中医"六位一体"肿瘤全程管理整合模式。它的提出为国内防治肿瘤提出了新思考。

　　该模式秉承祖国传统医学的精髓,坚持中医理论与临床相结合,坚持中西医并重,在"以人为本"的整体观念指导下,将中医辨证施药、中医辨证施膳、中医经络养生、中医辨证施乐、中医心理疏导及中医运动指导六种传统疗法互相结合,进行综合的、系统的、持续的有效干预,贯穿在肿瘤发生发展的各个环节,包含未病先防、既病防变、瘥后防复等方面,以达到使肿瘤患者舒适无痛地接受全程的预防、治疗与康复,最大限度地恢复身体和心理健康,提高生存质量,延长生存期。

　　这一模式究竟有哪些优势? 将如何运用? 我们来一一解答。

1 现有治疗手段的反思

--------------------------- · ---------------------------

近些年,随着靶向治疗、免疫治疗的突飞猛进,恶性肿瘤治疗效果得到了一定程度的提升,可仍有一些问题值得肿瘤医生思考与探讨。

客观来说,恶性肿瘤的治疗效果是不够理想的,特别是在以放化疗为主要治疗手段的几十年中,恶性肿瘤的治疗效果可以说并没有提高。近些年,随着靶向治疗、免疫治疗的突飞猛进,恶性肿瘤治疗效果得到了一定程度的提升,但仍然达不到让人们满意的程度。反思目前的癌症治疗手段,寻找不足,可以得到以下的一些结论:

(1)现代医学研究的局限——只见瘤,不见人

目前肿瘤的现代医学治疗主要包括手术、化疗、放疗等,上述方法的局限为只针对"瘤",关注瘤体是否切除干净、癌细胞是否全部杀死,却容易忽视"长了瘤的人"。这种情况与现代医学治疗的基本观念是相符合的。现代医学治疗重视的是清除非人体自身正常的病理产物,从而治疗疾病。比如感染了就清除细菌、病毒、真菌,阑尾发炎了就直接手术切除,得了癌症就清除癌细胞。通过清除非人体自身的病理产物达到恢复人体自身机能的效果。这种理念是可行的,但却得不到完美的实施,在清除病理产物的过程中无法达到纯净的清除,必然因为清除的过程导致生理功能的破坏。比如任何药物都有一定的副反应,比如手术可能出现的风险和较多的术后并发症,比如放化疗对正常生理功能的影响,这是目前阶段现代医学治疗的局限性。中医治疗和现代医学治疗最大的不同是它希望通过调节人体自身的阴阳,重建阴阳的平衡而达到让机体自身清除疾病的作用。这与现代医学帮助清除病理产物不同:中医是帮助人体自身机能的恢复而达到清除病理产物的作用,所以这个过程相对较慢,但副反应比较小。这两种治疗思路其实都是很好的,关键是能不能做到极致。当然,中医治疗的局限性还有不少,我们具体地来谈谈。

（2）中医研究的局限——中医治疗主要集中在中药治疗

目前国内中医药对肿瘤的研究大多集中在中药治疗。中药治疗是祖国医学传统的治疗手段，从神农尝百草开始就孕育并完善。这种用大自然产生的自然之物来治疗自然的人的观念是非常符合人法自然的中医观念的。但社会发展到现阶段，这样的治疗方案面临的最大威胁是中药的质量问题。随着人口基数的膨胀，大自然自身产生的药性浓厚的中药已经不足以应对庞大的需求，必然出现药性下降的人工培育的中药，更因为商业利益的参与，导致中药饮片的质量下滑，剂量越用越大，这是中药治疗面临的主要问题。但中医的治疗手段不仅仅是中药治疗。目前，在恶性肿瘤治疗的研究中，忽视了很多重要的传统中医疗法，如辨证施膳、心理疏导、运动指导、辨证施乐等疗法，缺乏整体的系统的治疗模式。可以这么说，目前国内中医药对肿瘤的研究并未充分继承发扬祖先以人为本、整体观念的原则。而恶性肿瘤并非单纯身体疾病，而是身心疾病，务必用多种疗法多管齐下、多措并举才能获得较好的临床疗效。

（3）研究阶段的局限——只重治疗，不重预防和康复

国内外无论中医还是现代医学，对肿瘤的研究多局限在治疗阶段，而对于肿瘤的预防及康复阶段如何管理鲜有人研究。只重治疗，不重预防和康复。然《黄帝内经》有云："上工不治已病，治未病。"《素问》云："瘥后防复。"当前对古人重视的上述理论实践还研究甚少。而恶性肿瘤的干预必须要有一种全程管理整合模式才能达到最佳疗效，即"未病先防""既病防变""瘥后防复"。

2　为什么要提出中医"六位一体"肿瘤全程管理整合模式?

癌症,一个令人闻之色变的词语。在癌症面前,很多人往往在确诊之后的第一时间,心理上就会受到一定的打击,精神上也会遭受影响,从而导致在治疗上会更加困难。其实,在恶性肿瘤的治疗上只要以积极的心态去面对,并非所有结果都是悲观的。

笔者曾经接诊过这样一位患者,女,47岁,中学音乐老师,因反复左上腹疼痛在当地医院诊断胰腺癌肝转移,医生告诉她活不过半年。来自身体的疼痛以及精神的压力让她感到绝望,成天吃也吃不好,睡也睡不好。经人介绍,她来到我科要求用中医的办法帮帮她,让她活得久点,能亲眼看着自己的儿子参加高考。在运用中药控制其肿瘤、缓解其临床症状的同时,我们鼓励她积极面对肿瘤,同时让有心理咨询师资质的医护人员给她做心理评估及治疗。针对她的职业,建议其倾听一些欢快的曲调。治疗3个月后复查,该患者胰腺及肝上的肿瘤均有缩小。其后她一直在门诊治疗,病情稳定。现在距离她初次确诊胰腺癌肝转移已过去6年半,每次到门诊她总是连声道谢,感谢我们救了她,让她不光看见了儿子的高考,还看到了儿子大学毕业,今后她还要看着儿子成家、养子。

为了充分发挥中医药防治恶性肿瘤的优势,使肿瘤患者获得更好、更全面的中医诊疗服务,2015年,我们开展了肿瘤患者的五行音乐治疗及心理治疗,极大增强了他们战胜肿瘤的信心,提高了生活质量。

随着医学模式向"生物-社会-心理"转变,我们需要从改善人们的生活环境、行为习惯、精神状况以及卫生服务等方面共同努力,以促进人类健康。按照新模式理念,恶性肿瘤的治疗不能以一味追求生存期为目标,而应该重视作为社会性质的患者本人,要使其生活得有质量、有尊严,绝不能单纯以延长生存期作为衡量肿瘤治疗的标准,完全忽视患者生活质量。

作为长期从事中医肿瘤的临床工作者,我们也在反思采取怎样一种中医治疗模式才能使肿瘤患者达到"心身合一"。在近年的临床探索中,我们发现除了中药、五行音乐治疗及心理治疗外,饮食、运动及经络养生在肿瘤治疗中也具有重要意义,从而创新性地提出中医"六位一体"肿瘤全程管理整合模式,即将中医辨证施药、中医辨证施乐、中医辨证施膳、中医心理疏导、中医运动指导和中医经络养生六种传统疗法充分结合,使肿瘤患者舒适无痛地接受全程的治疗。

该模式是在新的社会医学模式下提出的一种全新的中医综合治疗模式,在抗癌防癌、减轻放化疗的毒副反应、提高生活质量、防止肿瘤复发转移以及延长患者生存期等方面具有积极作用。到目前为止,已有 10 万余人次患者使用该模式,临床有效率达到 80%。

3   什么是中医"六位一体"肿瘤全程管理整合模式?

————————————————— · —————————————————

中医"六位一体"肿瘤全程管理整合模式包括中医辨证施药、中医辨证施乐、中医辨证施膳、中医心理疏导、中医运动指导和中医经络养生六种疗法。

(1)中医辨证施药

中药能防癌抗癌吗? 答案是"能"。中药是中华民族的瑰宝,已有数千年的历史,是祖国医学的重要组成部分。

中药治疗癌症的临床效果已经得到了历史实践的检验。中药治疗癌症不只着眼于癌症病灶本身,它能从患者全身出发,将辨证与辨病结合,综合治疗与摄生调护,可减少患者痛苦或现代医学治疗带来的不良反应,调节机体免疫功能,提高患者生活质量,延长生存期。临床上常用的防癌抗癌单味中药有黄芪、灵芝、人参、白花蛇舌草、半枝莲、白英、龙葵、鳖甲、穿山甲、猫爪草等。中药复方防治肿瘤,也是目前抗肿瘤研究和应用中较为活跃的一个领域。传统医学认为"正气不足,邪气昌盛"是恶性肿瘤发病的重要病机。恶性肿瘤早期虽以实证居多,中期处于邪正交争状态,临床多为虚实夹杂之证,晚期时则正气耗损,无力抗邪,表现出各种"虚劳、赢弱"证候表现。临床常见证型为气滞血瘀、痰湿凝聚、毒热内结、脏腑失调、气血亏虚、阴阳失衡。因此,恶性肿瘤的治疗,以辨证论治为基础,以"扶正培本、解毒抗癌"为总体治法,结合"三因制宜""以人为本",做到标本兼治、增强免疫力、防止复发转移,最终提高生存率,防止复发及转移。

(2)中医辨证施乐

音乐能养生、治病。早在两千年前的《黄帝内经》就提出了"五音疗疾"的观点。中医认为,天有五音:角、徵、宫、商、羽;地有五行:木、火、土、金、水;人有五脏:肝、心、脾、肺、肾。五脏可以影响五音,五音可以调节五脏。五行音乐疗法就是根据中医传统的阴阳五行理论和五音对应,用角、徵、宫、商、羽五种不同音调的音乐来治疗疾病。

几年来,我们一直在探讨五行音乐疗法在肿瘤防治中的作用。最初,我们只是让患者回家听根据中国古典音乐"宫商角羽徵"五调来选的音乐。2018 年 1 月,我们安装并开始运行专业的音乐疗法设备,提高了患者音乐治疗的依从性。目前与重庆大学音乐学院合作主动音乐治疗,极大地鼓舞了患者五行音乐治疗的积极性。

中医辩证施乐对肿瘤患者有镇静情绪、改善睡眠、增进食欲、缓解疼痛等作用。值得注意的是,音乐治疗的前提仍需要通过医生结合患者病情、体质特点等进行药物治疗,或者采取手术、放化疗等一系列治疗来对癌细胞进行控制。

(3)中医辨证施膳

人们常说"病从口入",许多癌症都与饮食有关。尤其是消化道肿瘤,大多与不良的饮食习惯相关。因此,培养良好的饮食习惯,是预防癌症、肿瘤康复的关键。我们提倡肿瘤患者的饮食要注意均衡饮食、饮食有节、细嚼慢咽、食用富有营养的食物及忌辛辣、刺激、油腻的食物。临床上对肿瘤患者进行饮食指导治疗,必须谨遵中医"辨证施膳"和"整体观念"的原则,通过对肿瘤患者不同时期疾病特点的观察,总结其发病特点,根据中医理论,运用食物和药物的"四气""五味"来调节人体的脏腑功能,纠正人体的疾病状态,并结合现代营养学知识,为患者提供必需的营养支持。这里需要提醒大家,食疗仅仅是辅助治疗,绝不能把食疗当成肿瘤治疗的唯一疗法。

(4)中医心理疏导

心理因素对于癌症发生发展有着重要作用,不同的心理状态可以致癌、治癌、防癌。由于癌症患者在诊治过程中随时可能出现复发、转移等情况,加之部分患者在手术后留有终身残疾。因此,几乎所有的癌症患者都存在不同程度的恐惧、焦虑、紧张等心理障碍。针对癌症患者的心理治疗,主要是利用心理学基本原理,结合患者身体状况和病理状态,采取情感宣泄、运动释压等方式方法,通过刺激患者高级中枢神经,正面影响患者精神状态,达到提高机体状态指标的目的。

中医心理疏导包括支持疗法、认知改善、放松训练、催眠疗法、分散注意力等,可以帮助患者减轻癌症治疗过程中的不适,帮助患者减轻和改善心。同时,鼓励患者参加抗癌俱乐部,分享经验,讲述心理历程,互相安慰,也可以使患者受到启发和帮助。

（5）中医运动指导

生命动则不衰，乐则长寿。癌症患者如能进行科学适量的运动锻炼，具有非常重要的意义。一方面，患者在锻炼中通过人际交往，使紧张、苦闷、孤独的心情松弛下来，从而鼓起战胜疾病的信心，建立一个较为健康的心理状态；另一方面，患者通过适当的锻炼，能增强体质，提高抗病力，对巩固疗效、促进身体康复具有积极的意义。目前肿瘤患者练的功法多达 10 余种，如气功、八段锦、太极拳等。

（6）中医经络养生

中医经络养生是在中医经络理论指导下，根据中医经络和腧穴的功效主治，采取针灸、推拿、按摩等方式，以舒经活络、交通阴阳，最终实现驱邪治病，恢复机体阴平阳秘和谐状态的目的。

中医经络养生是肿瘤防治的应用方法之一，越来越多的研究显示运用针灸疗法能提高机体免疫功能、抑瘤、消瘤、改善症状、减轻放化疗副反应。中医经络养生的作用不仅仅是治疗疾病，还是预防疾病的最佳选择，在"治未病"中具有广阔的应用前景。

4 中医"六位一体"肿瘤全程管理整合模式适用于哪些人？

中医"六位一体"肿瘤全程管理整合模式适用于所有恶性肿瘤患者，包括体质虚弱不能耐受手术、放化疗等治疗方式的恶性肿瘤患者；在手术、放化疗等治疗后出现肿瘤复发转移者；配合手术、放化疗等治疗以减轻副反应者；手术、放化疗以后病情处于康复期患者。另外，该模式对有防癌需求的癌前病变患者同样适用。

中医"六位一体"肿瘤全程管理整合模式坚持"以人为本"的治疗理念，即以改善患者临床症状、控制疾病发展、提高生活质量、延长生存期为目的。根据患者病情、年龄、经济状况、治疗期望值等入手，做到"量体裁衣"式治疗。该模式适用于哪些人群呢？

患者王女士是该模式的受益者之一，她是一位退休教师，2010年10月因"上腹胀痛进行性加重1个月"来医院就诊，行腹部CT等检查明确诊断为"胰腺癌肝转移"，时年79岁。经过多方检查后显示患者已无手术机会，加之患者年迈，患有高血压、糖尿病、冠心病等多重疾病，以及放化疗对胰腺癌不太敏感等因素，王女士只能无奈选择中医治疗。于是她抱着试一试的态度来到重庆大学附属肿瘤医院中医肿瘤中心就诊，医生建议她按照该中心特色技术——中医"六位一体"肿瘤全程管理整合模式进行综合治疗。即以中医辨证汤药为主，结合散结方、镇痛方腹部外敷，配合针灸缓解其腹痛、纳差、乏力等症状；鼓励她加入癌症康复俱乐部，并进行适量运动(八段锦、慢走康复锻炼等运动就比较适合王女士)；另外，建议她平时多听"宫"调与"角"调的音乐，如《江南丝竹乐》《春江花月夜》等。至今，王女士已经带瘤生存了9年，定期复查肿瘤也处于稳定状态，腹痛、纳差、乏力这些症状也得到改善，生活质量提高了很多。

像王女士这样接受中医"六位一体"肿瘤全程管理整合模式治疗的患者还有

很多。总的来说,适宜该模式的人群有很多,其中包括体质虚弱不能耐受手术、放化疗等治疗方式的恶性肿瘤患者,这类人群通过该模式治疗,能起到扶正固本、抗癌散结、改善患者临床症状、提高生活质量,并适当延长生存期的作用;在手术、放化疗等治疗后出现肿瘤复发转移的患者也适宜,运用该模式能起到稳定瘤体、延长患者生存期的作用;同样适用于配合手术、放化疗等治疗以减轻副反应的患者,该模式能减轻手术后肺部感染、胃肠功能恢复不佳,能治疗放化疗引起的骨髓抑制、消化道反应、放射性肺炎、食管炎、口腔炎等;还包括手术、放化疗以后病情处于康复期的患者。该模式对患者的康复治疗可以起到积极的作用,有效防止肿瘤复发、转移。另外,对于有防癌需求的癌前病变患者同样适用,该模式能治疗肠上皮化生、乳腺纤维瘤等癌前病变。

5 如何运用中医"六位一体"肿瘤全程管理整合模式防癌治癌?

通过与现代医学治疗技术、手段相结合,有计划且合理地应用现有各种治疗手段,最大限度发挥中医整体治疗优势,恢复机体动态平衡,以期提高放化疗敏感性,最大限度地降低放化疗的毒副反应,减少肿瘤转移复发,获得根治性治疗的肿瘤患者完全治愈,使晚期肿瘤患者的生活质量得到改善,延长带瘤生存期。

中医"六位一体"肿瘤全程管理整合模式坚持"以人为本",坚持中医整体观念。采取多种治疗方式相结合的模式,贯穿肿瘤防治的全过程。

中医"六位一体"肿瘤全程管理整合模式,通过与现代医学治疗技术和手段相结合,有计划且合理地应用现有各种治疗手段,最大限度发挥中医整体治疗优势,恢复机体动态平衡,以期提高放化疗敏感性,最大限度地降低放化疗的毒副反应,减少肿瘤转移复发,使获得根治性治疗的肿瘤患者完全治愈,使晚期肿瘤患者的生活质量得到改善,延长带瘤生存期。

该模式可参与防治肿瘤的各阶段,由癌前病变开始至早期肿瘤、放化疗、防止复发、晚期肿瘤等各个时期。临床运用该模式时,需根据患者的具体情况,辨证地选择患者适宜的治疗方式。

(1)治疗癌前病变

所谓癌前病变是指继续发展下去具有癌变可能的某些病变,如黏膜白斑、交界痣、慢性萎缩性胃炎、子宫颈糜烂、结直肠的多发性腺瘤性息肉等。

癌前病变是肿瘤发生和发展过程中很常见的一个不稳定阶段,具有可逆性,积极治疗可以降低、阻断肿瘤形成。对于目前处于"等待"肿瘤发生的高危人群选择中医"六位一体"肿瘤全程管理整合模式治疗,即将中医辨证施药、中医辨证施膳、中医辨证施乐、中医心理疏导、中医经络养生、中医运动指导六种治疗方式有机整合运用,从而达到"降险"的目的。

(2)配合手术治疗,减轻术后不良反应和并发症

手术前,患者都存在不同程度的恐惧感、食欲不佳、机体的耐受力和抗癌力下降等情况。术前配合中医"六位一体"肿瘤全程管理整合模式,如辨证选用中药补气养血、健脾养胃;饮食方面选用乌鱼、鸡汤、鸽子肉等,可帮助患者"扶正固本";给予一定的心理疏导,进行适当的运动锻炼,并在医生辨证指导下聆听一些音乐。通过这一系列的诊治调理后,可以提高手术耐受性,保证手术顺利进行。

在手术之后,配合中医"六位一体"肿瘤全程管理整合模式,可以在一定程度上加快创伤的恢复,减少一些不良反应和并发症。

(3)配合化疗,减轻化疗副反应,提高化疗耐受力

从中医的角度来看,化疗药物本身也算是一种"毒邪"。在化疗过程中,"毒邪"很容易损伤人体的气血和津液,严重者可导致脏腑等功能紊乱或失调。

化疗期间患者常出现恶心、呕吐、纳差等消化道反应和骨髓抑制反应。运用中医"六位一体"肿瘤全程管理整合模式不但能增强化疗药物对肿瘤的抑制作用,同时在减轻化疗药物引起的消化道不适、骨髓抑制等不良反应方面,也可起到较好的效果,通过保护人体各脏器功能和提高机体免疫力,达到提高患者生活质量。确保化疗顺利进行的目的。

(4)配合放疗,减轻放疗副反应,增强放疗敏感度

从中医的角度来看,放射性治疗属于"热毒"和"火毒"范畴。根据中医理论,放射性治疗会导致机体内热毒之邪过于旺盛,而邪气过剩又会损伤机体津液、损害脾胃,直接影响气血的生化之源,最终导致脾胃失调、气血损伤等症状产生。

对此,根据中医"六位一体"肿瘤全程管理整合模式,可辨证施药,采取食用沙参麦冬汤、五味消毒饮、清燥救肺汤等益气养阴和清热解毒之品,或在日常饮食中增加黄瓜、莴苣、梨子、银耳等食物以养阴生津,冲抵热毒。

(5)晚期恶性肿瘤的综合治疗

临床上,部分晚期患者一般状况较差,往往已失去了手术、放化疗等治疗机会,这时多数患者会寻求中医治疗。这部分患者通过中医"六位一体"肿瘤全程管理整合模式治疗能够起到稳定瘤体、改善症状、延长生存期的作用。

(6)肿瘤现代医学治疗后的防复发、转移

中医在研究肿瘤的复发与转移时认为,其主要是因残余毒邪所致,由于正气亏

虚，正尚不能抑邪，则毒邪、瘀血、痰浊等相互胶结，加之部分患者对肿瘤恐惧、畏惧的情绪较重，各类因素共同叠加相互作用而最终导致复发或转移。因此，通过中医"六位一体"肿瘤全程管理整合模式，从思想上提高患者对肿瘤长期、全程的认识，将"扶正固本""祛邪攻毒"等诸法有机结合起来，从而制订出有效的、个性化的治疗方案与措施，有效防止肿瘤的复发、转移。

下面以癌前病变为例给大家讲述一个真实病例。2016 年，时年 67 岁的李大姐因上腹胀痛，发现"肠上皮化生"1 周到医院就诊，医生详细追问病史才知晓李大姐这腹部胀痛是老毛病。李大姐回忆自己从 55 岁开始就偶有腹胀不适，本以为是消化不良，所以每次腹胀都会自行服用"健胃消食片"或揪痧以缓解症状。这个症状未能引起足够重视，李大姐也没有完成相关检查，以致病情一拖再拖，直到 2015 年，腹部胀痛症状反复发作才去医院做胃镜检查，结果显示为慢性萎缩性胃炎、胃角黏膜异常、慢性萎缩性胃炎伴肠上皮化生，接诊医师告知其为癌前病变。

李大姐来医院寻求中医治疗时，除开上述的病史，医生通过"四诊"还发现她的舌质暗红、苔白略腻、关脉沉细、食欲略差、眼睛干涩等，初步诊断为胃脘痛，辨其证为肝胃不和、瘀血阻络、虚实错杂。考虑李大姐病史较长、病证复杂，且已有癌症病变征兆，所以考虑运用中医"六位一体"肿瘤全程管理整合模式为其治疗。

在经过仔细研讨后，医生拿定治疗方案。首先辨证施药，为李大姐开具处方，以口服汤剂为主，调理身体。其次配合针灸治疗，如中脘、内关、足三里等穴位。膳食方面，提醒李大姐不要吃烟熏、油炸、烘烤的食物和腌制食物；少进食粗糙、不易消化食物和过烫的食物；禁止饮酒；嘱咐她规律进食，均衡营养，多吃新鲜蔬菜；同时，推荐药膳山药内金粥，作为日常早餐食用。运动方面，推荐八段锦加强身体锻炼，每日早晚一次，坚持练习。音乐方面，建议其听《春江花月夜》《平湖秋月》等乐曲，每次约 30 分钟，1 日 2 次。

经过 4 个疗程的诊疗，李大姐的上腹部胀痛症状消失，精神和食欲都得到极大改善，晨起自觉轻微口干苦不适，较前明显好转，睡眠质量也比以前好很多。获得帮助的李大姐在病情得到改善后去了外地生活，医生开药方让其做成水丸服用，坚持服用半年后，李大姐复查胃镜结果显示为慢性非萎缩性胃炎。把极有可能癌变的疾病控制成慢性疾病，这样的结果是医生和患者都乐意看到的结果。

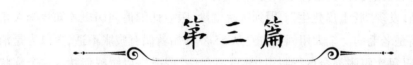

第三篇

中医辨证施药

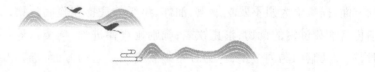

　　在中医"六位一体"肿瘤全程管理整合模式中,中医辨证施药是非常重要的一"位"。中药是祖国医学的重要组成部分,已经有数千年的历史,是中华民族的瑰宝。中药治疗癌症的临床效果已得到历史实践的检验。

　　我们所说的中药治疗癌症是指"辨证施药",不只是单纯地运用某一味中药治癌,也不只是着眼于癌症病灶本身,而是从患者全身出发,将辨证与辨病结合,综合治疗与摄生调护,可减少患者痛苦,减轻放化疗、靶向治疗等现代医学治疗带来的不良反应,调节机体免疫功能,使患者生活质量提高,生存期延长。

1 哪些症状需警惕?

------------------------------ · ------------------------------

浅表包块是临床上常见的症状,它可以出现在头部、颜面、颈部、躯干及四肢。在发病初期,包块可能不痛不痒且比较小,老百姓不会重视。但它未必都是良性肿瘤,必要时需借助医学手段,才能获得正确及时的就诊指导。

目前恶性肿瘤已成为危害人们身体健康的主要疾病,环境因素、不良生活习惯、倍增的工作压力及先天遗传因素等均导致恶性肿瘤的发病率逐年攀升,严重影响人们的生活质量。如何早期发现肿瘤,更好地获得疾病治疗的最佳时机已越来越引起人们关注。更多的健康普查能让部分患者获益,那么有哪些症状是肿瘤容易出现却容易被老百姓忽略的? 下面我们将对部分症状进行简单的阐释。

浅表包块是临床上常见的症状,它可以出现在头部、颜面、颈部、躯干及四肢。在发病初期,包块可能不痛不痒且比较小,老百姓往往不会重视。比如脂肪瘤、纤维瘤或者囊肿均为良性肿瘤,对人体危害不大,即使很长时间存在也不会对人体造成太大伤害。而有些包块若不及早处理,就会对人体造成不可估量的后果。

下面给大家讲述一个真实病案。王阿姨,55 岁,退休教师。刚从教师岗位退休下来的王阿姨没有让自己"松懈",旅游、舞蹈、钢琴、盆栽……她把自己的生活安排得丰富多彩,以前没有机会接触的兴趣爱好全部安排上学习日程,王阿姨忙得不亦乐乎。

某日,王阿姨不经意间发现在左侧颌下扪及一个包块,约蚕豆大小,不痛不痒。她以为是口腔炎症,便自行买了点消炎药口服,感觉没怎么长大,之后就没有多加关注。可是几周过去后,王阿姨发现包块不但没有消失,还在逐渐长大,局部隐隐疼痛。隔壁热心的老邻居给了点草药外敷,又过了几周,她的病情并没有得到改善,包块也长到鸽子蛋大小。

眼看自己没招了,王阿姨才去医院就诊,经过彩超、活检等检查,确诊为"恶性淋巴瘤"。在住院规范化治疗后,包块才得以缩小。她感到后悔不已,因为自己的一时大意差点耽搁了治疗时机。可见,浅表包块未必都是良性肿瘤,必要时还是要借助现代医学才能获得正确及时的就诊指导。

腰痛也是临床常见的症状,特别是随着年龄增长,人们或多或少会有腰痛的症状。有不少腰痛与腰部扭伤及腰椎退行性病变有关,通过理疗、药物活血通络等治疗能够缓解,对人们的身体健康也没有严重危害,但有部分痛症却是恶性肿瘤导致的。

彭大爷,67岁,长期在家从事田间劳作,最近半年出现腰部疼痛,阵发性加重。老人家开始以为是自己年龄大了,长期从事农活,导致腰椎病发作,自行给予膏药外敷及理疗等治疗后,症状缓解不明显,疼痛反而进行性加重。

老人家遂住院治疗,后做腰椎核磁共振及全身骨扫描提示腰椎骨质破坏,考虑骨转移癌,再进一步完善全身检查肺部也发现占位病变,考虑肺癌骨转移,看到检查情况才明了,原来彭大爷疼痛的原因不是腰椎疾病,罪魁祸首是肿瘤细胞侵犯腰椎。医生根据病情给予局部放疗,保护骨组织等治疗后,他的疼痛较前得到明显缓解,配合全身抗肿瘤治疗后,患者情况逐渐稳定,生活质量也明显提高。

彭大爷的诊疗经历在临床上并不少见,不少人对腰痛症状认识并不全面,大都还停留于局部病变的范畴,没有想到腰痛是肿瘤引起的,而肿瘤也会导致骨转移。所以,即使常见的疼痛症状,也有可能是由严重疾病引起的,大家必须高度重视。

声音嘶哑对大多数人来说是常见的症状,受凉感冒、过度用嗓等均可引起声音嘶哑。通过调养及药物治疗,声音就能恢复正常,可有些时候声音嘶哑却不能通过简单地调理自行恢复。

张老师,44岁,从事高中语文教学工作。多年的教育经验及良好的师德让张老师在教育界具有一定的威望,她带领的每届毕业班升学率也名列前茅。在高考前夕,张老师在工作期间出现咳嗽咳痰、痰中带有血丝的症状,她自认为症状较轻,所以没有引起重视。后来症状逐渐加重,并开始出现发音不畅、声音嘶哑等症状,她便自行口服抗生素和清热解毒的中成药等,效果却不理想。为了不影响教学进度,张老师坚持到高考结束后才去医院就诊。

医生详细了解张老师的病情后建议她入院行全面检查,做胸部CT发现其左侧肺门占位性病变,结合纤维支气管镜及病理学检查诊断为左肺鳞癌。医生告诉张老师,声音嘶哑是由于喉返神经受到肿瘤侵犯而引起的,至此,病因真相大白。由此可见,常见的声音嘶哑也有可能是恶性肿瘤造成的。

在我们的日常生活中,这些症状也需要高度警惕,比如,头晕可能常见于心脑血管疾病,但颅内肿瘤或肿瘤患者合并脑转移也可能会引起头晕头痛。肩背疼痛往往是颈肩病的常见症状,而肺癌患者由于内脏疼痛定位不确定也有可能出现肩背疼痛,骨转移癌出现疼痛也比较常见,故而大家容易忽视。

另外,如果出现不明原因的消瘦、发热、免疫力下降等症状,也需要警惕恶性肿瘤发生的风险。所以建议大家在日常生活中对自己身体出现的不适症状不但要多加关注,更要及时到医院获得正确的诊断及正规的治疗,以免延误病情。

2 "他们说"害人不浅

————————————————— · —————————————————

许多肿瘤患者由于缺乏专业的医学知识,往往容易产生从众心理,被周围人群的建议所左右。患者应到正规医院诊治,多听取医生的专业建议,少听信"他们说"的建议。

大多数人在患病后可能都有从众心理,会主动问问街坊邻居,听听他们的经验之谈,寻求所谓的民间偏方来治疗疾病,反而对专家、医生的建议置若罔闻,结果往往事与愿违,延误了疾病诊治的最佳时机。下面给大家举几个病例,看看老百姓治病的曲折经历。

龙大叔,55岁,刚从工作岗位光荣退休,准备好好享受自己的退休生活。这时,单位组织退休人员体检,龙大叔进行胸部CT检查,影像学提示肺部占位病变,考虑恶性肿瘤。于是老人家立即住院检查,经过详细的检查后,龙大叔被诊断为小细胞肺癌,医生建议行全身化疗及放疗为主的综合治疗。

他还在犹豫是否接受医师意见的时候,他的老上级闻讯到医院看望他,得知他的病情和医师的建议后,告诉龙大叔放化疗对身体伤害很大,他的好几个朋友因化疗后病情加重而去世了。龙大叔本来就在担心放化疗的不良反应,听老领导这么一说更加恐惧,坚决拒绝放化疗,并自动出院。

回家后,龙大叔私下找所谓的民间"神医"看病拿药,然而病情并没有得到很好的控制,反而出现恶化。再次到医院检查已出现脑转移和骨转移,而且一般情况也不能耐受放化疗,没过多久,龙大叔就撒手人寰,给其家庭造成了终身遗憾。

医学专家建议,小细胞肺癌虽然恶性程度很高,但对放化疗很敏感,而且目前的诊断治疗方案均比较成熟,患者通过正规治疗,完全可以缓解病情,从而提高自身生活质量,达到延长生命的目的。龙大叔却因盲目听信他人所言,过度恐惧治疗的毒副反应,贻误了治疗的最佳时机。

陈阿姨,64 岁,因为反复上腹部胀满不适到医院就诊,完善相关检查后诊断为中晚期胃癌。后做胃大部切除术,手术非常顺利,经过悉心调理后陈阿姨就出院休养。街坊邻居听说陈阿姨生病后,前去家里看望她,一顿寒暄后,热心的邻居们为她提供饮食调养建议,有的说鸡肉、牛羊肉过于燥热不要吃,有的说鱼类海鲜是"发物"不能吃,有的还说要介绍"偏方"给她抗癌。

陈阿姨认真聆听邻居们的建议,并按照大家的建议执行到日常饮食中,不久陈阿姨便出现食欲下降现象,消瘦明显,伴有严重营养不良,更可怕的是到医院检查后发现局部有复发的征象。后在医院的营养支持下,陈阿姨衰弱的身体才慢慢恢复过来。因为有肿瘤复发的情况,陈阿姨不得不开始进行全身化疗控制病情。

医学专家建议,肿瘤患者术后在身体恢复阶段应该加强营养,肉类、蔬菜、新鲜奶制品等都有助身体康复,并能增加免疫力,对肿瘤复发也有一定的预防作用,一味偏食,减少营养摄入不但会造成身体抵抗力下降,也可能会增加肿瘤复发的风险。

余大妈,60 岁,因发现颈部包块 3 个月余,到医院就诊,后经病理活检诊断为恶性淋巴瘤。医生在与余大妈充分沟通后,开始进行全身化疗,化疗刚结束两个疗程,余大妈发现包块基本消失,对治疗效果比较满意。回老家休养时,余大妈听一位病友说,化疗两个疗程就够了,再化疗也没有用,既浪费钱又伤身。

于是,余大妈不顾医生劝阻,自行停止化疗,并和几位病友到深山老林进行氧疗。在不到 2 个月的时间里,余大妈发现颈部包块又长了出来,而且数目增多。慌了神的余大妈又回到医院求助医生,并积极配合医生的治疗,病情才得以稳定。

从以上几个病例不难看出,老百姓往往缺乏专业的医学常识。得知自己患病以后,需要到正规医院进行治疗,听取医生的专业建议,不要一味相信非专业人士的"指导"。相信科学才能更好地治疗疾病,从而达到事半功倍的效果,否则到头来只会是竹篮打水一场空。

3　该看中医还是西医?

------------------------------ · ------------------------------

一味地摒弃中医或是西医的做法都是欠妥的,中医与西医结合治疗肿瘤的模式才能给患者带来更多益处。

老百姓往往有这样的困惑,患了肿瘤应该看中医还是现代医学呢? 不少患者可能会走向两个极端:要么唯中医论,认为西医治疗无非是手术、放疗、化疗等对身体有伤害的治疗。患者在治病的同时,身体也饱受治疗副反应的煎熬,最后还是不能完全根治疾病,还不如中医治疗。要么唯西医论,认为中医就是"伪科学",是缺乏科学依据的江湖把戏,根本无法治疗肿瘤,且长期服用中药还会导致肝肾功能的损害。那么怎样正确看待这个问题呢?

笔者认为应该辩证地看待这个问题。随着恶性肿瘤的发病率越来越高,肿瘤的治疗也日益引起医学界乃至普通大众的关注。现代科技日新月异,给诊治肿瘤带来了前所未有的机遇,从传统的手术、放化疗,到分子靶向治疗、免疫细胞治疗等技术的创新,使肿瘤治疗的有效率得到了较大幅度的增长,让癌症变得不那么可怕,可防可治不再是梦想。特别是对早期肿瘤的诊断治疗,西医发挥着不可估量的作用,这可能是中医无法达到的治疗效果。

如果大家一味地排斥西医、恐惧西医的治疗,可能会造成疾病的延误。下面给大家举一个真实病例。王大爷,已到古稀之年,平时身体比较硬朗,没有生过什么大病,即使有点伤风感冒也只是吃点中药就好了。前段时间王大爷出现反复胸部隐痛,自以为没什么大问题,王大爷便没有将病情告诉家人,待子女发现王大爷的情况后强行"拖"着他到医院检查,检查结果为肺部恶性肿瘤,那么摆在王大爷面前的就是如何治疗肿瘤的问题了。

由于肺部肿瘤比较大,医师和子女都建议王大爷进行系统的西医治疗,包括手术以及后续的综合治疗。可王大爷看了一辈子中医,是中医的铁杆粉丝,而且生活中见了太多病友饱受西医治疗折磨后依然撒手人寰的例子,所以王大爷不顾大家的劝解,坚决放弃了现代医学治疗,开始了中医治疗的征程。刚开始服用中药的时候,王大爷发现疼痛的情况较前有所减轻,王大爷还比较乐观,可是在治疗一段时间后,王大爷症状又反复加重,出现痰中带血的情况,王大爷认为是看病的医师技术不行,接连更换了数位中医师治疗,病情每况愈下。

再次到医院检查的时候,影像学检查发现病灶较前有增大,并出现了远处的转移病灶,已经到了疾病的终末期,失去了疾病治疗的最佳时机,造成了终身遗憾。

而与上述相反的病案也非常多,何大妈就是其中之一。在2019年年初,何大妈发现左乳房有包块,遂到医院就诊,病理穿刺活检提示乳腺浸润性癌。她在医生的建议下进行了手术切除,由于分期比较晚,何大妈开始进行全身化疗,在治疗期间何大妈出现严重的胃肠道反应,刚开始的一个疗程,她还能忍受并坚持完成,随着化疗次数的增加,何大妈恶心呕吐的反应也越发厉害,而且不能正常进食,必须完全靠静脉营养支持才能完成化疗。

家人都心疼她,建议吃点中药改善一下症状,何大妈不相信中医能改善症状,也担心中药影响化疗效果,拒绝服用中药治疗。结果可想而知,化疗让何大妈饱受摧残,身体每况愈下,后来竟然不能坚持化疗,西医医师也不建议患者继续化疗,回家在床上躺了大半年后,何大妈还是撒手人寰。

肿瘤的治疗应该以综合治疗为主,西医的优势在于依靠现代科技能够及早发现肿瘤并且能够最大限度地通过西医的治疗手段祛除病灶,使患者的生存期得以延长。而在西医的治疗过程中,患者可能会出现治疗的不良反应,比如放化疗后的恶心、呕吐及食欲下降等常见胃肠道反应,严重的出现骨髓抑制、重度感染等并发症,这时就应该选择中医治疗。

我国传统医学从《黄帝内经》到《伤寒论》乃至近现代中医不断继承和发扬,一直在为广大人民群众的健康保驾护航,这充分说明了其具有科学性和可持续性。中医药能明显改善患者的不良反应,提高患者的生存质量,并且在西医治疗期间服用中药还能提高患者免疫力,达到预防肿瘤复发的功效。所以笔者认为,一味地摒弃中医或是西医的做法都是欠妥的,中医与西医结合治疗肿瘤的模式才能给患者带来更多益处。

4 中药治癌有哪些优势?

------------------------------ · ------------------------------

中医中药在治疗恶性肿瘤上有不可取代的优势,一旦确诊为恶性肿瘤,中医中药就应该尽早参与治疗,不应该让中医成为"救命的最后一根稻草"!

随着信息接收日益方便、快捷,广大老百姓对中医药的了解也越来越多。中药治疗疾病的作用也得到更多人的认可,特别是在肿瘤疾病的预防方面。

手术患者中现代医学结合治疗,能够有效地预防肿瘤复发、转移。我们知道,绝大部分恶性肿瘤都可以通过手术的方式来治疗,特别是早期肺癌、食管癌、胃癌、宫颈癌等恶性肿瘤,通过手术能够极大地缓解疾病的痛苦。但是手术也会对患者身体造成较大的伤害,很多患者在术后较长时间内会出现胸部疼痛、肢体肿胀、咳嗽、畏寒怕冷甚至免疫力下降等症状。

中医认为"正气存内,邪不可干",而手术正好打破了人体正气屏障,导致气血不足,脾胃虚弱,这也是可能诱发肿瘤复发的原因。这时,中医给予干预往往就能达到事半功倍的作用。这里给大家讲一个实例。

王阿姨,已到花甲之年,平时在家帮儿子带小孩,偶尔听听自己喜爱的京剧,因为平素身体比较弱,不爱出去活动。最近半年经常出现咳嗽咳痰的症状,本来以为只是慢性支气管炎,自己反复吃药也没有好转。于是,她在老伴的陪同下去医院就诊,结果胸部 CT 发现右上肺有一个小结节,大小约 $1.5\ cm \times 1\ cm$,考虑恶性肿瘤。

CT 结果将王阿姨的老伴和儿子吓坏了,连忙咨询医生治疗方案,因为考虑是早期肿瘤,医生建议手术治疗为第一治疗方案。家人考虑到王阿姨的身体情况都比较犹豫,王阿姨自己知道病情以后比较淡定,反而安慰家人并同意手术治疗。

随后,医生给王阿姨做了肺叶的切除术,手术非常成功,但副反应也随之而来。由于王阿姨平素身体较差,又不喜荤腥食物,手术对她的伤害比其他人重。其术后出现严重的肺部感染,胸腔积液一直存在,伤口愈合也不理想,医生给予抗感染、营养支持等治疗后,王阿姨病情有所好转,但仍持续低热、咳嗽、咳痰无力、厌油纳差、身体消瘦明显。

这时候她的主管医师建议中医治疗,于是便到中医肿瘤科会诊,经过医师的详细辨证后,考虑王阿姨平素脾胃虚弱,又经手术打击,造成气血双亏,在给予调理脾胃、扶正祛邪的方剂后,王阿姨发热消退,胃口逐渐恢复,病情也就一天天好转。出院后王阿姨一直在中医科门诊中药随访治疗,病情一直稳定,未见复发的迹象。

想起自己刚刚从鬼门关走了一遭,王阿姨更坚定中医药治疗的效果,这也是我们所希望看到的疗效。所以有时候我们看待中医与现代医学,就像看待我们的双手,有时需要单刀赴会,有时更需要齐头并进,只有合理有效地将两者结合,对肿瘤的治疗才更有效。结合放化疗,能很好地起到减毒与增敏的作用。放疗和化疗是比较常见的治疗恶性肿瘤的方法,对不能完全手术切除,或者有复发风险的患者往往都会进行放化疗治疗。

放化疗对预防复发、抑制肿瘤有明显疗效,这点专家和老百姓早已达成共识。可在临床操作中执行起来却不那么顺畅。由于放化疗的种种副反应,很多病患深受其"害",甚至中途放弃治疗也是常有之事。常见的副反应包括胃肠道反应、肺部症状、骨髓抑制、神经毒性等。

一部分患者可能对化疗后的恶心、呕吐叫苦连连,有的可能对肺部放疗后刺激性干咳苦恼不已,有的则对放化疗后骨髓抑制出现的白细胞、血小板降低感到恐惧、害怕。这个时候如果适时给予中医治疗,不但能很好地缓解患者的各种不良反应,也能提高患者对放化疗的敏感性。

中药通过降逆止呕、化痰逐瘀、扶正固本等治疗原理,将中药的作用整体化作用于患者机体上,从而达到较好的疗效,中医不但有口服汤剂,还包括针灸、艾灸、腿浴、贴敷等传统中医手段,其均能带给患者意想不到的效果,让患者轻装上阵,顺利完成后续治疗。

对于晚期肿瘤患者来说,已经没有手术、放化疗等治疗的指征,而且癌症带来的不适症状日益凸显,那么对这部分人来说,中药保守治疗就显得尤为重要,通过中药调理,能够改善部分突出的症状,包括刺激性干咳、癌性疼痛、纳差乏力等,能有效提高患者生存质量。

这里笔者要举一个在科室住院的病案。伍大爷,90岁,退休前曾是大学教授,因牙龈疼痛到医院就诊,确诊为牙龈癌。因为年龄较大,又合并内科疾病,伍大爷放弃了手术治疗。也拒绝放化疗治疗,对他来说,深知这一决定意味着放弃了疾病治愈的可能,余下的日子不多。

随着疾病的恶化,包块逐渐长大,疼痛、出血随之而来。患者到中医肿瘤科住院以后,医生根据伍大爷的情况,制订了一整套方案,包括口服中药、外敷、腿浴以及中药制剂的静滴,从各方面进行肿瘤的治疗。伍大爷的症状有明显的缓解,并且在病房度过了 90 大寿,虽然后来伍大爷遗憾地离开了,但走得比较安详,这也是我们期望达到的目的。

有些患者可能一开始发现肿瘤就对高额的手术费用、昂贵的靶向药物望而却步。特别是对没有医保的患者,让他们一下子拿出几万、几十万甚至上百万的钱财,可能砸锅卖铁都凑不齐。中药相对来说费用较低,中医师通过望闻问切,辨证施治,也能给患者解决疾病困扰,从而达到提高生活质量、延长生命的作用。对于家庭贫困或者无生活来源的患者来说,中药治疗无疑是既实惠又高效的治疗手段。

中国中医科学院首席研究员朴炳奎曾说过,中医中药在治疗恶性肿瘤上有不可取代的优势,一旦确诊恶性肿瘤,中医中药就应该尽早参与治疗,不应该让中医成为"救命的最后一根稻草"!

5 中药只能口服吗?

-------------------------------· -------------------------------

中药除了口服之外,还可外用。针对患者的具体病情,可选择有关的中草药经一定的炮制加工,对患者全身或病变局部,或某些穴位用药。

中医治疗肿瘤的方法多种多样,最常见的就是中药煎煮口服。其实,除此之外,历代医家创立了许多有效的剂型,如散剂、膏剂、酒剂、丹剂、茶剂、露剂、栓剂、锭剂、搽剂等,还可以通过中药熏蒸、洗、敷、贴、吹、灌肠等方法使药物吸收,发挥疗效。

针对不同的肿瘤患者,这些方法的使用也不尽相同。下面介绍几种行之有效的外治方法。

(1)中药贴敷

对"不可服药之症"或者"不能服药之人",中药贴敷疗法显得尤为重要。中药内服是直接针对疾病或"寒"或"热"发挥"中和"或"拮抗"作用。清代名医徐灵胎曾说:"用膏贴之,闭塞其气,使药性从毛孔而入其腠理,通经贯络,或提而出之,或攻散之,较之服药尤有力,此至妙之法也。"说的就是外用贴敷的好处。中药贴敷疗法不经过胃肠给药,不会损伤脾胃。由此可见,中药贴敷用药安全,诛伐无过。该疗法在外科、骨伤、皮肤、五官、肛肠等科疾病的治疗中独具特色。

对于一些实体肿瘤,人们首先想到的往往是能不能手术切除,不能手术就放化疗,在现代医学手段没有办法的时候,中药外敷不失是一种重要的治疗手段。曾有这么一位患者,王先生,多年前不幸查出肝癌,CT结果显示他的肝脏多发肿块及结节阴影,较大的有11.4 cm×8.8 cm,因为肿瘤过大、多发、高龄等因素,没有手术机会,医院也不建议他行放化疗,只能保守治疗。中医师会诊后,不仅给予中药内服,还加中药外敷以攻癌散结,经过近3个月的中医药治疗,王先生复查CT时发现他肝脏肿瘤并没有增大,在此之后,王先生一直坚持中医药治疗。2019年8月,他又到医院复查,结果让他感到惊喜,CT 显示较大的肿瘤较前相比缩小了 2 cm。信心满满的他,如今气色、精神头都很好。他还跟医护人员打趣说,外人现在看他,根本看不出他是个肿瘤患者。

国内诸多研究已证实中药贴敷操作简单、方便、无副反应,但需要注意的是,在使用外敷中药前,一定要清洁皮肤,保持皮肤干燥;每日一次,贴敷 8～12 小时即可。

(2)中药熏洗

化疗后,肿瘤患者可能会出现全身乏力、食欲下降、恶心、呕吐,这些症状患者咬牙坚持几天或许会慢慢消失。但双手、双足肿胀、疼痛这些手足综合征,虽不会危及患者生命,但会给患者身心带来痛苦,严重影响患者的生活质量。这时中医药的熏洗就能起到较大的缓解作用,根据患者具体的病情处方,用中药水煎泡洗手足,能够大大缓解手足综合征。

(3)艾灸

艾灸是中医外治中比较常见的一种方法,属于针灸疗法。它是通过直接或间接熏灼体表穴位,起到激发人体正气、增强机体抗病能力的作用。其在防治肿瘤化放疗后导致的骨髓抑制效果显著,且具有操作简单、价格实惠、副反应小、无痛等优点。

蒋先生,4 年前被诊断为结肠癌,行手术治疗,术后化疗 4 个周期,后因白细胞减少,未继续化疗。2018 年,他到医院复查腹部 CT 发现手术区域局部复发,出现肝脏转移,后又反复化疗 10 余次,化疗期间出现白细胞减少,给予升白细胞的针药后好转,随着化疗次数的增多,升白细胞的针药剂量越来越大,白细胞达标的时间也越来越长。2019 年 5 月,复查发现肝脏肿瘤又增大了,经过慎重研究,医生决定更换化疗方案继续化疗,可查血提示严重骨髓抑制,给予升白细胞针药治疗后,白细胞仍较低。因骨髓抑制不能按期给药,于是医生建议进行中西医结合治疗。

考虑到蒋先生的病情,中医师给予艾灸治疗,即将具有健脾补肾、益气养血功效的中药研成细末,再与艾绒和匀,然后搓捻成条,并用其灸治相应穴位。艾灸的穴位多选用背俞穴及脾、肾两经之穴,同时继续升白针药,之后蒋先生白细胞逐渐恢复正常,开始新一程化疗。中医师嘱咐他出院后继续艾灸治疗,几个月后,复查CT 发现肿瘤较前缩小,化疗期间也没有严重的骨髓抑制出现。

6　手术期间能吃中药吗?

---------------------------　·　---------------------------

中医与现代医学结合治疗,就好比人的左右手同时开弓,让患者如有神助,加快恢复速度,中医治疗为广大老百姓的健康保驾护航,其重要性毋庸置疑,所以肿瘤患者在手术后及时接受中医药治疗是有必要的。

手术治疗在肿瘤治疗的过程中有着举足轻重的作用,外科医师能够切除肉眼所见的恶性肿瘤,减轻肿瘤对人体带来的负面影响,有效地提高患者的生存质量,延长生命。但手术毕竟是有创伤的治疗手段,对人体的伤害是相当大的,术后又可能出现各种各样的不适症状。

有些患者可能因为平时身体素质好,通过自身的调节能够很快恢复健康。有部分病患可能就没那么幸运了,恶心、呕吐、纳差、乏力、腹胀、便秘、咳嗽、咳痰等症状反复折磨他们,让他们感到生不如死,而此时现代医学治疗的手段不多,对症治疗效果不理想,短板显现明显,这时如果运用中医药治疗可以让患者能很快地减轻症状,起到事半功倍的作用,下面我将举例说明中医药治疗的神奇功效。

李老师,40 岁,正值中年,是某重点中学的体育老师,平素身体挺棒的,喜欢喝酒、吃烧烤火锅等辛辣刺激食物,偶尔有些不舒服,也会很快恢复。最近李老师反复出现进食不畅,特别是进食干硬食物症状更为明显,李老师开始以为是消化不良,自己服用帮助消化的药物后仍显效甚微,迫不得已就到医院就诊,经过医生的全面检查诊断为食管癌。

在医生的安排下,李老师很快进行了手术治疗,手术过程很顺利,术后第 3 天李老师就开始出现呃逆,而且是反复出现,出现的频率也越来越多,严重影响李老师的术后恢复,每次呃逆都会牵扯伤口疼痛,原来手术造成李老师膈肌神经受损,主管医生给予对症治疗后,症状缓解不明显。

李老师本来是不相信中医药能治病的,但李老师的爱人仍然建议他进行中医治疗,于是李老师便半信半疑地接受中医治疗,经过笔者望闻问切四诊合参后,发现李老师属于由于长期嗜食辛辣刺激食物,导致湿热内酝酿于中焦、脾胃不和、胃气上逆。

湿为重浊黏滞之邪,阻滞气机,与热邪相合,则湿热交困。热因湿阻而难解,湿受热蒸,根据辨证情况,给予中药清热除湿,降逆和胃,开具中药给李老师口服治疗后,李老师呃逆症状明显减轻,并可以食用清淡易消化的食物,李老师信心大增,后来根据李老师的辨证情况,又给予健脾和胃、芳香化湿的中药,李老师症状基本好转,不到半个月就出院了,真是应验了那句话,"不吃不知道,一吃中药现奇效"。

再举另外一个例子。王阿姨,55岁,是一名退休工人,今年年初出现大便带血,排便异常,伴肛门坠胀等症状。开始王阿姨以为是痔疮发作,可是治疗后症状好转不明显,于是王阿姨到医院就诊,做肠镜和病理检查后诊断为结肠恶性肿瘤,考虑王阿姨身体情况还不错,医师安排王阿姨进行手术治疗,手术本身还是比较成功的,肿瘤切除也比较彻底,按照医师的设想王阿姨3天以后肛门排气排便后就可以进食了,可是王阿姨平素脾胃不太好,再加上喜欢吃素的原因,手术对她的脾胃功能造成了较大的损害,由于开腹手术造成肠道蠕动功能受损,出现肠麻痹的症状,王阿姨术后感觉腹部胀满比较明显,肛门排气很少,更别说排便了,因此王阿姨不能进食,完全靠静脉点滴维持营养。医师在采用生理盐水灌肠对症治疗后,效果仍不明显。王阿姨的家人看着她天天坐卧不安,焦急万分,于是请中医给予调理治疗。我科的医师会诊后发现,王阿姨由于手术后身体的元气不足,气血亏损,脾胃运化功能失调,导致水湿内停,故而出现腹胀、纳呆等症状。针对王阿姨的症状,给她开具了健脾扶正,补益气血的中药少量口服,并给予中药灌肠及配合针灸治疗,王阿姨很快就肛门排气排便了,并开始进食流质饮食。王阿姨的家人喜出望外,并坚持中药调理,慢慢王阿姨身体恢复过来。在以后的日子,王阿姨一直在我科坚持中医药治疗,病情稳定至今。

其实还有很多手术后的症状可通过中医药改善,包括一些消化道、呼吸道症状的调理,都能让患者获益。中医与现代医学结合治疗,就好比人的左右手同时开弓,让患者如有神助,加快恢复进度,中医治疗为广大老百姓的健康保驾护航,其重要性毋庸置疑,所以肿瘤患者在手术后给予中医药治疗是很有必要的。

7 放化疗期间能吃中药吗?

————————————— · —————————————

大量的临床实例告诉我们,在放化疗期间吃中药可以有效减少一系列因放化疗引起的不良反应。但是,每位患者的体质不同,使用的中药方剂不尽相同。

放疗、化疗是治疗恶性肿瘤的重要手段。放疗是利用放射线对肿瘤病灶局部进行"照射",利用放射线杀死肿瘤细胞,从而达到医治肿瘤的目的。化疗是指通过使用化学药物杀灭癌细胞达到治疗目的。在放化疗的过程中,肿瘤细胞在得到打击的同时,身体的正常细胞也会受到损害,随之会引起一系列的不良反应,例如食欲不佳、口干、便秘、骨髓抑制等。

翁大叔在 52 岁那年体检中发现肺部有占位病变,并考虑是恶性肿瘤。他和家人又焦虑又担心,结果出来不到两天,全家人就里外张罗安排他到医院住院治疗。通过进一步检查才知道,翁大叔得的是小细胞肺癌,医生建议他进行全身放化疗的综合治疗。经过一段时间的深思熟虑,翁大叔同意化疗,化疗第一个疗程和第二个疗程平稳度过,身体也没有发生什么明显的不良反应。第三个化疗疗程结束后,翁大叔复查血常规及肝肾功均正常。出院当天,医生叮嘱他回家三天后到当地医院去复查一次血常规,可是翁大叔却不以为然,心想着前两个疗程回家第三天去医院复查都没有问题,这次应该也没有什么问题,多等几天也无所谓,可这一等就等出了毛病。出院后的第六天下午,觉得头痛、乏力、发热、浑身不对劲的翁大叔立马到医院就诊,测量体温高达 39 ℃,查血常规提示白细胞、红细胞、血小板等指标都偏低。医院给予静脉输注抗菌药物,皮下注射升白细胞和升血小板的药物。治疗五天后,发热症状得到控制,复查血常规提示各项指标仍然很低。

着急的翁大叔想到用中医药治疗,在继续升白细胞和升血小板的药物治疗期间,中医师同时给予翁大叔中药汤剂口服治疗,在口服中药汤剂三天后,复查血常规提示各项指标逐渐恢复正常,翁大叔全身酸软乏力的症状也得到明显好转,于是遵医嘱停用升白细胞和升血小板的药物治疗。

在停用升白细胞和升血小板的治疗后,翁大叔继续坚持口服中药汤剂,复查血常规各项指标均正常,没有因停用升白细胞和升血小板的药物而出现下降的趋势。并且在第四个化疗疗程时,坚持服用中药汤剂,复查多次白细胞和血小板的波动程度不大,均在正常的范围内,没有再出现过危及生命的检验值。

化疗期间吃中药,可以有效减少一系列化疗毒副反应。放疗也是一样。大量临床研究数据表明中医药配合肿瘤放疗应用具有减轻放射性炎症损伤、控制放疗后骨髓抑制、减轻消化系统反应、提高放疗完成率及临床疗效等作用。在中晚期恶性肿瘤患者有限的生存时间内,如何最大限度地改善和控制肿瘤带来的临床症状,提高他们的生存质量是目前临床治疗肿瘤的重要目的。中医治疗是以提高机体免疫功能和改善临床症状为主,并在改善肿瘤患者生活质量、缓解临床症状具有一定的优势。

需要注意的是,每位患者的体质不同,使用的方剂也不尽相同。建议癌症患者应到正规医院,通过医生的望闻问切四诊合参后,制定最适合患者的治疗方案,切忌盲目地按照别人的经验或者盲目根据在网络上搜索得到的结果自行服用中药方剂,以免延误病情。

8　靶向治疗期间能吃中药吗？

————————————————　·　————————————————

中医治疗可作为一个适用于癌症治疗各个阶段的辅助治疗方式，但是要相信科学的治疗方式，要选择到正规的专科医院就诊，不要轻易听信不切实际的口碑宣传，因为你很可能遇到的是"医托"。

在临床经常会听到肿瘤患者问这样的问题：我在服用靶向药，医生给我开的中药是否可以同时服用？需不需要暂停？还是可以继续吃？中药会不会影响靶向药的治疗效果？是可以增进靶向药疗效还是适得其反导致效果大减或是无效？

目前在很多医院都存在患者咨询"用靶向药时，要不要吃中药"时，大多数医生都不建议的现象，尤其是不了解中医的现代医学医生。他们不建议的原因主要是不了解中医治疗，存在很多顾虑：害怕中药会影响靶向治疗效果；两种不同药理的药同时服用有可能会妨碍医生们观察靶向药的效果；有的纯粹是不相信中药有效果。那么，中药与靶向药物真的会相拮抗吗？中药会影响靶向药的治疗效果吗？中药治疗就没有用吗？

在回答以上问题之前，我们先来了解一下靶向治疗是什么？

靶向治疗是在细胞分子水平上，针对已经明确的致癌位点的治疗方式。该位点可以是肿瘤细胞内部的一个蛋白分子，也可以是一个基因片段。可选择相应的治疗药物，药物进入体内会特意地选择致癌位点来相结合从而发生作用，使肿瘤细胞特异性死亡，而不会波及肿瘤周围的正常组织细胞，所以分子靶向治疗又被称为"生物导弹"。

既然知道了靶向治疗是什么，那很多人就会问：靶向治疗只针对肿瘤细胞，不影响正常组织细胞，是不是它就没有不良反应，我们只需吃靶向药就可以达到治疗肿瘤的效果，也不需要再配合其他药物进行辅助治疗？回答肯定是否定的。因为靶向药物也有很多的不良反应，比如常见的几种药物易瑞沙、格列卫、索拉非尼、贝伐珠单抗、恩度等,它们都有不同程度的皮疹、皮肤干燥、胃肠道反应、肝肾功能异常等不良反应。

　　江叔叔,67岁,退休工人。2018年5月,因无明显诱因出现皮肤、巩膜黄染,伴尿黄,到某医院就诊,上腹部增强CT检查提示肝右叶肿块影、原发性肝癌可能性大。于是江叔叔便到某肿瘤医院肝胆外科进行进一步检查,增强CT检查提示:①肝右叶占位性病变,大小约为4.6 cm×2.7 cm,性质待定,考虑新生物,原发性肝癌伴坏死? ②肝硬化,脾大,腹水。检查提示江叔叔肝硬化失代偿,转氨酶、胆红素高,一般情况差,无手术治疗指征。江叔叔及家属都拒绝化疗、介入等治疗手段,住院期间给予保肝、利尿等对症治疗后出院。2018年7月25日患者第一次到某医院中医科就诊。江叔叔表情焦虑,他的女儿告诉医生:"我爸爸今年5月份确诊为肝癌,当时他觉得得了癌症,没有治疗的必要了,而且治疗要用很多钱,最后效果也不好,所以家人商量后决定不做介入治疗和化疗,输了几天保肝药就出院了。出院回家后,爸爸吃不下饭,因为吃了就感觉肚子胀。看他这么严重,我就反复劝他还是到医院治疗,他还是不愿意,后来我就通过一个病友群,了解到可以吃靶向药物,所以就买了靶向药物索拉非尼,吃了半个月后,我爸爸双手、双足开始肿胀、疼痛,皮肤发热,有的地方还有脓疱,活动后就累得很,无力,仍觉得腹胀,睡不好,大便稀,一天2~3次,小便正常。整个手脚都又红又肿又痛,爸爸受不住,看到他太痛苦了,我也是听说中药治疗能解决我爸爸目前这个情况,所以让爸爸来试一试。"江叔叔的女儿含着泪慢慢地道出爸爸的病情。医生耐心地听着,给江叔叔和他女儿解释道:"这是口服靶向药物导致的手足综合征,是可以解决的,但是,我有一个要求,以后还是要到正规的医院进行正规的治疗,不要随便听信一些治疗方式就自己去尝试,这个后果是很严重的。"

　　通过中药治疗3天,江叔叔的双手疼痛、肿胀明显减轻,局部黄色脓疱处开始结痂,乏力较前也有好转,食欲增加,睡眠也改善了。治疗6天后,双手肿胀、疼痛消失,局部开始脱皮,乏力、纳差已经明显改善,腹胀也得到明显缓解。江叔叔和他女儿很是高兴,非常感谢中医科的医生,说道:"以后我坚持治疗,减轻我的痛苦,让我更有尊严地活着。真的非常感谢你们!"

　　李叔叔,69岁,因"颜面、颈部水肿20⁺天"就诊于当地医院,行胸部CT提示肺部占位,为进一步诊治入某三甲医院,入院后行淋巴结活检提示"腺癌",明确诊断"原发性支气管肺腺癌",各项检查提示无化疗禁忌,于是行化疗2个周期,2周期化疗后出现Ⅱ度骨髓抑制,予以对症治疗后复查白细胞恢复正常。2个月后复查胸部CT见右肺下叶磨玻璃样小结节影,对比化疗前原片,为新发转移灶,考虑病情进展,再予以化疗4个周期。继续化疗期间李叔叔反复出现不同程度的骨髓抑制及恶心呕吐、食欲减退等消化道副反应,所以李叔叔拒绝再次进行化疗,便出院回家。回家后又再次到某医院进行保守治疗,在此期间,医生建议可以使用靶向药物。服用易瑞沙1个月后,四肢、面部出现大量的皮疹、红肿、发热、脱屑。用了一些皮疹的外用药物后不但没有好转,反而全身都开始出现皮疹,全身上下没有一块皮肤是完整的。通过朋友介绍,李叔叔到中医肿瘤科就诊,坐在诊室里他给医生看他的病历,诉说着他的治疗经历,道着他的痛苦。当他拿着药方站起来离开诊室时,医生发现他坐过的地方掉落的全是皮屑。这个说法真的是一点也不夸张,李叔叔在家里也是这样,他走到哪儿,哪儿就是一地的皮屑,床上物品每天都必须更换,家人们很是困扰。

通过外用和内服中药治疗7天后,李叔叔全身皮肤已经没有脱皮屑的现象,颜面部和四肢的皮疹已经有不小的面积红肿好转,没有之前发热不适的感觉。治疗15天后,颜面部和四肢的皮疹已经消失,皮肤已经光滑。躯干上的皮肤也开始大面积地好转,没有再脱皮屑的现象。1个月后,李叔叔带着锦旗来感谢这位医生。

从以上的病例中我们不难看出,中药治疗在靶向治疗过程中具有一定作用,可以治疗因靶向药物引起的皮疹、手足综合征,降低胃肠道反应,从而起到"减毒增效"的作用。

总而言之,中医治疗是适用于癌症治疗各个阶段的一个辅助治疗方式,但是要相信科学的治疗方式,要选择到正规的专科医院进行就诊。癌症治疗绝不是某个单一学科或某个人可以完成的,综合治疗才是最好的选择。

9 吃西药时能吃中药吗?

吃西药时能吃中药吗? 不少癌症患者都会有这样的困扰,从中医角度来讲,应视情况而定。有的中药与西药可以联合服用,有的则不可以联合服用,需辩证看待。

吃西药时能吃中药吗? 不少癌症患者都会有这样的困扰,从中医角度来讲,应视情况而定。有的中药与西药是可以联合服用的,比如西药中的降压药卡托普利与平肝息风的中药天麻、地龙等联合使用,能明显改善高血压病的症状。但是为了尽量避免药物间相互作用而引起的副反应,可联合使用的中药和西药,在给药途径相同的情况下,如都是口服药时,服用时要餐前餐后间隔用药,或者间隔半小时服用。

有可以联合使用的中药和西药,就有不能联合使用的中药和西药,哪些中药不能与西药联用呢?

含金属离子的中药:磁石、牛黄、石膏、代赭石、花蕊石等,不宜与红霉素、利福平、四环素类、强的松、左旋多巴类、异烟肼、氯丙嗪等联用,因为这些中药含有金属离子,它们会与这些西药形成络合物,络合物不易被肠道吸收,反而会降低疗效。

含碱性化合物的中药:硼砂、玄明粉不宜与左旋多巴、酸性药物(胃蛋白酶合剂和阿司匹林)等联用,易降低药物疗效。

含有机酸的中药:山楂、山茱萸、陈皮、乌梅、五味子、青皮不宜与制酸药如胃舒平、氨茶碱、氢氧化铝、碳酸氢钠等联用,因为酸碱中和会降低药物的效果或者使药物失去药效;此类药物还不宜与磺胺类药物同时服用,容易引起结晶尿或血尿;更不宜与消炎痛、阿司匹林、利福平等长期联用,会加重肾脏毒性。

含大量鞣质的中药:地榆、大黄、石榴皮、五倍子、金樱子等不宜与含金属离子的制剂硫酸锌、碳酸亚铁、葡萄糖酸钙等联用,容易在消化道内形成沉淀,影响药物吸收。

含酶类的中药:神曲、麦芽、谷芽、山楂等不宜与抗生素类药物同时服用,因为抗生素会抑制酶的活性,降低中药的药效或者使中药失去药效。

清热解毒类中药:金银花、连翘、黄芩、鱼腥草等,不宜与菌类制剂乳酶生、金双歧杆菌三联活菌片、双歧杆菌三联活菌胶囊等联用,因为清热解毒类中药有较强的抗菌作用,会抑制西药菌类制剂的活性。

总之,患者需在正规医师指导下服用药物。

10 服用中药需要注意什么？

———————————————— · ————————————————

中药有没有疗效,不仅要看处方是否对症,而且还要讲究服药的方式方法是否正确,正确的服药方式方法可以提高治疗疗效。

巡查病房时有很多患者会问:"我的中药是吃冷的还是吃热的？""我的中药是饭前吃好还是饭后吃好？"有的患者会说:"没有什么区别,饭前吃饭后吃都可以。""夏天吃中药就吃冷的,冬天吃就吃热的。"

接下来跟大家说说服用中药需要注意什么。中药有没有疗效,不仅要看处方是否对症,而且还要讲究服药的方式方法是否正确,正确的服药方式方法可以提高治疗效果。

（1）服用中药的温度

中医对中药的服用温度非常讲究,素来就有"寒者热之,热者寒之"的原则。简单地说,服药可按温度分为温服、热服和凉服三种。

温服:平和的药、滋补的药及一般治疗各种炎症的药需要温服,温度宜在35 ℃左右。瓜蒌、乳香、没药等对胃肠道有刺激作用,能引起恶心、呕吐等不良反应,温服可以缓解上述不良反应。

特别提醒,汤剂放凉后,要温服时,应先加热煮沸,使汤剂中沉淀的有效成分重新溶解后,再放温服用。因为中药汤剂冷却后,中药的有效成分因溶解度小而析出沉淀,如果只服用上面的清液而舍去沉淀部分,会影响疗效。反之加热至沸,可以使已沉淀的有效成分溶解,放温后服用,才不会影响效果。

热服:伤风感冒、解表祛寒的药要趁热大口服下,促使机体发汗。不论是汤剂还是中成药,理气、活血、化瘀的药也应热服。

凉服:不论是汤剂还是中成药,具有止血、收敛、清热、解毒、祛暑功效的药应凉服。

（2）注意服药时间

空腹服：具有滋补作用，特别是滋补肾阳的药物，宜空腹；利水湿药、催吐药宜清晨空腹服用。

饭前服：饭前 30～60 分钟服药，健胃药饭前服。

饭后服：饭后 15～30 分钟服药，消导药饭后服。

睡前服：具有镇静安眠、滋养阴血等作用药物，及治疗遗尿的药应在睡前 15～30 分钟服用。

（3）正确的服药次数

汤剂一般每日一剂，一日分早晚两次服用。滋补药可每日服用 2～3 次，清热解毒药可每日服用 3～4 次，发汗药可加服 2～3 次。急性病、热性病和病重病危患者，可酌情每日服用 2～3 剂，不拘时间，此类患者最好是遵医嘱服用。

11 中药伤肝伤肾吗?

中药的毒性广义是指各种药物的偏性,药物都具有某种偏性,俗话说"是药三分毒",是指对于健康人群或者不适合的人群来说,药都具有毒性,不可盲目、过多地服药。

现代研究表明,许多中药有肝脏毒性、肾脏毒性,还包括其他毒性,我们应该正确看待,最好是在医生的指导下使用,杜绝"偏方""秘方""土方"。

张先生是某国有企业的退休职工,子辈、孙辈都定居国外,他与妻子有大把的时间享受生活。早晨在广场上练练太极剑、买菜、煮饭、逛超市,偶尔打打牌、下下棋,有时候陪老伴跳跳广场舞,隔三岔五地约几个好友欣赏祖国山川美景,小日子过得悠闲惬意。街坊邻居更羡慕他们的"原生态"生活,张先生向农村亲戚借了块地,家里吃的蔬菜全是自家种的应季蔬菜,鸡、鸭、鱼、蛋、肉类都是农村集市上买的"土货",连炒菜的油都是用菜籽现榨的,去过他家做客的朋友都称赞他家的饭菜香。

有一段时间,张先生感觉没有食欲、厌油,想想可能是天气炎热导致,没引起重视,之后慢慢觉得腹胀,腹围逐渐增大,遂就诊于职工医院,查体发现腹部膨隆,移动性浊音阳性,双下肢轻度凹陷性水肿。腹部彩超提示腹腔积液,肝功示转氨酶升高,为进一步明确诊断来我院就诊,经过一系列检查,最终诊断为"肝小静脉闭塞病"。

这么陌生的疾病是怎么找到自己的呢? 在医生的询问过程中张先生终于找到答案,原来跟一种"土货"有关。半年前,张先生的亲戚送给他一些自家种的土三七,说三七可以活血化瘀,预防中风。张先生把它拿回家,打成粉末,每天早上空腹吞服 3 g,并间断服用了两个多月的时间。

医生告诉他,自家种的土三七,又称菊三七,其根与三七外形相似,具有破血散瘀、止血消肿之功,但所含的吡咯烷生物碱具有肝脏毒性,会引起门静脉高压、顽固性腹水,严重者可能出现肝衰竭。好在张先生服用的量不多,经过护肝、抗凝、补充白蛋白、利尿等治疗后,病情逐渐好转。

张先生这才明白,土三七的"土"跟自己想的纯天然的土货的"土"是不一样的。俗语说"是药三分毒",引起肝损伤的中草药包括何首乌、土三七、千里光、雷公藤、白果、斑蝥、蜈蚣等。在生活中,我们要形成对中草药有效性和安全性的正确认识,不偏信偏方、秘方、传言和广告等,更不要随意服用从不正规途径获得的中草药。另外,不应自行配药酒服用,避免人为因素造成悲剧的发生。

益母草素有"血家圣药""经产良药"之称,善活血调经,适用于女性瘀血引起的月经不调、闭经、痛经,又可祛瘀生新,用于产后瘀滞腹痛。现代药理研究表明,益母草对子宫平滑肌有明显的兴奋作用,有助于产后子宫恢复,故有"益母"之称。老中医习惯把它写成"坤草",因其作用比较平和,故可单用也可复方使用。对于没有医学知识的普通人来说,他们不会辨证用药,往往就单用,煮水喝或加入红糖熬成益母草膏,也有很好的疗效。虽然益母草功效显著,但不辨证使用,也会起到反效果。

陈女士,45岁,近半年来出现月经量增多,到医院行盆腔彩超检查提示子宫肌瘤,因其较小,医生建议暂不行手术治疗,给予口服药物治疗,嘱咐她定期复查。陈女士服药后月经恢复正常,但想到自己肚子里有个"瘤",终日提心吊胆。陈女士的同事告诉她可以用益母草煮水喝,于是她每天煮水喝、泡茶喝,恨不得每样喝的东西都把益母草加进去。有一天,陈女士发现尿呈血色,确定不是月经来潮,没有发热、腰痛、腹痛、尿频、尿急、尿痛等症状,急得她赶紧到医院就诊。尿常规见红细胞3+,白蛋白1+,肾功能示肌酐、尿素氮轻微升高,泌尿系彩超、静脉肾盂造影未见异常,医生仔细询问病史才发现,陈女士的血尿很可能与长期大量服用益母草有关。国内早有报道,益母草中生物碱成分可引起肾毒性,引起肾间质、肾小管损伤。找到了病因,停药一段时间,陈女士的相关指标逐渐恢复正常。

现代研究表明,许多中药有肝脏毒性、肾脏毒性,其中引起肝损害的中药包括何首乌、土三七、千里光、雷公藤、白果、斑蝥、蜈蚣、苍耳子、草乌、马钱子等。引起肾损害的中药包括雷公藤、汉防己、关木通、泽泻、细辛、厚朴、草乌、斑蝥、蜈蚣等。从药理层面上讲中药确实"伤肝伤肾",但从上面两个例子看来,"伤肝伤肾"并非中药本身而是人为因素导致。其实中药除了肝毒性、肾毒性,还有其他毒性,我们应该正确看待中药的毒性与药性。

中药的毒性广义是指各种药物的偏性,药物都具有某种偏性,俗话说"是药三分毒",是指对于健康人群或者不适合的人群来说,药都具有毒性,不可盲目、过多地服药。狭义是指药物对人体的伤害性,根据其毒性大小分为大毒、有毒、小毒,对于这些药物的使用须非常谨慎。影响中药毒性的因素包括:剂量的大小,比如说益母草,狭义的来讲是无毒的,陈女士服用后出现肾功能损害,原因在于她长期、单味、大剂量服用此药。《中华人民共和国药典》规定,益母草的用量9～30 g,鲜品为12～40 g;药材的品种,如三七是无毒的,张先生误把有毒的土三七当三七服用,就引起了肝脏毒性。再如将东北马兜铃的藤茎关木通当成木通使用,因其含马兜铃酸,可导致肾小管坏死,引起急性肾衰竭;药材的质量、炮制的方法、配伍都可对人体产生一定的影响。中药通过合理的配伍可使原有的毒性减轻,若配伍不当又可引起毒性增强,如中药配伍禁忌中的"十八反"和"十九畏"。

作为热爱传统医学的患者,在日常生活中如何避免中药的伤害呢? 最好的办法就是在医生的指导下使用,杜绝"偏方""秘方""土方";从正规途径购买中药;在服药过程中若出现不适,应立即到医院就诊;定期到医院监测安全性指标。

12　吃了中药,其他抗癌药都不用吃了吗?

----------------------------- · -----------------------------

中医从不排斥任何有效的治疗手段,配合现代医学治疗手段,可提高患者防御能力,减轻手术、放疗、化疗等引起的副反应,提高生存质量,巩固和加强肿瘤的治疗效果,起到取长补短、增效减毒的作用。

肿瘤的治疗我们提倡多学科综合治疗,中医从不排斥任何有效的治疗手段,单纯依靠中医中药也是不可取的,我们提倡中医与现代医学结合,提倡中医的早介入,配合现代医学治疗手段,取长补短、增效减毒。

杨女士1年前行胸部CT检查发现肺部肿块,医生高度怀疑肺癌可能,常规需要进一步行肺穿刺、纤维支气管镜明确肿块性质,但她就很幸运,简单的一口痰液就找到了癌细胞,确诊为"肺癌",痰液进一步送检基因检测,更幸运的是检测出可以服用靶向药物,她便在医生的指导下开始服用靶向药物。服药期间,杨女士出现皮疹,双手指麻木、疼痛,逐渐加重,严重影响生活质量。经病友介绍,杨女士来我科就诊,医生考虑她的病证是由靶向药物引起的手足综合征,予清热凉血,活血祛瘀,疏经通络等中药水煎泡洗手足,同时予口服中药健脾益气,解毒抗癌,配合饮食、运动、心理等指导,杨女士感觉上述症状明显减轻,焦虑不安的心情也逐渐平复,对中医药逐渐产生好感,于是长期坚持口服中药治疗。对比中药,杨女士觉得靶向药物副反应较大,而且价格昂贵,希望通过中医中药控制病情,于是自作主张停止服用靶向药物,继续坚持口服中药。1月前,杨女士出现胸痛,自觉走路累、气短,我院复查胸部CT发现肿块较之前明显增大,肋骨发现转移病灶,医生考虑肿瘤进展并出现骨转移,杨女士后悔不已,在医生的开导下参加肺癌多学科联合会诊,并接受包括中药在内的综合治疗。

肿瘤的治疗我们提倡多学科综合治疗,即根据患者的具体情况有计划、合理地运用多学科有效的治疗手段,以消除或控制肿瘤,最大限度地改善生存质量。临床上应用手术、化疗、放疗、靶向治疗等方式,往往对患者正常组织器官和功能造成损害,很多时候过度关注"肿瘤"的大小,而忽视了生长肿瘤的人,片面追求提高肿瘤患者生存率,忽略了生存质量,以致许多患者因不能耐受肿瘤治疗带来的副反应而终止治疗。

中医药可配合现代医学治疗手段,提高患者防御能力,减轻手术、放疗、化疗等引起的副反应,提高生存质量,巩固和加强肿瘤的治疗效果,起到取长补短、增效减毒的作用。像杨女士这样,在可以靶向药物治疗的情况下放弃治疗,单纯依靠中医中药是不可取的。如果杨女士在最开始服用靶向药物时即配合中医治疗,减轻副反应,很可能不会出现自行停药以致肿瘤进展的情况。

13　偏方可不可信?

对肿瘤治疗的高昂医药费用担忧,对放化疗的不良反应的恐惧,以及盲目听信网络传闻都可能导致老百姓对偏方的追捧。

偏方治疗肿瘤的传言由来已久,在信息化发达的今天更是随处可见,大家只要在网络上搜索"抗癌偏方",就可能有成百上千的文章映入眼帘,让人目不暇接,难辨真假。其实偏方产生有其历史性原因,更有现实的情况。

有些偏方的确是老百姓在抗癌的过程中自己摸索出来的,对肿瘤有一定治疗作用,且经过专家论证有医疗价值的方子;而另外一部分偏方则缺乏现代科学研究依据,服用以后不但对疾病没有疗效,可能还会对身体造成伤害。所以,建议大家谨慎选择偏方,辨证看待。下面我给大家举几个例子,一起探讨一下偏方这个问题。

张大爷,男,65岁,因反复上腹部隐痛入院治疗。完善相关检查后诊断为原发性肝癌,伴肝内多处转移。经过谨慎讨论后,医生建议张大爷行局部介入治疗,配合全身抗肿瘤治疗。但在得知癌症已是晚期,治疗费用巨大,且没有完全治愈可能的时候,张大爷决定出院,放弃治疗。

没有过多久,张大爷因为呕血、黑便再次急诊入院。医生以为患者是因病情进展恶化导致出血,可再进一步追问病史,让人啼笑皆非,张大爷回家后从老乡那里得知了一个治癌的"祖传秘方"——生蟾蜍泡白酒,因为老乡说得言之凿凿,张大爷便深信不疑。

开始张大爷每天只是饮入少许泡酒,不胜酒力的他已面红耳赤,胃脘不适,可为了治病,他也是顾不得其他,每日三餐必喝,并逐日加大饮酒量,不到1周时间,他再次来到医院。偏方不但没有治好张大爷的病,还重重地把张大爷往鬼门关踹了一脚。

蟾蜍的确具有抗肿瘤的作用,但是未经炮制加工的蟾蜍不但不会发挥抗癌功效,还会对人体肝肾等功能造成严重的负面影响,甚至会危及生命。

当然,也有服用偏方后收获正面效果的病例。小周是一名刚毕业的硕士研究生,在一家公司从事产品开发业务。由于长期的饮食不规律、熬夜加班、精神压力等原因,小周经常出现上腹部隐痛,最近一段时间疼痛频率加重,并且时间加长和出现恶心、呕吐、解黑大便的症状,小周随后到医院作了相关检查,确诊为早期胃癌,在医生的建议下,行胃大部切除术。

度过最初的禁食期后,医生建议小周可以开始进食营养物质补充能量促进康复,但小周却感到食欲差,闻到油荤食物就恶心,吃什么东西都没有胃口。由于进食差,小周身体一天天消瘦,他的母亲看见这种情况十分焦急,不但为儿子这么年轻就身患绝症而难过,更担心自己儿子熬不过术后恢复期。

一个偶然的机会,小周妈妈在电视上看见一个养胃的偏方,她便照着方子将粳米、糯米、莲子、白果仁、鸽子肉熬制成粥给小周喝。在母亲的精心照料下,小周很快就康复出院了。

小周妈妈选取的养胃方中,白果品味甘美,营养丰富,含有多种微量元素,更能祛除肉类食物的油腻感,配以糯米莲子增强养胃功效,再加上营养价值极高的鸽子肉综合搭配,实为开胃健脾的食补良方。

不难看出,不少人对肿瘤治疗的高昂医药费用担忧,对放化疗的不良反应的恐惧,以及盲目听信网络传闻都可能导致老百姓对偏方的追捧。怎样正确看待和利用偏方?笔者以为"兼听则明,偏听则暗"。任何偏方最好经过医学专家的认可,并结合自己的实际情况选用才能发挥应有的功效。

14 如何看待中药"以毒攻毒"？

----------------------------- · -----------------------------

癌症是一个全身性的疾病，不能单一地针对局部病灶进行治疗。肿瘤的发病与许多因素有关，它的形成是一个复杂的过程，治疗上，应该是在综合治疗中加入"以毒攻毒"药物或在某个治疗阶段使用"以毒攻毒"的药物，而非单一地运用"以毒攻毒"的疗法就可以取得疗效。

刘女士不幸患上卵巢癌，5 年来她经历了手术，放疗，化疗，复发后再手术，再化疗，化疗后进展再化疗，反复住院 20 余次，花费 10 余万元，痛苦的求医历程令她身心俱疲，对现代医学的治疗手段早已厌烦。前不久，她到医院复查核磁共振发现肿瘤又长大了，前一次化疗引起的严重恶心、呕吐、疲乏，至今还历历在目，痛苦的过程好不容易熬过来了，盼来的结果居然是病情进展，刘女士绝望了。

有一天，一位病友告诉她，她从一位老中医口中得知肿瘤也是"毒"，中药处方中经常会出现蜈蚣、全蝎之类的毒虫，正是人们常说的"以毒攻毒"。于是她开始自救，每天晚上，她的丈夫都会到江边去捉蟾蜍，它就是人们常说的癞蛤蟆。家属将蟾蜍的皮扒下来敷在刘女士的肚子上。同时，将它的汁液收集起来，装入胶囊中，并让刘女士吞服，一开始出现腹泻、腹部皮肤瘙痒、皮疹等症状，刘女士觉得出现这些副反应恰好证明了它们是有效果的，于是咬牙坚持，那些副反应也就慢慢消失了。

两个月之后，刘女士发现自己的肚子逐渐鼓了起来，逐渐出现腹胀，进食后加重；而且气喘，频繁呃逆，肚子紧绷绷，像要裂开似的，平躺后感觉快要窒息了。在家人的劝说下，她再次来到医院，腹部彩超提示大量腹水，经过腹腔穿刺抽液，刘女士的症状逐渐缓解，复查核磁共振发现肿瘤又长大了，而且在腹水中还找到了癌细胞，她又一次感到自己的坚持是白费了。后来，有病友给她介绍了中医"六位一体"肿瘤全程管理模式，她满怀期望地来到我科就诊。请多学科专家联合会诊后，建议她换用其他方案继续化疗。

不过,此次化疗期间,中医师同时给予电针、灸法预防化疗药物引起的消化道反应,化疗后予以中药口服减轻疲乏、食欲差等副反应,给予攻癌利水方外敷腹部控制腹水,同时给予运动、饮食、音乐指导以达到减轻或缓解不适症状,增强机体免疫功能,让刘女士能舒适无痛地进行化疗的目的。刘女士告诉医护人员,这是她化疗生涯中最轻松的一次。两次化疗后复查核磁共振肿瘤没有继续长大,她对自己的治疗又重拾信心,目前她已经接受了5次化疗,仍乐观向上地生活着。

中医认为,邪毒是肿瘤发生的重要病理因素,凡对人体有害的物质均称为毒,包括外来的毒邪和内生毒邪,外来之毒包括环境污染、病毒感染、烟草、化学毒物等,内生毒邪即由各种病因在人体内形成的病理产物的总称。

毒按阴阳属性可分为火热毒邪和阴寒之毒。热毒壅阻于脏腑经络,日久结聚成肿瘤,故治疗当清热解毒,现代药理研究也证实,如半枝莲、白花蛇舌草等清热解毒类的中药的确具有较好的抗肿瘤作用。此外,阴寒之毒可使局部气滞血瘀痰凝,日久形成有形的癌肿,因其为阴邪,多用辛温大热且性峻力猛有毒之品如斑蝥、蟾蜍、蜈蚣、全蝎等"以毒攻毒",攻顽除坚。现代药理研究表明,这些药大多具有抗癌作用。然而,癌症是一个全身性的疾病,不能单一地针对局部病灶进行治疗。肿瘤的发病与许多因素有关,它的形成是一个复杂的过程,治疗上,应该是在综合治疗中加入"以毒攻毒"的药物或在某个治疗阶段使用"以毒攻毒"的药物,而非单一地运用"以毒攻毒"的疗法就可以取得疗效。

蟾蜍确实是"以毒攻毒"的好药,但像刘女士一样,只是一味地攻毒,没有考虑到其他致病因素,更没有固护人体的正气,不仅不会起到治疗肿瘤的作用,还会起到反作用。在肿瘤的治疗中,在运用化疗药物攻癌的同时辅以中药、电针、灸法扶正培本,加上运动、饮食、音乐指导,综合的治疗不仅可以控制病情,还可以大大提高生活质量。

15   我和他是同样的病,他的方子我可以用吗?

---------------------------- · ----------------------------

病友们会经常交流彼此的病情、吃的什么药、吃了药有什么感受等情况,在交流的过程中就会有这样的疑问:患的是同一种癌,连分期都一样,那对方吃的有效的中药处方,自己是不是也可以用? 当然,这个答案是否定的。

经常会有一些患者,在住院或门诊就诊时,碰到"老熟人"。那是因为肿瘤的治疗需要一个长期的过程,特别是在康复期运用中医药进行治疗,周期会很长,一来二去,就会遇到很多熟悉的面孔,渐渐地就成了病友。有时候病友说的话或许比医生护士说的还管用,因为他们认为病友也是生病了的人,懂得生病后的痛苦,可以感同身受。

病友们会经常交流彼此的病情、吃的什么药、吃了药有什么感受等情况,在交流的过程中就会有这样的疑问:患的是同一种癌,连分期都一样,那对方吃的有效的中药处方,自己是不是也可以用? 当然,这个答案是否定的。

中医讲究辨证论治,不同人的辨证、体质、症状、疾病所处的阶段、治疗所处的阶段、下一步的治疗方案等情况都不一定相同,如果仅仅以诊断相同就武断地认为用药也相同,这是非常错误的。请看下面的真实病例。

周大姐是一个非常开朗热情的人,但很不幸在 40 岁那年诊断患了乳腺癌,坚持口服中药已 3 年之久,在积极治疗后,她的病情得到控制。周大姐性格开朗,即使患癌也总是笑呵呵的,乐观开朗的她丝毫没有被疾病所困扰,依然拥有一副热心肠,是病友的开心果。

周大姐到门诊就诊,正在和病友们边聊天边候诊的时候,来了一位面带愁容的老大爷在诊室门口张望。大家议论着可能是他或者他的家人生病了,慕名来找中医师看病的。

周大姐热心地问:"大爷,您是来看中医的吗? 挂到号了吗?"大爷看见大家都很热心，就说明了来意，原来不是大爷生病了，是大爷的女儿黄女士体检查出了乳腺癌，女儿难以接受这个晴天霹雳，整日郁郁寡欢，以泪洗面，也不去医院治疗，大爷实在是没办法了，想找中医开个方子抓点中药给女儿吃，这样一直拖着也不是办法呀！

周大姐听大爷说完，信心满满地说："大爷，您看不出来我也是乳腺癌吧？从发病到现在已经5年多了，您看我不是还好好的吗？而且我每天该干什么就干什么，丝毫没有什么不舒服的。"大爷一听这个面色红润丝毫没有病气的人也是乳腺癌，急忙问了她的一些情况，原来周大姐和他女儿得的是一样的病，都是乳腺癌，连病灶位置分期都是一样的，大爷的女儿还比周大姐年轻好几岁。

大爷像中了彩票一样高兴，连忙向周大姐要了联系方式，还把周大姐吃的什么药、开的什么中药处方都问了个清楚。医生建议大爷把女儿带来看诊，并把一些检查报告带齐，像大爷女儿这样的情况，医生建议中西医结合治疗，不能单纯地只进行中医治疗，该手术的还是得手术，该放化疗就放化疗，中西医学结合治疗效果很乐观。

可是事与愿违，大爷并没有说服女儿到医院就诊，心疼女儿的大爷就照着周大姐的中药方子抓了中药给女儿吃，吃了一段时间后，女儿便出现了严重的不适症状。大爷和女婿好说歹说，终于把黄女士带到医院就诊。

医生详细了解了黄女士的病情后，为患者望闻问切，并解释她为什么会出现这么多不适症状。原来大爷的女儿由于骤然得病，难以接受，郁郁寡欢，也不知排解，有很严重的肝气郁结症状，本应该服用柴胡等疏肝解郁的中药，而患者服用了周大姐的处方。周大姐属于康复期，用药方向偏重于补气扶正，黄女士未进行辨证施药，服用此方后反而出现了腹胀等症状。

医生为黄女士开具了对症的药方，还解释道："每个人情况不同，切不可盲目服用别人的处方，否则会造成严重的后果！"黄女士调理了一段时间后，渐渐好转起来，心情也不那么郁闷了，后来还听取了中医师的建议，积极接受了现代医学的一些治疗，如手术、内分泌治疗等，同时长期口服中药，现病情稳定，一般情况良好。

临床上还有许多这样的案例，有的还付出了惨痛的代价。所以，不能盲目自行采用别人的中药处方，一定要找专业的中医师开具最适合你自己的中药处方。中医讲究辨证施治，表面上看起来一样的症状，但实际上病因病机可能不同，治疗的方剂也可能不同。

16　熬药应注意什么?

———————————————————　·　———————————————————

如果熬药方法错误,不仅会导致药效减弱,甚至全无,还有可能存在很多潜在危险。煎煮中药时要禁用铁、铜、锡、铝等容器,因为这些容器的金属活性较强,化学性质不稳定,在煎煮过程中易与药物发生化学反应。

作为中医科的医护人员,听患者问得最多的问题就是"中药要怎么熬? 有没有特殊要求?"而且很多患者说起吃中药,感觉头痛的不是吃药,而是熬中药,觉得熬药很麻烦。有一次两个患者在讨论,一个患者对另一个患者说:"我上次开了 15 天的中药,拿回家自己熬的,一服一服的中药熬,太麻烦,我 5 服中药一起熬,拿一个烧水的大铝锅,熬好了倒出来,用大壶装着,可以吃 5 天,还是比较省事。"笔者听到她说还比较省事,给她解释道:"你倒是省事了,可是你有没有想过这样会影响你的治疗疗效,你花钱来看病,如果因为你熬药不规范导致你用药效果不好,你岂不是得不偿失!"

这样的患者不是特例,熬制中药应该注意哪些问题? 这不仅是患者十分关心的问题,也是医护人员用药需要重要交代的环节。如果熬药方法错误,不仅会导致药效减弱,甚至全无,还有可能存在很多潜在危险。下面我们就来讲讲熬制中药应该注意哪些问题。

(1)首先要选好熬药的锅

选好煎药工具是煎药的首要环节。煎煮中药要禁用铁、铜、锡、铝等容器,因为这些容器的金属活性较强,化学性质不稳定,在煎煮过程中易与药物发生化学反应,比如:与鞣质类的成分可生成鞣酸铁,使药液的颜色加深;与有机酸类成分可生成盐类等,将直接影响汤剂的质量,轻则使药物中的某些有效成分发生沉淀,使药物有效含量降低,重则生成对人体有害的物质,产生毒性。

那么,熬药到底应用什么锅? 砂锅、瓦罐和陶瓷罐较佳,此类容器材质稳定,在煎煮的过程中不易与药物成分发生化学反应,而且受热均匀,导热性能缓和,是较为理想的熬药容器。另外搪瓷、不锈钢和玻璃器皿也可用来熬药。

(2)其次讲讲熬药用的水

说起熬药要用什么水? 有的患者说:"自来水没有过滤干净,不好,我们家熬中药都是专门买的矿泉水。"有的患者说:"为了节省时间,我们都是用的烧开的自来水熬药。"有一次还有一位患者说:"我熬药的时候看电视忘了时间,等我想起的时候,水已经熬干了,我又加点水继续熬。"真的是什么熬药问题都有,五花八门。那么我们熬药到底要用什么水? 又该怎么注意水量呢?

熬药用水以水质洁净、矿物质少为原则,一般用井水、自来水、蒸馏水或纯净水即可,不需要专门买含矿物质高的矿泉水来熬药。还有熬药必须用凉水或凉开水,禁止使用开水煎药。因为大多数中药是植物药,药物的外层组织细胞如果骤然受热,会立即紧缩、凝固,蛋白质在细胞壁上形成一层不可逆的变性层,使组织内部的药物成分难以析出,影响药物有效成分的利用。

熬药水量应根据药物的性质、药量、吸水程度和熬药时间而定。一般汤剂熬两次,其中70% ~80%的有效成分已析出,第三、第四煎中只剩下20% ~30% ,所以大多数中药熬两次即可。

一般而言,第一次的加水量以水超过药物表面2~3 cm为准;第二次的加水量以水浸过药物表面即可。如果是熬煮花、叶、全草类药物,加水量要适当增多一些;熬煮矿物类、贝壳类药物时,加水量可稍减。

特别要注意熬药时应一次将水加足,避免在熬药过程中频频加水,如果不小心将药煎糊了,应该将这次的中药不要,不可以加水再熬后服用。

(3)再说说"泡一泡"

有的患者觉得熬中药不需要浸泡,直接就加水熬就行了。有的患者觉得要浸泡,而且要泡久点才好。到底哪个说得对? 下面来给大家说一说。

中药熬制前肯定是要"泡一泡"的,因为浸泡既可以将药物的有效成分充分溶解析出,又可以缩短熬药的时间,避免因熬药时间过长导致药物部分有效成分破坏过多。

浸泡药物的水用常温水,忌用沸水。一般复方汤剂浸泡30~60分钟;以花、叶、草类等药材为主的方剂浸泡20~30分钟;以根、茎、种子、果实类等药材为主的方剂浸泡60分钟。但浸泡时间也不是越久越好,过久会导致药物酶解或霉变。

需要提醒大家的是,熬药前不可以用水洗药,因为某些中药成分中的糖和苷类易溶于水中,用水洗药会丧失一部分有效成分从而降低药效。

(4)接下来聊一聊熬药火候和时间

熬药火候一般以"先武后文"为原则,"先武"是指在煎药开始的时候用大火,"后文"指的是大火烧至水沸后再改用小火,并保持在微沸状态,这样既可减慢水分的蒸发,又有利于有效成分的煎出。

药物有可以久煮的,也有不可以久煮的;有久煮方能煎出药效的,也有久煮反而降低药效的。因此,把握好药物的煎熬时间极为重要,煎熬时间主要根据药物和疾病的性质而定。煎药时间从水沸时开始计算:一般药物一煎需 20~30 分钟,二煎需 10~20 分钟;解表、芳香类药物,一煎需 15~20 分钟,二煎需 10~15 分钟;受热易变性的药物,如钩藤、大黄等,应待其他药物煎好前 5~10 分钟加入;滋补类药物,一煎 40~50 分钟,二煎 30~40 分钟;有毒性的药物,如附子、乌头等需久煎,为 60~90 分钟。

(5)要注意几种特殊的熬药方法

有些药材因性质、成分特殊,煎煮时需要进行特殊处理。

先煎是指为增加药物的溶解度,降低药物毒性,充分发挥疗效,将有些特殊的药物煎煮一定时间后再下其他中药的煎煮方法。哪些属于先煎的药物?

①矿石、贝壳、角甲类先煎 30 分钟,如生石膏、代赭石、牡蛎、珍珠母、蛤壳、龟甲、鳖甲、龙骨、水牛角、磁石、赤石脂、瓦楞子、石决明、自然铜、鹿角霜、穿山甲等。

②需先煎 1 小时的有毒药物有白附片、白附子、商陆、木鳖子、天南星等。

③需先煎 2 小时的有毒药物有制川乌、制草乌等。

④有小毒的饮片,根据医生开具剂量决定先煎时间。需医生明确注释"先煎",同时交代先煎时间。例如,法半夏 30~50 g 先煎 30 分钟,50~100 g 先煎 1 小时。

后下是指为了减少挥发油的损耗,使有效成分免于分解破坏,中药汤剂煎好前 5~10 分钟才将特定的药物加入。常见后下的药物包括薄荷、豆蔻、砂仁、檀香、青蒿、大黄、番泻叶、钩藤等。

包煎是指带有绒毛或质地轻、体积小的颗粒种子,以及易粘、易被煎煳的药物,如蒲黄、青黛、海金沙等。绒毛在药汁中不易被去除,服下后易刺激咽喉的药物,如旋覆花、枇杷叶等。还有质地轻的种子容易浮在水面上,药汁沸腾时容易溢出锅外,所以最好是包煎。

烊化是指此类药物属于胶质类或黏性大且易溶,只要将其加热溶化加入刚煎好的去渣药液中即可,如阿胶、鹿角胶、龟板胶、鳖甲胶等。

另煎后兑入多指一些比较贵重的药物,如人参、西洋参、红参、羚羊角片等,若是和众多药物一起混煎后将药渣弃去,容易造成浪费,因此可先将此类药物熬制成药汁,再与熬好的药汁兑服。

17　生病了要多吃补药吗?

————————————————————— · —————————————————————

　　中医强调,进补原则是"虚则补之"。中药养生,重点是体质虚弱的患者需要进补,对于无病也不虚的人,完全没必要使用药物。而虚证又分阴虚、阳虚、气虚、血虚等,对症服药才能补益身体,"缺什么,补什么"才能事半功倍。

　　孙姐,女,46 岁。2018 年 12 月,孙姐发现左乳包块,被确诊为乳腺癌Ⅰ期。医生在给孙姐完善检查后,给她实施了保乳手术。手术很成功,孙姐乳腺癌标志物 CA15-3 趋于正常。孙姐的同事及朋友听说她病了,纷纷带着鲜花及各种营养品来探望她。她的朋友拿出两罐蜂蜜对她说:"孙姐,你刚做手术,身体很虚。我们给你买了点蜂蜜。别人都说女人吃蜂蜜好,既能补身体,还有养颜美容的效果。"孙姐按朋友们的建议,每天早上都要吃一勺蜂蜜。术后 3 个月,孙姐到医院复查,情况并不乐观,乳腺癌标志物 CA15-3 比出院时增高很多,雌激素异常。医生了解到孙姐吃蜂蜜的情况,嘱咐她,"千万不要吃含有雌激素食品和药物,如蜂蜜等,也不要使用含雌激素的化妆品。"孙姐感到疑惑,自己生病了多吃点补品,难道不对吗?

　　我国大多数人都有补益身体的习惯,补益已然成为一种"时尚",可是补药真的可以随意使用吗?

　　小钱的舅舅因高血压引起身体不适在医院住院治疗。周末小钱全家决定到医院去看望舅舅,但小钱父母在为舅舅买什么慰问品的问题上闹得不愉快。钱妈妈认为,舅舅生病了,可以买点人参、鹿茸等补药,让舅舅补补身体,但钱爸爸却不同意。

　　钱妈妈很不高兴,数落钱爸爸:"我哥哥生病,买点人参补品,你都嫌贵。你怎么连亲情都不要了?"

　　钱爸爸很委屈地说:"我不是嫌人参贵了舍不得,而是因为哥哥现在这种情况可不可以吃人参,我们都不清楚。你这样买去,万一他不能吃人参,那不就浪费了。

我们先到医院咨询医生,医生认为他可以吃人参,我们再买。"钱妈妈这才勉强同意不买补品。一行人来到医院,医生了解情况后,说"你们幸好没有买人参给他吃。他现在的病情是忌服用人参之类的补品的。人参服用不当会导致烦躁不安、过度兴奋、血压升高,严重的还会引起鼻孔流血的症状。人参对他来说,不是补药,而是毒药。"

有人认为补药具有"有病治病""无病防病"的功效,这种观点是错误的。事实上,只有虚证患者适合服用补药,实证患者用补药就会弄巧成拙。中医认为,身体不适或者是虚弱,可以适当地选择进补,能帮助人们及时缓解病痛,有益于促进身体健康,提高身体免疫力。所以,人们在选择补药的时候,首先要找专业的中医师进行辨证,了解自己可不可以进补。再根据自身情况辨证选择适宜的补药,这样才能达到进补的目的。相反,患者自己盲目使用中药进补,结果是有可能不仅没能治好病,还有可能加大对身体的伤害。也就是说,不辨证论治,乱吃补药,有弊无利。

有人认为,补药如果用量小可能没有效果,要用大量的补药才能更快地解决身体状况。服用补药,真的是用量越多越好吗?并非这样,凡事都要有个度,进补也是如此。实际上,服用补药并非越多越好。大部分的补药即使没有什么毒性,但是药物总会有偏差,过量服用也会出现不良反应。"用药各定其量",服用补药也需要适量。同一种补药,服用越多,作用越强,但如果超过身体的承受能力后,药效不但不会增加,反而会产生相反的效果,进而变成有毒物质,引起中毒症状。如补气壮阳的药物进补过量,会导致体内火气变大,增加热性,会损伤到阴液。如人参吃得太多,有可能会出现头胀、头痛以及腹胀等情况;鹿茸吃得太多,会出现燥热、流鼻血的情况。再如,滋阴补血药物食用太多,会伤害到阳气。例如阿胶、龟胶服用过多,会出现腹胀、饮食不振等症状。

中医强调,进补原则是"虚则补之"。体质虚弱的患者需要进补,对于无病也不虚的人,完全没必要进补。虚证又分阴虚、阳虚、气虚、血虚等,对症服药才能补益身体,"缺什么,补什么"才能事半功倍。认为"多吃补药,有病治病,无病强身"是不科学的,进补更不是滋补药的随意叠加。所以,我们建议患者应先到正规的医院找专业的中医师就诊,了解自己需不需要进补,再根据自己的体质进行适宜的进补,切不可盲目进补。

18　想进补,该选择药补还是食补?

------------------------- · -------------------------

　　食补和药补有很大的不同。食物的作用缓和、不良反应小,具有"四气""五味"归经的特性,"有病治病,无病强身"是食补的显著特点。每种补药的功效、性质以及适应证均不同,因此对于补药的选择,一定要在先了解补药的功效、性质等情况后,再结合自身症状,选择适宜的补药,才能保证进补有效果,从而达到进补的目的。

　　药补和食补是比较常见的进补方式,中医的药补有很多方式,比如汤剂、膏方等。在人们越来越重视健康的今天,很多人开始用中药来进补。但俗话说"是药三分毒",怎样用好补药其实是一个很复杂的问题。

　　我国目前不规范使用中药的现象比较常见。部分人认为中药药性平和,无毒副反应,能够起到有病治病、无病养身的功效。这种认识不科学,中药进补也需讲究方法,不能乱用、滥用,不然患者既花费了钱,又会造成对身体的伤害。人们不合理地使用中药进补,结果往往是适得其反。滋补中药,用在需要的人身上就是补品,用在不需要的人身上就是"毒药"。所以中医有一句古话:"人参杀人无过",明确指出人参吃多了一样可以"杀人"。

　　中医理论认为,中药是具有偏性的。在临床上,医师利用中药的偏性来纠正身体的偏性,从而达到阴阳虚实平衡。如果患者在吃补药时,引起身体不适,那证明进补是补偏了。我们以人参为例,人参具有很好的补气功效,能够很好地补虚养气,但是如果给年轻人吃,常常会造成流鼻血等不适症状。

　　中医讲究阴阳平衡,人体既有不足的一面,需要补;也有亢盛的一面,需要进行抑制调节。如果补得太过,就可能会产生疾病。生活中,人们往往滥用补药。那么,乱吃补药进补对身体有什么危害呢?

　　中医讲究"虚则补之",强调个体差异等进补原则。值得注意的是,虚弱的体质并不一定会因为进补而好转。无论食补、药补都要通过脾胃的吸收才能到达全身,发挥作用,如果脾胃虚弱,运化无力,就会导致虚不受补。

补药并非人人适宜,不该补的补了,反而会增加机体的代谢负担。体质过虚的患者切忌随意大补,否则"虚不受补",反而会补出乱子来。燥热内盛、肝阳上亢的老年人,如果大补则会使内热更盛,引起黏膜微血管出血、咽喉肿痛、肠燥便秘、头痛目赤等症状。患有湿热实证的老年人,如舌苔厚腻、面部浮肿或患有高血压、高脂血症等疾病,不可服用参茸类滋补药品。另外,老年人在服用滋补药品时,如患有感冒、发热、腹泻或胃肠不适,则应暂停服用,待病愈之后继续服用。

所以,滋补药并不是万能的,切记不可盲目地进补。不然不仅起不到滋补的作用,反而会损害健康,滋补药也会变成"毒药"。专家建议,补药应该由中医师辨证用药。进补首先要看体质状况,再对症下药,气虚补气、血虚补血。其次,根据体虚状况,来确诊是大补还是小补,是猛补还是缓补。对症用药,才能达到进补的目的。

虚证患者需要进补,但进补就一定需要药物来调理吗?其实不然!"药食同源"理论说明,食物既可以充饥还可以补养身体。俗话说:"药补不如食补。"何为食补?简单来说,就是利用饮食来达到补益身体的目的。即利用食物来影响机体各方面的功能,使其获得健康或治病防病的一种养生方法。

食补和药补有很大的不同,"有病治病,无病强身"是食补的显著特点。食物也具有"四气""五味""归经"的特性,但食物功效温和、不良反应小。简单来讲就是,食物利用自身独特性,有针对性地用于某些病证,从而达到调整机体的阴阳平衡,参与治疗或辅助治疗。所以,食补有助于疾病的治疗和身心的康复。需要知道的是,食物毕竟不是药物,不能将它作为治疗疾病的主要手段。食物主要成分是人体必需的各种营养物质,主要作用是补充人体不断耗费的阴阳气血,协同治疗疾病。名医张锡纯在《医学衷中参西录》中提出"患者服之,不但疗病,并可充饥,不但充饥,更可适口,用之对症,病自渐愈,即不对症,亦无他患"。这为食疗奠定了理论基础。食补主要是针对长期熬夜、精神压力大、睡眠质量不好等亚健康人群,其次是患者,可协同药物或其他治疗措施参与治疗,所以食补比药补的适应范围更广。

食补不仅能达到保健强身、防治疾病的目的,而且还能给人感官上、精神上的享受,使人在享受食物美味的同时,不知不觉达到防病治病的目的。食补与通过服用苦口的药物相比迥然不同,它不像药物那样易于使人厌服而难以坚持,人们乐于接受,能长期运用,自觉坚持,对于慢性疾病的调理治疗尤为适宜。另外,食补在剂型、剂量上不像药物那样有严格的规定,不能擅自调整更换,它可以根据患者自己的习惯、口味进行不同的烹调与加工,使之色香味美,让人在享受美食美味时就达到治疗的目的。

如何食补? 食补主要根据个人体质、季节、病情等具体情况进行。也就是根据不同的人群、不同的年龄、不同的体质、不同的疾病,在不同的季节选取具有一定保健作用或治疗作用的食物进行食物进补和食物疗法。同时,要注意饮食禁忌,通过科学合理地搭配和烹调加工,做成具有色、香、味、形、气、养的美味食品。这些食物既是美味佳肴,又能起到养生保健、防病治病的作用,进而达到吃出健康、延年益寿的目的。

19　补药是不是越贵越好?

补药不在于昂贵,而在于适宜。补药用不对有两种后果,一是用了不少补药但没有效果;二是补益不对适得其反。

肿瘤患者该吃补药吗? 吃得越多越好吗? 这些问题,也是肿瘤患者问得非常多的。许多患者认为自己得了肿瘤,那身体肯定是很虚弱的,就一定要吃补药。

68 岁的张大爷前不久被查出了肺癌,目前处于手术后休养阶段。原单位同事得知后特别登门送去了一盒灵芝。"灵芝平时我都没吃过,这么昂贵的补药肯定对我身体很好。"张大爷认为补药越贵越好。张大爷这种观点对吗?

前面我们讲到,人身体不适或者是虚弱时,可以适当地选择进补。补药能帮助人们及时缓解病痛,有益于促进健康,提高身体免疫力。有些患者认为补药用得越多越好,药越贵就会越好,什么药贵就吃什么。于是他们选择各种各样的所谓的名贵中药,比如鹿茸、虫草、西洋参、高丽参等药物,或泡水,或泡酒来进补。他们在用药的时候会首先看药价,认为药价高的药比药价低的药疗效要好些。其实这种观念是非常错误的! 补药品种众多,中药大致分为:补气的、补血的、补阴的和补阳的。患者一定要在中医师的辨证论治下进行药补,不能自己随意使用补药,也绝不能有补药越贵越好、越贵越有效、用得越多越好的想法。

中医认为药物只要运用得当,即便是大黄也可以当补药,补药应用不当,人参亦为毒草,前面讲到的"钱舅舅"就是这样的例子。药物相合才能补而有效,用药效果与药物价格没有丝毫关系。只要能够对症,价廉的补药就是优质补药;药症不合,即使是天价的补药,也是劣药。清代名医余听鸿曾说过:"见病不可乱补,一日误补,十日不复,服药者可不慎乎?"意思是遇见疾病不能乱用补药,一日用错补药,十天都难以恢复,用药的人需谨慎。进补并不在于药物的贵贱,只要对症下药,像黄芪、当归、枸杞子、核桃仁等,同样能达到良好的效果。例如脸色暗黄,长时间处于空调房,气血不足的人群,可采用黄芪和当归一起泡茶喝补血补气;需要补血的人群,可多吃点价格便宜的当归、阿胶或核桃粉,同样有效。

有研究指出,黄芪具有刺激免疫系统的功能,还可以通过增加氧气的摄取,来缓解运动员的疲劳感。西洋参能改善癌症疲乏感,提高生活质量。黄芪和西洋参在改善癌症疲乏感与提高生活质量的功效上相差无几,但西洋参的药价比黄芪高许多。

一个冬日的午后,喜欢打麻将的李大爷来医院就诊。他在护士的指引下来到了诊室,此时的医生正在为患者问诊。见此情形,李大爷没有去敲门,而是耐心地站在诊室门口等待。过了一会儿,医生送走了患者,李大爷赶忙进去对医生说:"医生,我听打麻将的牌友们说,越贵的药材治疗效果越好。我最近因为头晕不舒服,好久都没打牌了,我想你帮我配点贵的补药来治疗一下。"医生为李大爷望闻问切后,严肃并认真地对他说道:"你牌友这种说法是不对的,中药的治疗原则,不是价格越贵的补药效果就越好,而是选择适合自己的补药,才能达到治疗的效果。"

"水能载舟,亦能覆舟",其实补药也是如此,它既能"救人"又能"害人"。补药不在于昂贵,而在于适宜。中医讲究辨证诊治。医生在为患者开处方的时候,会根据患者的具体病情,再结合患者的体质辨证,来选用适当的补药配制,以达到治疗调理的目的。若是在还未了解患者疾病的情况下,就给他开一些昂贵的补药,不仅会贻误病情,还会危害到人体健康。只有正确地用补药,身体才能调理得更加健康。

服用补药是根据个人体质、年龄、疾病等各种因素进行辨证,要分清虚实与阴阳。补药用不对有两种后果,一是用了不少补药但没有效果;二是补益不对适得其反。切莫滥用补益药材而伤害自己或家人。

20 膏方进补

服用膏方是进补的重要手段。如何服用膏方、哪些人适合服用膏方、哪些季节能服用膏方、膏方应该怎么储存,都是非常讲究的。

(1)什么是膏方?

膏方是一种经特色加工后制成的方剂,呈膏状,也称"煎膏""膏滋",是中药传统剂型:丸、散、膏、丹、酒、露、汤、锭中的一种。膏方是在中药汤剂的基础上,将中药汤汁反复煎煮,去渣、蒸发浓缩后,加入糖或蜂蜜等制成的一种稠厚的半流体状剂型。膏方需要根据不同人的不同情况确定中药组成,一般需要 20~40 味中药。我国的膏方有着悠久的历史,早在《黄帝内经》中就有膏剂的记载,膏方起源于2000 多年前的西汉,盛行于明清两代。

(2)膏方有哪些作用?

增强免疫功能。提高机体对疾病的抵抗能力,使机体有效地对抗感染性疾病和肿瘤。

改善造血系统和骨骼系统功能。可升红细胞,网织红细胞,血红蛋白等血细胞;防治放化疗引起的骨髓抑制等副反应;促进骨折愈合、改善骨质疏松等现象。

纠正亚健康状态。能调节阴阳平衡,改善人们在节奏快、压力大的环境中因精力透支,出现的疲乏、头晕、腰膝酸软、头发早白等亚健康状态。

改善内分泌紊乱。能调节甲状腺、性腺、肾上腺等内分泌腺的功能,使肾上腺皮质激素、甲状腺素、性激素等激素改变得到有效纠正。

另外,膏方还有治疗虚证、抗衰老等作用。

(3)哪些人可以服用膏方进补?

肿瘤患者的进补。适用于气血亏虚、食欲减退的肿瘤患者,通过进补膏方可以达到改善虚弱状态、增强食欲、纠正贫血、升高白细胞、红细胞、血小板等目的,且可以防治放化疗所致的脱发、失眠等症状。

慢性疾病患者的进补。适用于慢性咳嗽、慢性支气管炎、肺炎、支气管哮喘等呼吸系统疾病,慢性腹泻等消化系统疾病,慢性肾功能不全等疾病,同时适用于气血阴阳亏虚的患者,通过服用膏方可达到祛病强身、康复回春的目的。

亚健康者的进补。适用于处于亚健康状态,易感冒的人群。如失眠、神经衰弱、抵抗力下降等症状的调理,可以改善亚健康症状,提高免疫力,增强机体防癌的能力。

老年人的进补。适用于伴有夜尿频多、腰膝酸软、头晕目眩、神疲乏力、心悸失眠、记忆减退的老年人,可以通过进补膏方达到补肾固元、增强体质、延年益寿的目的。

女性的进补。膏方适用于更年期女性、产后女性、术后女性等人群的调养。可用于治疗女性不孕不育、月经不调、乳腺增生等妇科及内分泌疾病,同时可以祛斑养颜。

(4)什么时候用膏方进补?

膏方一年四季皆可服用,用于进补的膏方则以冬季服用最佳,所以有人习惯地称其为冬令膏方。古人云:"万物皆生于春,长于夏,收于秋,藏于冬,人亦应之。"根据天人相应、四时养生的原则,民间自古流传着"今冬进补,明年打虎""三九补一冬,来年无病痛"的习俗。冬季气候寒冷,百花凋落,万木凋零,阴寒胜而阳气衰。而冬季进补,既可及时补充人体的气血津液,以更好地抵御严寒,又可补虚扶弱,从而达到事半功倍的效果,非常适用于需要进补的人群服用。

膏方可分为:素膏和荤膏、清膏和蜜膏。膏方中加入动物胶、鹿鞭等动物药,则是荤膏,多属温补之剂,且不易久存;素膏由中草药组成,不易发霉。制作过程加入蜂蜜,则为蜜膏,反之则为清膏。荤膏多在冬季服用,清膏和素膏多在夏季服用。

(5)肿瘤患者适用的膏方

中医结合多年肿瘤防治经验,遵循辨证论治法则,根据患者的疾病性质、体质、症候等情况,辨证施药,一人一方。膏方在肿瘤患者的围手术期、放化疗期以及康复期的调理中均发挥着重要作用。

在围手术期,膏方可平调阴阳、益气养血,为患者顺利接受手术治疗保驾护航。

在放化疗期可提高免疫力,减少放化疗的毒副反应,如食欲减退、神疲乏力、心悸失眠、放射后骨髓抑制、放射性肺炎、放射性口腔炎、放射性食管炎等,可调摄人体气血阴阳,防止肿瘤增长、转移和复发,达到补肾固元、健脾和中、增强体质、防癌康复、祛病延年的目的。

在康复期,可缓解癌痛等症状,改善肿瘤晚期恶病质状态,防止肿瘤增长、复发或转移。

(6)服用膏方应注意什么?

膏方作为中医八大剂型之一,具有药物配伍周全,扶正祛邪相结合;药效浓度高,作用持久、缓和;增效缓毒、调节免疫;简便易服、携带方便等优势,在服用期间,如果不注意,可能会起到负面的作用。

首先,很多人不知道膏方应是一人一方、对症下药,常常是盲目听信宣传。比如听说某种膏方好,于是不管是否适合自己,买来就吃;或者一人找医生开了膏方,全家一起吃。殊不知,这不仅起不到治疗作用,还可能产生不良后果。

其次,误认为膏方越贵越好,越贵治疗效果越明显。由于膏方处方大,药味多,以滋补为主,且常有一些名贵药物,因此费用比一般中药汤药贵。但具体处方还是取决于医生辨证选药,药物适合自己最好,而并非越贵越好。

最后,误认为服用膏方时需要停用其他药物。膏方再好,也不能包治百病,有时可能在治疗疾病方面起主要作用,有时可能是辅助作用。是否可以停用其他药物,需要咨询医生,综合考虑决定,心脑血管疾病、糖尿病等慢性疾病患者尤其需要注意。

(7)膏方的存放和服用方法

膏方作为药物,存放和服用都很有讲究。

膏方的存放及保存比较重要。存放的器皿可选择瓷罐或玻璃器具,不可用金属容器存放,以防发生化学反应。膏方宜放置在阴凉处,放入冰箱冷藏更佳。每次取用膏方时,需避免水分进入药罐里,若发生霉变,应立即停止服用。

膏方的服用一般包括冲服、含化、调服三种方法。

冲服是指取适量(一般每次取1汤匙即可,20~30 g)膏方放在容器中,用白开水冲入,搅匀使之溶化后饮服。

含化是将膏含在口中溶化,再慢慢咽下,以发挥最大药效,如治疗慢性咽喉炎等疾病可用此法。

调服是把黏稠难下的膏方加黄酒、汤药或开水,用碗、杯隔水加热,调匀后服用。

在服用膏方时,还需注意:忌烟酒;忌生冷滑腻之品;少食油腻、海鲜等;不宜喝咖啡、可乐等含有咖啡因的饮料;忌与牛奶同服;膏方中含有人参应忌食萝卜、莱菔子、红茶、绿茶;含何首乌的膏方要忌猪血、羊血及铁剂;在服用膏方期间,若遇到感冒发热、咳嗽痰多、急性腹痛、头痛、肠胃不适等情况时,应暂停服用膏方,待症状痊愈后再服用。

(8)服膏方前为什么要服"开路方"?

在服膏方前,医生一般会先让患者服用1~2周的"开路方"。开路方的作用一般有三个:一是了解服膏者的体质,选择适合患者的方剂,有何不适,在开具膏方时就可适当调整方剂,如对患有高血压、糖尿病、冠心病等慢性病的服膏人群,可通过"开路方"来辨明体质;二是可健脾运胃,对于患有消化系统疾病,如慢性胃炎、消化性溃疡、功能性消化不良、功能性便秘、胃肠道肿瘤术后等的患者,可先服"开路方"以增强消化吸收功能,防止膏方滋腻碍胃;三是开路方还可祛除六淫、痰、瘀等邪毒以防止闭门留寇。闭门留寇是个比喻,意思是把盗贼给关到屋里了,就是说在有病邪在内的时候,若先补虚,虚虽补起了,却关了门,将病邪留在体内了就很难再驱逐出去。

21 吃补药需要找医生开方子吗?

中医认为"一药一性,百病百方",每种补益药品,只适合一定的体质,治疗一定的病症。患者的年龄、身体状况不同,病症不同,季节不同,体质也有所差异,所以进补必须对症,辨证量体后开具处方,科学进补。

随着生活水平的逐渐提高,人们越来越注重自己的健康,越来越多的人会选择在冬季进补。有时候,老百姓在生病后会买一些补药吃,亲朋好友也会买一些补药去看望患者。有的人是听见别人说吃什么补药好,就买什么补药;有的人是通过电视广告或者商店推销选择补药;有的人是通过价格高低选择补药,认为贵的就是好的,便宜的就是不好的;有的生病的人是别人送什么补药就吃什么补药,流行吃什么补药就吃什么补药……但是这样吃补药对吗? 对身体没有损害吗?

其实,现代医学中没有补药这个概念,补药的概念来自祖国的传统医学理论。严格意义上讲,广义上的"补药"分为补药和补品。前者是补气血阴阳,增强正气,治疗虚证的补益类的中药;后者是有一定药疗作用的营养保健品。进补,是非常讲究的,不是人人都可以进补,也不是可以随便乱补! 患者一定要在正规医院就诊后,在医生的指导下科学进补。

一般来说,补益类中药有补气、补血、滋阴、壮阳之分,而每个人的体质有所不同,需要滋补的方向也有所不同。因此,补益药并不适合所有人,服用补药前如不经过医师辨证就盲目服用,不但达不到滋补的效果,还会带来诸多不良反应。

进补前一定要到正规医院,让中医明确自己是何种体质:是阴虚、阳虚,还是气虚、血虚等。若表现为面色苍白、头晕眼花、失眠心悸、月经量少者多为血虚;若平日感到神疲乏力、气短者多为气虚;若有多脏器功能衰退、怕冷、腰酸背痛、四肢冰凉、阳痿等则属肾阳虚亏;若表现为口渴少津、潮热盗汗、遗精眩晕等则多为阴虚。中医认为"一药一性,百病百方",每种补益药品,只能适合一定的体质,治疗一定的病症。患者的年龄、身体状况不同,病症有别,季节有变,体质也有所差异,所以进补必须对症,辨证量体开具处方,科学进补。

下面介绍几个盲目进补的例子。黄小姐是一位三十几岁的空姐,形象气质俱佳,非常漂亮。前段时间,黄小姐到中医科就诊,说自己有不规则的阴道流血,还伴有腹部的疼痛,经过检查,被确诊为卵巢癌。医生觉得很纳闷,黄小姐生活习惯良好,没有肿瘤的家族史,而且年纪轻轻的,怎么就不幸得了卵巢癌?经过详细询问才知,她长期进食雪蛤。黄小姐对自己的形象要求非常高,觉得自己的皮肤还不够好,需要改善,听说雪蛤是一种很好的补品,不仅能提高免疫力、抗疲劳、抗衰老,更重要的是能够美容养颜,保持肌肤光洁、细腻,还能除皱。黄小姐大喜,觉得终于找到了一个好东西,于是长期频繁地进食雪蛤,果然她的皮肤比之前更漂亮了。但她却不知曾经让她变美的补品,现在成了害她的"毒药"。医生解释道:"雪蛤是一种林蛙的性腺体,具有丰富的雌激素,黄小姐长期大量进食雪蛤,导致了体内激素水平的改变,与卵巢癌的发生有很大的关系。"可见,补药并不是可以长期地吃的。如果黄小姐咨询一下医生,就不会为了变得更漂亮而盲目地进食雪蛤,就会在很大程度上降低卵巢癌的患病风险。

张大爷76岁时,不幸被查出来得了中晚期肺癌,他的儿子张先生积极地带他到处治病,经过多方打听,慕名找到一位中医师看病。张先生问,我爸爸都得癌症了,这么大的病,能不能吃点补药?医生表示,张大爷本来就有便秘、口臭、口疮等症状,现在又处于放疗时期,中医认为放疗是热毒,所以不能吃补药,反而还要适当地用一些泻药。可是张先生觉得生病了就是应该吃点补药,没把医生的话当回事,花重金购买了很多珍稀的冬虫夏草给张大爷吃,张大爷也觉得多吃补药对治病有益,就每天把虫草当饭吃。结果很不幸,在确诊不到三个月的时候,张大爷就遗憾离世了。

有些患者有虚证的同时又夹有实证,如痰饮、瘀血、食积、外感等病证。如果不清除邪毒,一味补虚,必然会导致身体出现多种不适。脾胃亏虚者,脾胃虚弱不受或失于健运,摄入的补虚药物则容易造成壅滞,反而还会出现脾胃不适的新症状。

所以,吃补药也要找正规的医生开方,在医生的指导下科学进补,切勿盲目进补。

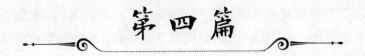

第四篇

中医辨证施膳

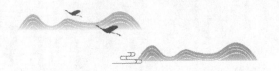

饮食是人体获取能量的重要途径,吃什么、怎么吃都有一定的讲究。随着我国经济的快速发展,人民生活水平的不断提高,饮食的作用不仅限于果腹或者是味蕾上的享受,如何吃得健康越来越受到大众的重视。中医讲"药食同源""药补不如食补",都是在强调日常饮食的重要性,而科学的饮食在预防肿瘤和术后康复时期都有着举足轻重的作用。

在临床工作中,我们常常会遇到肿瘤患者咨询:"鸡、鸭、牛肉是不是发物,我们能不能吃?""我刚做完手术,要吃点什么抗癌食物好呢?"……中医认为食物与药物一样有酸、甘、苦、辛、咸五味之别,温、热、寒、凉四性之分,患者的病情、体质不同,食用或者进补的食物也会有所差异。中医强调"辨证施治",这种理念运用到饮食中同样适用,所以就有了中医"六位一体"肿瘤全程管理模式之"中医辨证施膳"。为了解答肿瘤患者在饮食中的一些疑问,纠正部分常见的饮食误区,本章节将为大家一一揭开饮食"谜题"。

1 药食同源

"药食同源"即指食物即药物,它们之间并无绝对的分界线,既可以作为食物食用,也可以作为药物防病治病用。

日常饮食除供应必需的营养物质外,还会因食物的性能作用或多或少地对身体平衡和生理功能产生有利或不利的影响,日积月累,这种影响作用就变得非常明显。因此正确合理地调配饮食,会起到同药物相近的效果,这就是我们日常所说的"食疗"。

民间不是有"冬吃萝卜夏吃姜"的说法吗?我们日常所了解的萝卜无非就是一道常见的菜罢了,但从中医的角度分析萝卜有消食、化痰定喘、清热顺气、消肿散瘀之功能。吃点爽脆可口、鲜嫩的萝卜,不仅开胃,助消化,还能滋养咽喉,化痰顺气,有效预防感冒。这里我们所说的萝卜就不仅仅是食物了,它同时还是"药物",简言之这就是我们所说的"药食同源"。

既然有的食物具有药物的功效,那为了起到食疗的功效,我们可以把药食同源的食物作为保健品长期使用吗?答案肯定是不行的,保健品和"药食同源"食物完全是不同的两个概念,保健品是需要国家认证的食品,而可以作为药物食用的食物不一定是通过认证的。所以也不能作为保健品长期食用,还是要合理搭配,根据自身情况食用。

大枣是一种常见的药食两用的食品,相信很多人都知道,大枣有补中益气、养血安神的作用,而且吃起来甘甜可口,常用于煮粥、煲汤、泡水,尤其对女性具有很好的补血养颜的功效。大枣虽好,但并非适合所有人食用,消化不良者不可多吃,大枣皮不易消化;湿热体质患者亦不可多吃,易上火。

鱼腥草是另一味常见的药食同源的植物,又名折耳根。在西南地区的饭桌上它是一道常见凉拌菜,其口感爽脆清香,符合大众的口味。作为药物来说,其具有很好的清热解毒、消肿排脓、利尿通淋的作用。

以上所提两种食物均可药食两用,作为食物的话,相信大家都很熟悉,但作为药物,估计很多人只知其一不知其二,对它们全部的药用功效知之甚少。

真正懂得养生的人,通常都很注重自己的饮食,相比食物的营养均衡,其实他们更注重食物的药用属性,并且懂得如何充分发挥食物的药用价值,在满足口腹之欲的同时,也一定程度地预防了一些疾病的发生,达到一定的治疗作用。

说到"药食同源",那么我们可以把这些食物当成治病防病的药物使用吗?答案肯定是否定的。有一位江阿姨,平时没事就喜欢看看养生书籍、养生节目,对多数常见药物属性自然很了解,年过七十的江阿姨平时感冒都很少。最近天气反复,时常下雨,江阿姨出现咳嗽、痰多的症状,自行买了几个雪梨加川贝蒸熟吃了,起初效果挺好的,咳嗽好了,痰没了,江阿姨也没怎么在意。一天夜里江阿姨突然高烧不退,咳嗽加重,气喘,呼吸困难,家人立即将她送往医院,经医生诊断,江阿姨是急性上呼吸道感染加重伴肺炎,由于江阿姨没在意,所以由起初的上呼吸道感染最后发展成了肺炎。本来以为自己只是简单的咳嗽,加上川贝雪梨本来就有很好的止咳化痰的作用,所以掩盖了江阿姨真正的疾病,从而进一步发展成了肺炎。

从上述病例,我们可以很清楚地知道,虽然有的食物有一定的药用价值,对人体的一些症状有改善,但是它不能完全替代药物达到治病的作用,只是在一定程度上能够起到预防疾病的发生,减缓一定的症状。因此真正的"药食同源",其含义是既将药物作为食物,又将食物赋以药用;既具有营养价值,又可防病治病、强身健体。但是值得注意的是,在使用这些食物的时候千万不可盲从,当疾病发展到一定程度时还是需要正规的治疗。

2 食物的四气五味

----------------------------- · -----------------------------

中医理论认为,食物同药物一样,有"四气""五味"。四气是指食物具有寒、热、温、凉四种性质,五味是指酸、苦、甘、辛、咸五种味道。

稍懂中医的人应该都知道中药有"四气""五味"之说,而食物与药物同源,因此食物也有"四气""五味"。食物的四气,即指食物具有寒、热、温、凉四种性质,也称四性。而酸、辛、苦、甘、咸则为食物的五味。

总会有人提出这样的疑问,为了达到治疗目的,我们了解药物的性质是理所应当的,至于吃的食物,只要营养均衡,多样化,口味适宜不就能满足身体所需了吗?其实不然,因为我们不懂得食物之性,是很难正确掌握饮食宜忌的,换言之,每个人的体质是不同的,所以适合的食物也不同,食性如药性,饮食宜忌要根据食物之性,结合自身身体素质、疾病性质、四时气温变化及时、灵活地掌握,合理地选择,科学地搭配,选择适宜自身体质的食物。"食物入口,等于药之治病为一理,合则于人脏腑有宜,而可却病卫生;不合则于人脏损,而即增病促死。"说的就是这个道理。

一直备孕的小王,最近很是困扰,自己和老公明明做了身体检查,各项指标都正常,生活作息还算规律,为何总是怀不上呢?朋友建议小王去看看中医,开点中药调理调理,小王抱着半信半疑的心态去看了中医,才知道一直以来没能怀孕的原因出在了自己身上,但医院出示的各项检查指标都正常啊?究竟怎么回事呢?原来小王属于寒性体质,一年四季手脚都是冰冷的,并且常年感冒,加上她平时又不忌口,特别喜欢吃螃蟹,夏季喜欢喝冷饮,久而久之造成了宫寒,所以一直无法怀孕。医生给小王开了几剂中药调理,还特地叮嘱小王在饮食上要注意忌口,尽量别吃寒凉食物。

食物的"四性""五味"究竟有什么作用呢?

寒性或凉性食物都具有清热、生津、解暑、止渴的作用,适宜热性病或者阳气旺盛、内火偏重的患者,如螃蟹就属于典型的寒凉性的食物,虽然蟹肉鲜美营养,口感好,但是从中医的角度来看,不建议多吃,尤其是女性和久病体虚的人。热性或温性的食物具有温中、散寒、补阳、暖胃等功效,适宜阳虚怕冷,虚寒病症。比如牛羊肉、狗肉、韭菜等都属于热性食物,平时手脚冰凉、怕冷的人可以适当吃一些。

"五味"中,酸味有敛汗、止泻、涩精等作用;辛味有宣散、行气、通血脉等作用;苦味有清热泻火、止咳平喘、泻下的作用;甘味有补虚、和中、缓急止痛等作用;咸味有软坚、散结、润下等作用。中医认为,药物的五味与人体五脏有关联,自然食物的五味与五脏也是相对应的,所以有"酸入肝""苦入心""甘入脾""辛入肺""咸入肾"这样的说法。

由于每一种食物都具有气和味,而又存在气同而味异,气异而味同的情况,即同性的食物各有五味的差异,同味的食物也各有四气之别。因此,我们必须把食物的气味结合起来进行分析,这样才能达到食疗的作用,食物也就真正发挥了自身属性的作用。

3　什么体质适合什么样的食物

中医认为，人的体质大致可分为九大类，因此不同体质的人所适合的食物也不同。只有在选择对了适合个人体质的食物，食物才真正起到了食疗的作用。

多数肿瘤患者困惑于如何选择适合自己的食物，究竟哪些东西可以吃，哪些不能吃呢？中医认为，食物没有绝对的定性，有的食物也许这个患者能够吃，换成其他患者同样的食物就可能不适用了，究其根本，每个人是不同的个体，个体之间是存在很大差异的，说白了就是人具有不同的体质。

中医认为，人的体质大致可分为平和质、气虚质、阳虚质、阴虚质、痰湿质、湿热质、血瘀质、气郁质、特禀质九大类。在没有专业中医师辨证的条件下，患者该如何辨别自己的体质？如何正确选择适合自己体质的食物呢？一起来看看。

平和质：就中医阴阳平衡的角度来分析，平和质属于比较正常的体质，此类人群体形比较匀称健壮，皮肤润泽，双目有神，口唇红润，头发浓黑有光泽。他们总是精力充沛，不容易疲劳，睡眠、饮食、大小便都很正常，此类人群性格大多比较随和开朗，对自然和社会环境适应能力强于其他体质人群，平时也很少生病，即使患病也很快就会痊愈。此类人群，生活中只要保持良好的饮食习惯，遵循饮食多样化，营养均衡，作息规律，就能维持身体状况的平衡。

气虚质：气虚质的人，他们大多肌肉松软，说话声音比较细弱，且易气短不爱说话，爱出汗，易感疲劳，强度稍大一点的体力劳动常使他们感觉劳累不适。这类人群天生胆小，性格比较内向，喜欢安静独处，很少冒险，因此他们的免疫力相比其他人群要差得多，易患病，病情缠绵。气虚的人多数存在血虚，因此在食物的选择上，建议多食用补气生血的食物，如小米、山药、大豆、红枣、石榴、红薯等；尽量远离寒凉，辛辣刺激的食物。

阳虚质：此类人群多畏寒怕冷，一到冬天手足发凉，尤其是颈背腰腿部怕冷，皮肤偏白,精神萎靡不振,喜食热饮,稍吃凉食即感不适,易腹泻,性格沉静内向,喜欢安静,耐夏不耐冬。建议适当食用温补阳气的食物,如生姜、牛羊肉、狗肉、鹿肉、韭菜、桂圆、荔枝、腰果,少食梨、西瓜、苦瓜等食物,这样能起到一个很好的升阳作用,夏季最好不要吃冷饮。

阴虚质:阴虚质的人多体形偏瘦,手足心易发热,脸上时有烘热感,面颊潮红,口干舌燥,眼睛干涩,或想喝水,便秘,性情急躁,容易失眠,外向好动,舌红少苔。这类人群重在养阴降火,饮食宜滋阴,夏宜清凉、秋要养阴。可多食清淡甘润的食物,如石榴、葡萄、柠檬、苹果、梨、香蕉、银耳、百合、莲藕、鸭肉、海参、蟹肉等。温燥、辛辣、香浓的食物,如羊肉、狗肉、韭菜、辣椒、葵花子、酒、咖啡等最好不吃。

痰湿质:痰湿质的人易体形偏肥胖,腹部肥满,经常感到肢体酸困沉重不轻松,易困乏无力,头重脚轻,经常感到嘴里黏黏的,咽部痰多有堵塞感,舌苔厚,对梅雨季节及湿重环境适应力差,常感郁闷。这类人群饮食调养宜以化痰祛湿,清淡的饮食为主,可多吃健脾祛湿的食物,如山药、薏苡仁、白扁豆、赤小豆、冬瓜、海带、白萝卜、生姜,少食辛辣油腻刺激食品,少饮酒,少吃夜宵等。夏多食生姜,冬少进补品。

湿热质:湿热质的人易生粉刺痤疮,口苦有异味,大便黏滞不爽,小便发热多黄赤,女性带下色黄,男性阴囊潮湿多汗,性格急躁易怒,对又热又潮的气候较难适应。这类人群饮食宜以清热祛湿为主,忌辛温之品,可多食芹菜、苦瓜、黄瓜、西瓜、绿豆、赤小豆、豆腐、薏苡仁、鸭肉等食物。少食羊肉、狗肉、韭菜、花椒、麻辣、油炸食物,少饮酒,多喝白开水、凉茶。

血瘀质:血瘀质的人多面唇色黯,舌质紫滞,或有点片状瘀斑,皮肤粗糙易见紫癜,易患疼痛,容易健忘烦躁,脉多细涩或结代。平时调养多注意以活血化瘀为主,饮食宜以行气活血为主,多食山楂、玫瑰花、桃花、金橘、油菜、桃仁、黑豆等具有活血行气功效的食物,少食肥肉等滋腻之品,忌食寒凉之物。

气郁质:气郁质的人多数外观体型偏瘦,常常感到闷闷不乐,比较情绪化,容易紧张和焦虑不安,对所有事物猜忌心重,情感上比较脆弱。容易失眠受到惊吓,这类人群总感觉胸胁胀闷不适,喜欢叹气,咽喉常有异物感,易受到精神上的刺激。此类人群的饮食最宜选用一些宽胸理气的食物,比如黄花菜、海带、白萝卜、开心果、柑橘、柚子、洋葱等,尽量少吃收敛酸涩的食品,如乌梅、酸枣、杨桃等,寒凉滋腻的食品也不宜多食。

特禀质:特禀质属于体质特殊的一类人群,主要包括遗传体质、胎传体质、过敏体质。特禀质的人对气候环境适应力较差,容易过敏、先天畸形、免疫缺陷。中医认为此类人群饮食原则宜凉血祛风、益气固表,避开过敏原,饮食最好清淡且营养均衡,注意食物的粗细和荤素搭配,少食酒、咖啡、浓茶、蚕豆、牛肉、鱼、虾等辛辣腥膻之物以及含过敏物质的食物。

4　"容易招癌"的饮食习惯

————————————————·————————————————

　　在日常生活中,肿瘤与环境因素、不良生活习惯、不良饮食习惯、心理因素等因素都有关,其中饮食是最为重要的原因之一。食管癌、胃癌、肠癌和肝癌等消化系统肿瘤是我国发病位居前几位的肿瘤,而大数据统计结果发现全球约有一半的食管癌和胃癌病例来自中国。

　　长期的不良生活习惯会加速癌变进程,使患癌的魔爪伸向年轻人。有新闻报道,一位18岁的花季少女,由于家里面经营着一家烧烤店,所以她的晚餐基本以烧烤为主;姑娘还喜欢喝酒,再加上本身的不良饮食习惯,几乎每顿都是烧烤配酒。有一天,姑娘胃不舒服,去医院就诊,医生根据胃镜结果发现她的胃黏膜严重萎缩,恶化程度相当于老年人的胃,还伴有肠上皮化生,癌变风险极大。如果这位小姑娘,还继续天天吃烧烤喝酒,很可能就会发展为胃癌。

　　频繁食用烧烤类食物导致恶性病变结果,这类情况已经不是个例。一名28岁的患者小陈,近半年来开始出现大便异常情况,伴随腹泻与便秘等症状。刚开始患者并没有在意,以为是吃坏了肚子或是受凉而引起的胃肠功能紊乱,过一段时间就会自愈,后来发现症状持续加重,到医院进行检查后确诊为结肠癌早期。确诊结果患者并不能接受,因患者自认为年纪小,平时身体状态很好,极少生病,连感冒发烧等症状都很少。医生与患者交流后得知患者平时的饮食习惯较差,自小陈工作以来,几乎不在家吃饭,饮食都是以外卖为主或者在外就餐,还特别酷爱烧烤、油炸类食品。医生告知后,他才意识到,自己曾经的这些不良饮食习惯与结肠癌的发生有密切关系。像小陈一样拥有不良饮食习惯的年轻人群,患肿瘤的人群正变得越来越多。而在几十年之前,人们的生活方式相对健康一些,有良好的饮食习惯且经常进行身体锻炼。而反观现在大部分的年轻人,生物钟颠倒,午夜十二点正是夜生活最为丰富的时段;加上长期不健康的饮食习惯,如不吃早餐,爱吃外卖、夜宵,且爱以烧烤、炸鸡、汉堡等高脂食物作为平日饮食;同时平日缺乏运动等原因,导致体重与体脂均严重超标,肥胖人群的数量直线上升。以上这些因素都会增加癌症的发病风险。

以下列举日常生活中常见的几种不健康的饮食习惯:

(1)常吃腌熏食物

在中国很多地区都会吃经过腌制、烟熏的食物,比如南方地区在冬季会腌制猪肉,制作腊肉、香肠等,东北地区喜欢腌制白菜等。烟熏食物经过处理后会产生含苯并芘的致癌物;腌制食物经过处理后会产生二甲基亚硝酸盐,当二甲基亚硝酸盐进入人体后通过化学反应会转化为一些致癌物质;经常食用这些食物,会让消化系统肿瘤的发病风险明显增加。这类食物是公认的致癌物,这些食物中含有较多的亚硝酸盐,我们平时经常食用的咸蛋、咸菜等同样含有各种不同致癌物质,应尽量做到少吃或不吃。

(2)常吃烧烤、油炸食物

现代人喜欢吃夜宵,烧烤、油炸等食物虽然会极大刺激人们的味蕾,引起人们对美食的向往,但是烧烤、油炸等食物对人们健康的危害极其严重。研究表明,食物在高温下进行烤制、油炸后会产生大量的有害物质,苯并芘就是其中一种强致癌物。食用烧烤类食物后苯并芘会在体内蓄积,容易诱发胃癌、肠癌等疾病。亚硝胺是烧烤类食物的另一种可怕的致癌物,产生亚硝胺的主要原因是很多肉类食物在烧烤前会进行腌制,短时间不会产生致癌物,而当腌制时间过长,致癌物就很容易产生。应尽量做到少吃,甚至不吃烧烤、油炸等食物。

(3)喜欢吃滚烫的食物

消化系统的肿瘤患者中的很多人都有一个共同的特点,就是饮食上更喜欢吃偏烫的食物。研究表明经常食用滚烫的食物会导致食管上的"黏膜屏障"被破坏,我国食管癌高发地区的流行病学统计结果也佐证了这一点。同时,这一结论在动物实验中得到证实,长期吃滚烫的食物会让食道黏膜不断受到灼伤和腐蚀,不断刺激会让黏膜细胞发生增生性改变,进一步加重可能诱发癌变。

(4)过度饮酒

在我科门诊经常会接诊到很多胃癌、肠癌、食管癌的患者,追问病史发现,大多数患者都具有长期饮酒的习惯。临床数据表明,1/3~1/2的胃癌患者具有长期饮酒史,尤其以饮用白酒为主。已有研究发现酒精以及其代谢产物,可对造血干细胞产生直接破坏作用,从而增加癌症的发生风险。

不论是白酒、啤酒,还是葡萄酒,对人体的影响都是一样的,只是程度不同。我们经常发现有一类人喝酒后很容易"上脸",这是因为这类人群乙醛脱氢酶基因缺陷,因此对酒精代谢能力不足。约50%的中国人都有乙醛脱氢酶缺陷,因此,对这部分人群而言,一旦饮酒后,酒精进入人体产生的代谢物质更容易在体内蓄积,会增加肿瘤发生的风险。所以能不喝酒的时候尽量不要喝酒,特殊情况确实需要饮酒,首先需要控制饮酒量。同时要尽量避免空腹饮酒,因为饮酒的时候,如果是空腹状态酒精会快速被吸收,血液中的酒精浓度会短时间迅速升高,对人体的健康产生危害;因此建议在饮酒前先吃些下酒菜,碳水化合物是最佳选择,当然其他食物也可以。在日常生活中,最好控制饮酒量,减少饮酒的频率,不喝最好。

(5)蔬果摄入不足

前面提到以植物性食物为主的饮食结构更健康,植物性食物主要来源就是蔬菜和水果。有研究表明蔬果有益健康主要是因为富含抗氧化剂和食物纤维。蔬果中富含的维生素C是我们熟知的抗氧化剂,对人体健康十分有益;而蔬果中富含的食物纤维能刺激肠道蠕动,可以防止便秘,使有害物质在肠道的停留时间缩短,从而降低肠道对有害物质的吸收。所以多食新鲜蔬菜水果,这样可以减少患癌的风险性。

抗癌食品首选蔬果中的彩色蔬果和新鲜蔬果,因为其中富含的有益物质含量更丰富。有研究数据表明,西红柿、花椰菜、胡萝卜、菇类、大蒜、苹果等具有一定抗肿瘤的作用,尤其是对口腔、食道、胃肠等部位的抗肿瘤作用更明显。

(6)饮食不规律

现代年轻人由于工作生活压力较大,吃饭经常不规律,工作习惯会以高效率为主,常常会为了节约时间,吃饭时狼吞虎咽,这已经逐渐成为现代年轻人的通病,而很多的癌症患者都会有这样的问题,尤其常见于消化系统肿瘤患者中。饮食不规律的人经常饥一顿饱一顿,饥饿时由于没有食物的中和,胃内的胃酸浓度高,容易对胃黏膜造成损伤,从而导致幽门螺杆菌的感染,引各种胃肠道疾病,而暴饮暴食危害更大,可引起胃扩张,破坏胃肠正常功能。研究表明饮食不规律还会引起营养失衡,长期饮食不规律的人,其发生骨质疏松的风险明显增加。饮食不规律还有其他危害,比如发生便秘、皮肤疾病等。按时吃饭有利于胃肠的功能正常运行,胃肠功能正常,发生疾病的风险自然会减少。

5 预防癌症，怎么吃更好？

——————————————·——————————————

健康合理的饮食是预防癌症的基础。日常烹饪时应坚持"三减"原则、饮食应坚持"四多三少"原则、吃饭时应把握"慢"字原则。

食物是维持人体正常运转的基本，与我们的身体健康密切相关，所以预防癌症的基本原则就是健康合理的饮食。那么我们应该怎么吃才能预防癌症呢？

于某，青年海归博士，是一位优秀的大学教师，前途一片大好，同时还拥有幸福的家庭，年轻的她被确诊为乳腺癌，犹如晴天霹雳。一开始她完全不能接受这个事实，总会想癌症为什么会找上她，她总觉得这一切不应该发生在自己身上，因为她认为自己平素身体健康，很少生病，连伤风感冒都很少发生。

她这样写道："第一，我没有遗传；第二，我的体质很好；第三，我刚生完孩子喂了一年的母乳；第四，乳腺癌患者大多数是45岁以上人群，然而我才31岁。"事实已经发生，她不得不接受现实，生病之后她多了一个身份，一名癌症患者。

回顾自己的前半生生活经历，她恍然发现这一切都不是偶然。自己曾经有很多不良的饮食习惯，当然还有生活压力、环境因素等综合影响，环境我们不能改变，但改变不良饮食习惯却容易做到。短期患者可能并不会发现不良的饮食习惯的影响，长期下来，身体自然会出现各种问题。

学生时期学业繁忙，她又是一个对自己严格要求的人，做事都力求完美，在实验室经常一待就是一整天，吃饭没有规律，饥一顿饱一顿是常事。而且她还常常暴饮暴食，每当繁忙的学业或工作暂时到一段落，或者工作压力太大的时候，她都会大吃一顿，同时她的食量惊人，每逢聚餐她总是吃得最多的那个人。她还是一个无肉不欢的人，吃饭时若桌上无肉食，总感觉没有吃饱，即便吃了很多也感觉像没吃饭一样。

研究表明，以动物性食物为主的饮食与以植物性食物为主的饮食相比较，后者更健康,这种饮食能在一定程度上预防多种慢性疾病,相反以动物性食物为主的饮食,则容易打破人体平衡,促进多种疾病的发生。

现在生活水平明显提高,多数人的饮食偏向动物性食物为主,很多慢性疾病的发病率也明显增加了,像糖尿病、高血压、冠心病等这些疾病被称为"富贵病"。以植物性食物为主的饮食是我们提倡的,即多吃杂粮、新鲜蔬果,肉、蛋、奶等食物适量食用。尤其是经过加工的肉类食物更要少吃,比如香肠、火腿这些食物。加工肉制品是否会提高癌症发病风险? 欧洲的一项研究调查结果显示,每天多吃 50 g 加工肉制品的人,其癌症发病风险会提高大约 11%,可见加工肉制品对人体健康的危害是很大的。

与大多数癌症患者一样,于某经历过内心的挣扎,但很快她便开始接受现实,开始反思自己究竟哪里做得不好,并把这些经验与大家分享,希望以此引起更多人对饮食的注意和重视。有两类癌症受饮食的影响是最大的,一类是消化系统肿瘤,比如食管癌、胃癌、肠癌等,比如我们熟悉的四川南充地区食管癌发病率高,是因为当地居民喜欢吃梅干菜。另一类是与激素水平有关的肿瘤,比如乳腺癌、前列腺癌、卵巢癌等。

合理健康的膳食是防癌的基础,日常烹饪时应坚持"三减"原则,饮食应坚持"四多三少"原则,吃饭时应把握"慢"字原则。适当多吃抗癌食物如西兰花、洋葱等食物可以锦上添花。日本是世界公认长寿的人最多的国家,2017 年日本女性的平均寿命为 86.90 岁,男性为 80.62 岁,均刷新了世界纪录。日本人的平均寿命已经连续多年排名世界第一。日本人为什么是全球最长寿的? 除了日本的先进医疗条件、慢性疾病早期干预等,最大的原因在于他们的饮食习惯。他们的饮食有以下特点:

(1)健康的烹饪方式

日本人的烹饪方式多为蒸、煮,冷煮,少油炸,炒,少油,少盐。日本最常见的烹饪方法是生食,生鱼片、蔬菜水果沙拉是日本餐桌上最常见的饮食。

(2)种类多、分量小

日本料理特点注重多种饮食搭配,菜肴种类多样,但每种分量又很少,吃日本料理经常会有没吃饱的感觉。所以日本肥胖人群很少,日本人的肥胖率只有大约 3%,明显低于其他国家。

（3）高碳水化合物饮食

日本饮食的另外一个重要特点是高碳水化合物饮食，日本拉面和大米非常有名，日常饮食中他们主食喜欢吃米饭和面条。

（4）细嚼慢咽

吃饭太急、太快都容易破坏黏膜屏障，使口腔、食道、胃黏膜破损，频繁损伤容易诱发癌症。调查数据显示，食道癌患者中，约80％的人有喜欢吃热食和饮酒习惯。所以吃饭时应该尽量等食物凉一点再吃，同时最好细嚼慢咽，避免黏膜屏障遭到破坏。

（5）喜欢吃鱼

日本四面靠海，海鲜资源丰富，鱼类海鲜是日本餐桌上常见的食物。海鲜蛋白质含量丰富，同时脂肪含量低，研究表明海鲜富含不饱和脂肪酸，有降低血脂，减少心血管疾病发生的作用。

日本人的很多饮食习惯值得我们学习，肿瘤也是"富贵病"，虽然当今生活条件明显好转，但我们不能想吃什么就吃什么，要科学合理地饮食。健康合理的饮食原则是"两高一低"，即高纤维素、高维生素、低脂肪。新鲜蔬菜水果和粗粮中富含大量纤维素和维生素，低脂肪则需要少吃牛肉、猪肉等红肉，可以多吃鸡、鱼、虾等白肉。饮食单一也不推荐，要尽可能保证饮食品种丰富多样。

6 得了癌症，如何正确饮食？

————————————— · —————————————

营养摄入的好坏将直接影响肿瘤治疗的疗效，现代研究证实营养良好的肿瘤患者生存期明显长于营养不良的患者。

中国抗癌协会肿瘤营养与支持治疗专业委员会组织了一项对我国 15 000 余例患者有关营养状况的调查，其中发现我国住院肿瘤患者存在中、重度营养不良症状的发病率高达 67%。据统计，在肿瘤病程的不同阶段，肿瘤患者存在高达 31% ~ 87% 的体重减轻和营养不良情况，甚至有 20% 的肿瘤患者直接死于营养不良。

极度消瘦、疼痛、皮肤松弛、眼窝深陷——这样虚弱的状态，是许多晚期癌症患者给人的第一印象。对于患癌性肠梗阻的李阿姨来说，她的痛苦还要再加上一条：已经四个多月没吃一口饭、喝一口水了。尽管依靠着肠外营养，李阿姨暂时没有性命之忧，但长时间滴水未沾、粒米未进，对一口热乎饭菜的渴望几乎可以成为她人生的最大愿望。"我连在病房里看见别人端着饭碗，都得转过头去，不敢看！"

（1）肿瘤患者应该怎么"吃"

2018 年 2 月 1 日开始施行的《恶性肿瘤患者膳食指导》，针对抗肿瘤治疗期和康复期的恶性肿瘤患者，指导肿瘤患者在"吃"上应该坚持以下原则：合理膳食，适当运动；保持适宜的、相对稳定的体重；食物的选择应多样化；适当多食用蛋白质含量丰富的食品；尽量多食用新鲜的蔬菜、水果和其他植物性食物；适当食用富含矿物质和维生素的食品；限制精制糖摄入；抗肿瘤治疗、肿瘤康复治疗期间，肿瘤患者经膳食指导仍不能满足目标需要量时，建议给予肠内、肠外营养支持治疗。

（2）具体应该如何做

主食种类合理搭配，保持每天摄入适量的谷物。成年人摄入以 200 ~ 400 g/d 为宜。患者消化道功能正常的情况下，建议粗细食物搭配。推荐食用全谷类，尽量避免精细加工和过度加工的食物。如小米、全麦、燕麦、玉米、紫米等五谷杂粮，这些食物含有的碳水化合物会缓慢释放,有利于体内激素平衡,同时粗加工的谷类含有大量有利于人体的维生素。避免或少吃糖类食物,部分肿瘤患者可能存在胰岛素抵抗进而导致高血糖,尤其是中晚期肿瘤患者。合理配餐,比如食用掺有豆类的米饭,可在提供天然碳水化合物的同时提供更加优质的蛋白。

蔬菜水果优化组合。食用各种颜色蔬菜、叶类蔬菜,建议蔬菜每日摄入量300~500 g,水果每日摄入量200~300 g。蔬菜可选十字花科蔬菜,如白菜类:菜心、小白菜、大白菜、红菜薹、紫菜薹等;甘蓝类:椰菜、椰菜花、芥蓝、青花菜、球茎甘蓝、西兰花等;芥菜类:叶芥菜、茎芥菜、根芥菜、榨菜等;萝卜类:尤其是胡萝卜;还有蘑菇、香菇等菌类。水果则包括苹果、梨、猕猴桃、橙子及浆果类食物。

肉类食品合理选用。适当多食用鱼、禽类、蛋类,尽可能减少红肉摄入。对于放疗、化疗导致胃肠道损伤的患者,建议制作软、烂、细、碎的动物性食物。根据膳食指南禽畜类50~75 g的摄入标准,保证红肉摄入不超量,这样既可满足优质蛋白、微量元素的摄入,又不至于摄入过多的饱和脂肪酸、胆固醇。

其他注意事项:避免酒精摄入;限制摄入烧烤、腌制、煎炸的食品;肿瘤患者若出现明显的矿物质及维生素等营养素缺乏,可考虑膳食强化而补充部分营养素。

"食物无恶美,过多则成灾",医生没有特别医嘱的前提下希望大家在生活中力求均衡饮食,不要偏饮偏食,更不要过于谨慎饿着自己,进而导致发生营养不良。

7　癌症患者手术后怎么吃?

---------------------------------　·　---------------------------------

病种不同则选用不同的食物:例如肺癌患者,可酌情选用百合、白木耳、银耳等清热润肺的食物;体虚舌质红时可选用黑白木耳、淡菜、蜂蜜;痰多咳喘者可用雪里蕻、竹笋、大头鱼、萝卜、枇杷等;黄脓痰多时可用生梨、柿子等。

手术是癌症治疗的三大手段之一,也是早期癌症治疗的主要方法。但手术给患者带来的伤害通常较大,在切除肿瘤的同时,也会使患者元气大伤。很多癌症患者患病以来,身体逐步受到癌细胞的侵害,出现免疫力低下、营养不良等症状,精神上更饱受折磨,为恢复机体的功能,我们不仅需要用药,利用饮食调理也是重中之重。

患者在知晓病情后,总是很恐慌,不管是术前、术后,总是不知道要吃什么,怎么吃。病友、亲戚一大堆人总会说这不能吃、那不能吃,这个水果抗癌、那个食品营养高,导致患者不知道听谁的好。问医生要不要忌口,医生说不用;问护士,护士说要。每个人说的都不一样,那么癌症患者做了手术到底可以吃什么呢?应该怎么吃?需不需要忌口?如果要忌口,忌哪些东西?带着这些疑问,我们来探讨一下。

手术后患者身体受到的创伤很大,导致食欲下降、免疫力下降。这时患者需要提升自身抵抗力,促进机体各项机能的恢复,促进伤口早日愈合,这时补充足够的营养元素就尤为重要。高蛋白质、高热量、高维生素、易消化的食物可补充微量元素,同时它们能补益气血,促进伤口早日愈合,还能增强免疫力,提升食欲。主要建议如下:

①应以新鲜、易消化,富含优质蛋白质、维生素、纤维素、矿物质的食物为主,新鲜蔬菜、水果每餐必备。

②多吃有一定防癌抗癌的食物,如菜花、卷心菜、西兰花、芦笋、豆类、蘑菇类、海参等。

③适当选用具有软坚散结作用的食物：如海蜇、紫菜、淡菜、海参、鲍鱼、墨鱼、海带、甲鱼、赤豆、萝卜、荠菜、荸荠、香菇等。但此类食品性滞腻，容易损伤脾胃功能，脾胃虚弱、食纳差和发热时要少吃。

④不同体质选用不同食物：脾胃虚弱，中气不足可食用乳鸽、鹌鹑、鸡蛋、大枣、生姜、大蒜、鲜菇等有健脾和胃作用的食物；肝肾阴虚可用乌鸡肉、动物肾脏、核桃、黑豆、黑芝麻等黑色食品；血虚可食用动物血和动物内脏，如猪血、猪肝等，以及菠菜、豆制品等食品。

⑤病种不同则选用不同的食物：例如肺癌患者，可酌情选用百合、白木耳、银耳等清热润肺的食物；体虚舌质红时可选黑白木耳、鳗鱼、淡菜、蜂蜜；痰多咳喘者可用雪里蕻、竹笋、大头鱼、萝卜、枇杷等；黄脓痰多时可用生梨、柿子等。胃癌患者脾胃虚热时可食用苡仁、莲子、豇豆、大枣、青鱼等；脾胃虚寒时可用羊肉、龙眼肉、干姜等；上腹饱胀消化不好时可食用鸡肫、生姜、枇杷、佛手。肝癌患者有黄疸时可食用螺、鲤鱼汤、苜蓿等；腹水时可选食冬瓜、莴苣、赤豆、鲤鱼、西瓜等；食管癌可选用牛奶、韭菜汁、蕹菜、鹅血等。

2014年7月的夏天高温炎热，小唐却因查出结肠癌而心灰意冷。好在癌症属于早期，手术也比较成功，他坚信自己会好起来。因为年轻，术后恢复较好，也没有并发症发生，经过医生的评估，他顺利出院。术后几个月进行复查也没什么问题，身体的各项指标都恢复到生病前的水平，医生让他在家好好休养，注意饮食，定期复查。

小唐以前吃东西不规律，不怎么吃水果和蔬菜，特别喜欢烧烤和肉类食物。医生叮嘱他要改掉这些坏习惯，如果不注意营养均衡，癌症复发的概率将增大。抱有侥幸心理的小唐不以为然，他觉得过了那么久，复查结果都没有任何问题，医生有点危言耸听。于是他又慢慢恢复了以前的老习惯，还总想着自己没那么倒霉。可是厄运总是在不经意间到来，在你还没有察觉的时候已悄悄占领了你的身体。

2018年年底，小唐出现便中带血、腹痛等症状，复查发现原手术部位不远的地方出现包块，腹腔多个淋巴结肿大，他不得不进行二次手术。这次的病情远比上次严重，医生不得不给他做结肠造瘘，虽然手术很成功，但他不得不经历化疗的折磨，而造瘘口的不适应也给他带来了巨大的心理阴影，他的生活质量直线下降。悔不当初的他，少了阳光的笑脸和坚定的信心，说现在只能走一步是一步。大家可能会说这只是一个个案，小唐的事情并不一定会发生在自己身上。可有谁愿意这样的事情发生吗？愿意因口腹之欲把生命拱手相让吗？

冰冻三尺非一日之寒，癌症的形成不是一两天的事情，当人们在透支身体的时候，癌症细胞也正在寻找时机对身体下手。管住嘴虽然难，但只要有决心，就一定能做到。

8 化疗患者饮食护理

-------------------------- · --------------------------

因为化疗药物的副反应,患者有可能会出现味觉变化,对甜味和酸味的感觉减弱,对苦、辣比较敏感。烹饪的时候可以适当增加甜味和酸味的调味品,如白砂糖、冰糖、柠檬汁等。

饮食是维持人体生命活动必不可少的物质基础,是人体五脏六腑、四肢百骸得以濡养的源泉,患病之人进行饮食调护是疾病治疗中必不可少的辅助措施。《黄帝内经》中:"大毒治病十去其六……谷肉果菜,食养尽之。"讲的就是合理地进行饮食调理十分有利于疾病的治疗和康复,尤其是癌症患者。癌症是消耗性疾病,且属高消耗疾病。由于消耗和摄入、吸收的不平衡及其他各种因素的影响,癌症患者容易发生营养不良,其概率为40%~80%。

癌症患者大多经受过化疗的"摧残"。化疗是什么呢?当然不是赵本山小品中的谈话治疗。化疗是化学药物治疗的简称,是指通过使用化学药物杀灭癌细胞达到治疗目的。它是目前世界上治疗癌症最有效的手段之一,和手术、放疗一起并称为癌症的三大治疗手段。化疗在杀死癌细胞的同时,也会引发身体不适,比如恶心、呕吐、食欲减退甚至腹泻等不良反应,会影响患者的正常饮食,重者可能导致营养不良,体重降低,使患者机体缺乏抵抗力与免疫力,影响后续的一系列治疗。

无数经受化疗的患者,化疗后带给他们较大的心理压力。35岁的郭女士患有霍奇金淋巴瘤,她告诉医护人员,2018年10月在进行ABVD方案化疗的第6个疗程时,心理压力极大。在家准备去化疗时她就有点紧张,想到化疗引起的恶心呕吐,整个人都不对劲了。化疗的前一天晚上,郭女士感到很难受,心情烦躁,在病床上翻来覆去,深夜12点左右才睡着。这一夜郭女士睡得并不安稳,天还没亮就被睡梦惊醒。早早起床的她因为怕吐,早餐只吃了几口清淡的菜粥。治疗开始后只能躺在床上,因为手上有留置针所以不敢乱动。护士嘱咐她要多饮水,促进药物的代谢和排出,她就小口小口地喝水,也喝了点家属买的酸酸甜甜的果汁。午饭时间,同病房的病友吃着香喷喷的午饭,郭女士却闻不得油味,一直反胃,难受得她完全不敢吃午餐。护士喂她用完止吐药后,症状才得到一些改善。化疗药输完还要接着输其他药物,就在这时,实在是忍不住的她,把早上吃的几口粥全吐了,胃里空空的,一阵反酸。好不容易熬到输注完毕的她,浑身难受,央求家属搀扶她到病房外呼吸新鲜空气。到了晚饭点,家属心疼她,想着完全不吃也不行,就按照她的喜好买了点吃的,郭女士好不容易吃完的食物,在睡前又吐光了,这样的情况一直反复持续到化疗后的第三天才稍稍好转。六个疗程下来,郭女士瘦了二十多斤,本来身体就比较单薄的她那时更是能被一阵风吹倒。化疗结束后的她,复查结果比较理想,但是现在的她怎么吃体重都上不去,而且抵抗力很差,怕冷,只要天气一变化就容易感冒。

郭女士在化疗期间并没有采取针对性的饮食护理措施,也导致了她在化疗期间耐受性不强。由此可见,癌症患者在化疗期间采取针对性的饮食护理措施,通过营养饮食指导提高癌症患者对化疗的耐受性,具有重要意义。

依从性比较好的患者,能尽量遵从医护人员的饮食建议,再根据自己的喜好进行合理的饮食,从而能比较顺利地完成全程化疗。那么化疗期间有什么饮食建议呢?

①化疗前不进食,饮食需清淡,食物温度要合适,不可过热或过冷,以减少对胃肠道的刺激。可进食一些有健脾、和胃、消食作用的食物,如山药、小米、大米、肉汁熬的粥等。

②因为化疗药物的副反应,患者可能会出现味觉变化,对甜味和酸味的感觉减弱,对苦、辣比较敏感。烹饪的时候可以适当增加甜味和酸味的调味品,如白砂糖、冰糖、柠檬汁。

③食欲减退。少食多餐,补充营养的方式要多样化,食物种类多样化,烹饪方法多样化,保证食物的新鲜,同时要兼顾患者的饮食爱好,家属陪伴进食均能促进患者的食欲。合理服用肠内营养制剂,肠内营养粉成分全面,易吸收。

④化疗期间注意口腔清洁卫生,避免发生口腔溃疡及口腔炎,进而避免进食困难。注意食物的温度、进食的速度,细嚼慢咽更能促进食物的消化吸收,不易造成呕吐等不适。

⑤避免进食容易引起呕吐的食物,如含有五羟色胺的食物,如海鲜、螃蟹、菠

萝、香蕉等。

⑥化疗期间不要吃带骨、带刺及油炸的坚硬食物,以免造成消化道黏膜的损伤引起出血。

⑦化疗期间若呕吐厉害,不要急于大量进食,特别要注意水分的补充。

其实化疗期间没那么多的绝对禁忌,像四川、重庆、贵州、湖南等地区的人喜欢吃辣,已经到了无辣不欢的地步,在烹饪的时候就可以适量地放一些辣椒调味。但也有比较任性的患者,什么都要按自己的意愿来,从而造成严重的后果。由于人体对化疗药物有较强的敏感性,大多数患者除了在化疗后出现不同程度的恶心呕吐之外,还有可能出现骨髓抑制,从而导致血小板减少,白细胞下降,贫血、出血等症状出现。如果不注意饮食及养成好的日常生活习惯,会严重影响患者的治疗进程甚至危及患者的生命。

另外,便秘也是化疗过程中常见的不良反应。患者需要多食用植物油及富含纤维素的食物。纤维素可促进胃肠蠕动,帮助排便,也可多食富含维生素的新鲜蔬菜及水果,如苹果、橙子;多饮水也有利于排便,每日饮水量需达 3 000 mL 左右(包含食物中的水分),但是心肺功能差的患者要限制水分的摄入。

总之,在化疗期间,患者的饮食应遵循"三高一多""二低一少"的饮食原则,即高蛋白、高热量、高维生素、多水分,低盐、低脂、少油腻。根据癌症患者的喜好,选择患者易于接受的形式与方法,提供相关的营养饮食指导,且要反复多次进行,这样才有利于机体在遭受化疗后能及时恢复。

9　放疗期间饮食要注意什么？

------------------------------ · ------------------------------

民以食为天，要保证患者放疗的顺利进行，患者放疗期间的饮食必须得到重视。

在这个谈癌色变的社会里，放疗是打击癌症的几大手段之一，却也是很多癌症患者治疗过程中必须要忍受的"酷刑"。放疗过程中，放射线不仅杀伤肿瘤细胞，也会对人体正常细胞造成很大的伤害，肿瘤细胞凋亡也会产生很多毒素，让患者出现食欲下降、便秘、口干等不良反应。

头部放疗患者可能会出现口腔炎，导致无法张口；食管部位的放疗可能会导致食管炎，这些不良反应都会造成进食疼痛，甚至无法进食。患者身体得不到营养补充，抵抗力就会下降，再加上癌症的高消耗状态，很多患者会扛不住疾病折磨，导致不能继续下一个放疗疗程。古语有云"民以食为天"。因此，要保证患者放疗的顺利进行，患者放疗期间的饮食必须重视。

在此给大家几点建议，以作参考。首先，保持室内空气新鲜，为患者提供一个优美的进餐环境，营造良好的进餐氛围；其次，食物应以清淡为主，同时注重色香味，适当迁就患者的饮食习惯。这些有利于创造良好的进餐心情，促进患者的食欲。对味觉、嗅觉异常的患者可适当增加调味品，家属要尽可能多地与患者一同进餐，使患者增加亲切感，感受到来自家人的爱和关心，进而激发进食欲望。

2018年10月初，有一位依从性比较差的患者徐某，青年男性，患霍奇金淋巴瘤。在外院化疗结束，来寻求中西医结合治疗。完善相关检查与评估，于10月10日开始行放射治疗。放疗前，主管医生、责任护士均进行了放疗期间的健康宣教，并将相关知识宣教卡悬挂于病床旁以方便患者及家属随时阅读，还发放了医用射线防护剂和银离子漱口液，用于减少放疗带来的伤害。放疗期间，医护人员每天询问患者的饮水量、小便及进食情况，并观察口腔黏膜情况。放疗进行到后期，因为周末不放疗,患者周五上午放疗完毕就不顾医护人员的劝阻回家了。其间医护人员每天打电话询问患者情况,家属均反映患者外出与朋友聚会。等到星期一上班床旁交班时发现患者嘴角长疮,有黄色渗液,口腔内出现大片溃疡,患者诉疼痛明显,进食困难,早上只喝了一点白粥,用手电观察还发现口腔黏膜上有散在的小白点,判断为真菌感染了。经过了解,患者才把周末的情况告知。因为医院食堂的饭菜比较清淡,医护人员和家属也不让他吃味很重的饮食,他从星期五晚上开始就一直吃各种辛辣油腻刺激的食物,怕家属知道就在外面吃。患者告诉医护人员说,星期天晚上就觉得嘴角有点痒有点痛,起了一个小水泡,牙龈也出现了散在的小溃疡,第二天早上起来就很严重了,水泡变大了,很痒,一抠就破,嘴里很多溃疡,牙都不敢刷。本来就剩最后几次放疗就圆满结束,复查即可以出院,结果因贪吃成这样了。给予止痛、抗真菌治疗,经过医生积极处理,患者完成了治疗,顺利出院。他出院时还很不好意思,说回去以后一定好好管住自己的嘴。

此外,放疗时因为放射性损伤唾液腺及黏膜,可能会引起口干、咽痛及食管炎等。此时饮食则应当以温凉、细软的食物为主,重者进食半流质或流质的食物,避免坚硬粗糙的食物,口腔溃疡及食管炎者,每天用 0.9% 生理盐水 500 mL+2% 利多卡因 5 mL+维生素 B_{12} 10 支配制的溶液常规含漱 5~6 次,且可在饭前含服或小口吞服然后再进食,疼痛会明显减轻,维生素 B_{12} 还可以提高患者的痛阈。

根据放疗部位的不同,患者也可能会出现其他不良反应。如腹部放疗时腹胀、腹泻,这时应该食用清淡少油腻的食物,少食或不食含纤维素多的食物,忌食寒凉食物;出现便秘的患者,应根据病情适当增加活动量,多食富含纤维素的新鲜蔬菜和水果;出现骨髓抑制时,如白细胞降低,可食泥鳅、黄芪、贝类等;如血小板降低,可食用鱼、肉、蛋、奶等高蛋白食物。

10　肿瘤患者的饮食"误区"

——————————————————— · ———————————————————

目前没有任何证据表明,营养支持会促进肿瘤生长,相反若营养不足,肿瘤细胞会很快掠夺正常细胞的营养,消耗机体自身。

肿瘤患者在饮食上有什么需要注意的吗?那些所谓的"发物"是不是不能吃?这些疑问可能困扰着每一个肿瘤患者。那么事实是怎样的呢?

(1)"发物"与肿瘤复发

民间流行的说法是:螃蟹、鱼、鸡等是"发物",肿瘤患者不能吃,吃了会让肿瘤复发。事实上,肿瘤是否复发、扩散与肿瘤细胞的内在基因调控有关,而不是因为吃了所谓的"发物"引起的,临床上也没有关于"一种食物就能让癌复发"的任何科学依据。

经过临床研究发现,所谓"发物",更接近于那些使疾病加重或诱发疾病发作的食物,但这些疾病大多是指一些过敏性疾病,如哮喘、荨麻疹等。所以,对于本身是过敏性体质的患者而言,"发物"应该避免食用。

(2)蔬菜瓜果多多益善

我们在推崇"肿瘤患者应该多吃蔬菜水果"时,有一种水果却是特别需要注意的——西柚(葡萄柚),服用靶向药的患者应避免吃。西柚中的呋喃香豆素及其化合物,会抑制肝脏和小肠中的 CYP3A4 酶,干扰药物代谢,影响药物吸收。据研究表明,西柚与多种抗癌药物都会发生交互作用。

(3)肿瘤患者常见的"营养误区"

营养支持促进肿瘤生长?据说肿瘤可以被饿死?目前没有任何证据表明,营养支持促进肿瘤生长,相反若营养不足,肿瘤细胞会很快掠夺正常细胞的营养,消耗机体自身,如果营养不良始终得不到改善,那么最终"饿死"的就是患者本人。

相信补品,认为越贵越好?虽然有句话叫作"一分钱一分货",但是在肿瘤营养治疗方面,这句话就要大打折扣。通常正规医疗机构,会建议最佳的选择是在临床营养师指导下,根据患者身体状况,制订个性化的饮食及营养治疗方案,选择适合自己的饮食或医疗食品。切记不要道听途说,误认为补品比药物有效,或补品越贵越好。

认为自己没有营养问题。肿瘤细胞快速增殖、增长过程中需要大量营养,因此常导致机体自身肌肉及脂肪过度分解。肿瘤治疗的同时会对身体正常细胞产生损害,引起恶心、呕吐、乏力、便秘、腹泻等不良反应,严重影响患者营养状况,所以提倡患者在治疗过程中需要全程进行营养支持。

喝汤能补充营养?"营养都在汤里"是一种比较流行的说法,很多人都信以为真,觉得肿瘤患者补充营养应该多喝汤。然而科学研究发现,肉汤中所含蛋白质不足肉的10%,大部分营养素,特别是蛋白质仍在肉里。所以,专家建议要想多补充营养,应将汤和肉一起吃。

最后,给大家推荐一份食谱,以供大家借鉴:

• 早餐:做一份鸡蛋羹或者煮得很新鲜、很嫩的鸡蛋。鸡蛋清煮是非常好消化吸收的,加上一块小发糕或者一个小包子,再来一碗五谷杂粮粥,再加一杯牛奶,这是非常好的早餐搭配。

• 午餐:吃一碗面条,吃一点蔬菜,吃大约二两鱼。面条可以加上肉末,肉需要绞碎,然后再切一些碎菜加在里面,这称为碎菜肉末面条。

• 晚餐:推荐肉末粥,把肉末加到白粥里,吃二到三两的粥,然后再喝一杯奶,吃一点菜。

11　吃得越好肿瘤长得越快吗?

----------------------------------- · -----------------------------------

　　进入现代社会以来,人们的饮食种类越来越多样化,营养越来越丰富,营养过剩的代谢性疾病也越来越多。

　　俗话说"民以食为天",人活着就要吃饭,可是关于怎么吃,每个人都有不同的评判标准,美食家以吃为乐;爱美的人为了保持身材想方设法地节食;生病的人,其家人想方设法地让患者食补。那么,吃得越好肿瘤长得越快吗?

　　钱阿姨对这个问题深有感触。2年前,钱阿姨被确诊为肺癌,因为发现得比较早,及时做了手术,手术后又做了多次化疗。化疗期间钱阿姨胃口特别差,每天吃多少,吐多少。没过多久,钱阿姨消瘦得很明显。化疗结束后一个月,钱阿姨的食欲逐渐好转,但是听朋友"劝诫"说,肿瘤患者不能吃得太好,吃得太好营养都让肿瘤吸收了,肿瘤很容易复发。

　　钱阿姨听了这位朋友的"劝诫",每天都吃得很清淡,家人们都受不了这样的饮食习惯,更关键的是,钱阿姨又瘦了!过了几个月,钱阿姨到医院复查,遇到了当时手术住院的隔壁床的一位病友陈阿姨,这时的钱阿姨和最开始患病、手术时的钱阿姨已经判若两人,以至于陈阿姨完全没有认出面前这位瘦弱的人就是当时做完手术后依然精神抖擞的钱阿姨。待认出来后,还以为钱阿姨变化这么大是因为肿瘤复发。钱阿姨忙着解释,同时也好奇,为什么陈阿姨精神这么好,随即询问陈阿姨是怎么保养的,两个人一番交流后,钱阿姨发现了问题所在。看到这里相信各位朋友已经明白了,钱阿姨就是因为没有吃"好"。

　　那么什么叫吃"好"呢?不是说每顿饭都是山珍海味就是好,也不是每顿饭都是大鱼大肉就是好,只有每顿饭吃得营养均衡才是真正的好。民以食为天,人体赖以生存的先决条件就是活着,唯有营养充足,人体才有抵抗力和免疫力。一个人如果没吃好,身体可能会变得越来越虚弱,抵抗力越来越差,其结局就是疾病的发生。

只有吃得好,才能更好地抵抗肿瘤。

　　如果看到这里你还觉得吃得差,肿瘤才长得慢,那么你的最终结局可能并不是肿瘤复发要了命,而是因为营养不足,慢慢地身体虚弱,在肿瘤复发以前,你已经营养不良了。当然了,你也不能因为看了这篇文章之后就像得了一把尚方宝剑一样,随心所欲地吃,如果想要更好地对抗肿瘤,记住四个字,那就是——营养均衡!

12　糖类是否会助长肿瘤生长?

---------------------------------- · ----------------------------------

糖类更多的是为人体细胞提供能量,如果一个人没有摄入足量的糖,人体的代谢就会处于一个负平衡状态。

不论是在古代还是现代,糖类都是人们常用的生活调味品之一,我们日常生活中的很多食品中都含有糖,如牛奶中有乳糖,点心中有蔗糖。在医院里,患者最常接触的糖是葡萄糖,如果想了解糖类是否会助长肿瘤生长,我们首先需要对糖类有一个清晰的认识。

人体主要靠碳水化合物、蛋白质、脂肪三大营养素提供能量支持。简单来说,碳水化合物就是一个一个的糖分子聚集起来的,其中又因为碳水化合物容易获得的特性以及中国人的饮食习惯以淀粉类食物为主的特性,使得碳水化合物成为中国老百姓餐桌上最常见的食物,比如说米饭、面食等。进入人体内的碳水化合物最终都要分解为单分子的葡萄糖发挥它的能量供给作用。那么糖类是否会助长肿瘤生长呢?

王阿姨,62 岁,平时酷爱吃甜品,3 个月前医院体检的时候发现肺部有结节,在医院经过一系列检查后确诊为早期肺癌,所幸及时进行手术治疗,手术很成功。王阿姨出院后听朋友说,以前的同事老王也喜欢甜食,确诊肿瘤以后自觉时日不多,便每天不停地吃甜食,结果不到 1 个月,病情就加重了。王阿姨还听说,以前有个肿瘤患者得病后,整天吃糖,不到 3 个月病情加重,之后人就没了。听了这些病例以后,王阿姨每天的日子过得胆战心惊,甜品一律不吃,甚至了解到米饭最后会转化成葡萄糖以后,王阿姨每天只敢吃一两口米饭。王阿姨的爱人和孩子看了此情境都很着急,但是又束手无策。

手术后的第 3 个月,王阿姨按时到医院复查,做手术的主管医生看到王阿姨后被吓了一跳,眼前的王阿姨,足足比治疗之前瘦了十几斤,问过病情后才知道王阿姨是因为营养不良,严重节食造成的体重下降。主管医生哭笑不得,并严肃地告诉王阿姨,节食只会让身体变得更差,不但肿瘤得不到控制,反而还有可能加重病情。医生叮嘱她恢复正常的饮食,又隔了几个月,王阿姨的面色逐渐红润,身体状况也恢复得比较好。

　　读完这个案例,大家心中仍然有疑惑,是不是糖类助长了肿瘤的生长呢?很多肿瘤患者会担心,糖类是不是会让肿瘤长得更快,扩散得更快呢?答案显然与王阿姨所听到的病例并不一致。作为人体提供能量支持的主要物质之一,正常剂量的糖类是人体生活中的必需品,不论是多分子的糖还是单分子的糖,进入人体后发挥的作用就是为人体提供能量,就像汽车要跑就需要电或是油,糖类就相当于人体的"电""油"。

　　糖类更多的是为人体细胞提供能量,如果一个人没有摄入足量的糖,人体的代谢就会处于一个负平衡状态。简单而言就是进去得少,出来得多,营养不够,身体自然是会变得越来越瘦,抵抗力也会越来越差,这时候才是人体最薄弱的时候,更容易被疾病侵袭,肿瘤生长反而会更快。但是切记营养要均衡,因为如果单纯地摄入过多的糖,可能会引发新的问题。

13 癌症患者能吃海鲜吗？

---------------------------------- · ----------------------------------

食用海鲜会给一部分人带来不良反应，比如引起风疹、哮喘、腹痛、腹泻等症状，这被称为过敏反应，是体质特殊者对某些食物作出的反应，不需要大惊小怪。食用海鲜会让癌症复发是传言，并没有相关文献记载，也没有科学依据。

能不能食用海鲜是困扰许多癌症患者的一个问题，海鲜美味可口，受到很多美食爱好者的青睐，不少癌症患者也是它的粉丝。那对于癌症患者来说，可以食用海鲜吗？食用海鲜会加重病情吗？之所以会有这种疑问，是因为在老百姓中流行着这样一种说法："海鲜属于'发物'，癌症患者是绝对不能食用海鲜的，吃了会使癌症复发。"这让许多爱好海鲜的癌症患者望而却步。事实却与流传不符。有研究显示，食用海鲜较多的人癌症病率竟比一般的人低30%以上，并且以海鲜为主要食物的沿海地区或国家，也不是肿瘤的常发区。因此这个问题值得我们好好思考。

人吃五谷杂粮，生病在所难免，但是一旦患上肿瘤，家属和患者都很紧张，求生的欲望越迫切，道听途说的事也越多，如海鲜不能吃，辛辣刺激的食物不能吃等。家住重庆的小张就对此很困扰，她被确诊为乳腺癌时，还是40岁不到的年纪。知道自己身患癌症后，她感到生活都失去了色彩，觉得自己的前路也看不到希望，心情一直十分低落。在患病前，小张一直喜欢吃一些口味重的海鲜，如小龙虾、花甲、鲍鱼等，每当她遇到值得庆祝的事或有伤心的事，都会约三五个朋友吃顿海鲜，甚至有时候夜宵也会点海鲜外卖，吃完后就会觉得很满足，可以说是一名海鲜"铁粉"了。但知道自己患病后，小张住在医院由她父母照顾，医生建议进行及时的肿瘤切除手术，但术后乳腺肿瘤有复发的可能，所以要定期复查。

食用海鲜会给一部分人带来不良反应，比如引起风疹、哮喘、腹痛、腹泻等症状，这被称为过敏反应，是体质特殊者对某些食物作出的反应，不需要大惊小怪。只要清楚自己吃海鲜不会过敏，那便可适量食用，但不存在食用海鲜便会让癌症复发的传言。

在住院期间,小张的父母直截了当地告诉她:"海鲜什么的,以后你想都不要想。海鲜是发物,如果你吃了海鲜,之后你切了肿瘤也会复发。说不定你这个病都是以前吃太多海鲜引起的。"小张本人对此半信半疑,虽然心里想要拒绝,但想到自己已经患癌,还是不能太任性,拿自己的生命开玩笑。在父母的监督下,手术前每天都吃些营养粥和煲汤,别说海鲜了,连肉类都不怎么有,大都是稠状或液体食物。也不知道是不是手术临近,小张心里开始紧张,她的食欲每况愈下,粥只能喝两三口,且都是艰难地下咽,体重也是直线下降,到了最后看到父母给自己的食物甚至有些反胃,但是马上就要进行手术了,身体不能太虚弱,最后两天都是靠输入营养液撑过去的,幸运的是,手术很成功,但不排除有肿瘤复发的可能,再在医院待几天就可以出院,回家静养,要注意平时的饮食和生活习惯,医生嘱咐道。

没过几天,小张回家了。她以为自己终于能摆脱医院里的生活方式,终于不用每天都吃着同样的难以下咽、没色没味的食物,她或许还能偷偷地吃一点海鲜呢!可事与愿违,小张父母依然坚持着自己的饮食方针,他们相信癌症患者是不能吃海鲜的,哪怕已经完成了肿瘤切除术后,小张提出的不在外面吃海鲜,买回来自己以最健康的方式烹饪:水煮或清蒸,也遭到了其父母的反对。小张逐渐觉得生活不是自己想要的那一种,活下去也没有想象中的那么美好,加上术后小张对自己身体的改变还不是很适应,她慢慢变得不爱说话,也不爱出门,她父母也发现小张好像有抑郁倾向,害怕她会做什么傻事,心里十分焦急,便急忙带着小张去看心理医生,心理医生了解了事情经过后指出,肿瘤患者在综合考虑自身情况后(排除对海鲜过敏)是可以吃海鲜的,适量即可,不存在会加重病情或导致肿瘤复发的说法,小张父亲为女儿考虑的出发点是好的,但不能盲目相信谣传。现在小张心理上有疾患恢复起来就会比较缓慢。

虽说海鲜是高营养的食物,但癌症患者经过治疗后,身体是比较虚弱的,中医认为海鲜是寒凉食物,癌症患者食用后会加重脾胃负担,对身体恢复造成影响,反而给本来就比较虚弱的身体造成比较大的负担。因此,食用海鲜也是要看患者自身体质,建议一次不宜食用过多,适量即可,且偏寒性体质的患者最好不食用螃蟹。再提一点就是,海鲜的烹饪方法最好是水煮或清蒸,不要像川渝地带的口味,多油、多海椒、花椒再爆炒,这虽然美味,但不适合癌症患者,癌症患者平时饮食要控制为低油、低糖、高蛋白。

14　乳腺癌患者不能吃什么?

----------------------------------・----------------------------------

激素含量不高的食品对于正常人来说,或可完全忽略不计,但是对于乳腺癌患者,尤其是激素受体阳性的乳腺癌患者,就建议不食用。

我们经常通过各种渠道得知乳腺癌患者不能吃雪蛤、燕窝、羊胎素、蜂王浆等食物。那么,乳腺癌患者到底能不能摄入这些食物呢? 乳腺癌的发生、发展与体内雌激素水平密切相关,属于雌激素依赖性癌症,如果食物中含有雌激素那就要禁止食用,因为这些食物会促进肿瘤的生长。

蜂王浆是由蜜蜂巢中负责培育幼虫的青年工蜂分泌的一种分泌物,这种分泌物具有丰富的营养价值,其主要有辅助降低血糖血脂,抗氧化,抗菌消炎,保护肝脏等作用,是很好的养生保健品。但蜂王浆中富含各种激素,每 100 g 中含黄体酮 116.7 ng、睾酮为 108.2 ng、雌二醇为 416 ng,以上数据中显示蜂王浆含有性激素,只是含量不高而已。这个量对于正常人来说,可以完全忽略不计,但是对于乳腺癌患者,尤其是激素受体阳性的乳腺癌患者,就值得注意。

因为乳腺细胞是雌激素的"靶"细胞,当人体内的雌激素水平不正常,导致雌激素与孕激素平衡发生紊乱时,都容易刺激导致发生乳腺癌。而蜂王浆中的脂肪酸具有增加雌激素的作用,因此乳腺癌患者不建议服用蜂王浆。高脂肪饮食的人群相对更容易患乳腺癌,这是因为脂肪中的类固醇在人体内经过转化变为雌激素,所以了解必要的肿瘤饮食相关常识对癌症患者尤为重要。

王女士是一名 43 岁的乳腺癌患者,在完成乳腺癌手术、化疗结束之后,她长期口服他莫昔芬进行内分泌治疗。至今距离她确诊乳腺癌已有 6 年之久,目前她的身体各项情况都恢复得很好,几乎跟正常人一样, 她的生活已经步入正轨,回到原单位正常上班。每隔一段时间她都会使用中药调理身体,医生都觉得她恢复情况较好。但在一次常规复查中发现她的肿瘤复发了,医生极其诧异,她的工作轻松,家庭生活幸福,同时她是一个积极乐观的人,也按时服用药物。复发概率几乎很小,通过询问她的饮食情况,医生得知最近半年来,她一直在服用蜂王浆,因为她听说蜂王浆极具营养价值对身体好,还可以提高免疫力。

关于乳腺癌患者平日应该怎么吃,首先需要确认是否为雌激素或孕激素受体阳性的患者,目前是否在服用内分泌药物。一般来讲,健康饮食,除了含有雌激素的食物外,其他都是百无禁忌。另外研究发现豆类食物中的植物雌激素有双向调节的作用,当人体内雌激素水平低的时候,可帮助雌激素水平升高;若雌激素高则帮助降低。因此也要少吃此类食物,因为患者在服用内分泌药物期间,药物控制激素处于低下的水平,若此时食用大豆类食物,反而有可能会帮助激素水平升高。当然,如果不是此类型的乳腺癌患者,上面的问题就都不存在。特别要强调的是,乳腺癌患者在日常服用一些特殊补品或者保健品之前,最好请医生确认后再服用。因为某些保健食品会有可能降低癌症治疗效果或产生不良反应,所以不要擅自服用医嘱之外的其他药物及保健品。其实当人们的饮食结构健康合理时,日常饮食所摄取的食物中已经包含人体各种所需的维生素、微量元素和矿物质,额外再服用保健补品是没有必要的。

很多人同样认为鸡也属于激素类食物,认为乳腺癌患者并不能食用鸡肉。大多数人对于鸡能不能吃的主要疑惑是认为鸡肉里含有雌激素,然而,目前并没有明确的研究表明吃鸡肉会引起人体雌激素水平升高。反而鸡肉中富含大量的优质蛋白质,同时是多种微量元素的来源,易被人体利用、吸收,对于乳腺癌术后恢复的患者,吃鸡肉能补充营养,改善虚弱无力等术后恢复问题。但是,有研究结果已经表明,过多的脂肪摄入会增加乳腺癌的发病风险,鸡皮是鸡肉的主要脂肪来源,其胆固醇含量较高,尤其是经过烤制、腌制处理后的鸡皮,胆固醇被氧化形成有害产物,对人体危害更大。鸡的某些内脏如鸡胗、鸡肝等器官虽然具有一定的营养价值,但为了自身健康安全,应该尽量减少食用频率,甚至不吃。所以乳腺癌患者是可以适量摄入鸡肉的,但是要选择合适的鸡肉的部位以及总量。

15　甲状腺癌是碘盐食用过多?

------------------------------·------------------------------

《中国居民补碘指南》中明确指出:目前尚无证据表明食盐加碘与甲状腺癌高发的现象有关联。

　　最近几年,周围的朋友"突然"发现甲状腺癌发病率像坐了火箭似的,噌噌地往上涨,越来越多的人不幸"中招"。人群中"甲状腺癌高发的罪魁祸首是因为日常食用加碘盐补碘过度"这种说法不胫而走,流传甚广,甚至让一些人过分忧心平时我们是否能食用加碘盐。

　　曾经看过这样一个病例,讲的是一位平时工作繁忙的企业职员,熬夜、加班是她的工作常态,家人担心她的身体,并催促她去医院体检。检查结果出来后,超声报告上显示:甲状腺肿块质硬、固定,颈淋巴结肿大,甲状腺癌不排除,最后被确诊为甲状腺癌(乳头状癌)。患病后的她开始对自己的健康重视起来,于是到处收集各种关于甲状腺癌的信息,其中不乏"甲状腺癌是由食用盐补碘造成的"这类信息,以至于此后她都拒绝食用任何含碘食品。那么食用盐加碘能造成甲状腺癌吗?

　　国家卫生健康委员会发布了由中华医学会地方病学分会、中国营养学会、中华医学会内分泌学分会共同制定的《中国居民补碘指南》,在这一部指南中专家们明确指出:目前尚无证据表明食盐加碘与甲状腺癌高发的现象有关联。这一份权威指南,算是正式还了加碘盐的"清白"。

　　那么,大家肯定会产生这样的疑问,甲状腺癌发病率大幅度上升的原因到底是什么呢?《中国居民补碘指南》中介绍了国内外学者认为的可能原因:第一,甲状腺癌的发生可能与人们接触电离辐射、环境污染、遗传改变、不良生活方式、过度精神压力等多种因素相关;第二,患者健康体检比例大幅度提升,同时先进的早癌筛查、诊断技术大面积推广应用,从而推动了甲状腺癌的早期诊断率。

　　除特殊人群,如妊娠、哺乳妇女,婴幼儿(出生后至36月龄内)等,人们都是通过饮水、碘盐,食用海带、海白菜、紫菜等含碘丰富的食物来补碘。一般情况下,无特殊情况的人群,正常食用加碘盐并不会碘超标。但还是需要注意补碘不能超量,长期碘摄入过量可能导致甲状腺自身调节失调和功能紊乱,进而出现甲减、自身免疫性甲状腺炎等甲状腺疾病。

想了解甲状腺是否健康的人群,建议要定期去医院检查甲状腺功能、抗体以及甲状腺 B 超,并在专科医生的科学指导下补碘或减碘,切莫盲从"谣言"。

16　抗癌食物有哪些?

------------------------------ · ------------------------------

　　食物不仅能够果腹,还可以为身体提供营养支持,对于肿瘤患者来说,尤其需要注意饮食。胡萝卜、西兰花、卷心菜、山楂等都有一定的抗癌作用。

　　癌症是人类需要积极面对的一种疾病,除开运用药物治疗,食疗——用饮食来调理健康,也逐渐成为大众重视的方式之一。下面,给大家推荐一些具有抗癌功效食物。

　　水:生命的源泉和根本,人体补充的水,应基本和汗液、尿液达到平衡。每天喝8杯水可以增强机体免疫力,让癌细胞没有存活和传播的条件,并能抑制和预防膀胱癌。

　　胡萝卜:富含淀粉、葡萄糖、维生素 A、维生素 B_2、维生素 B_5、钙、铁等物质。有研究表明,食用更多维生素 A 的人可以减少肺癌的发病机会,是理想的防癌食品。在缺乏维生素 A 的情况下,癌症的发病率会是正常人的两倍多。

　　大蒜:含有丰富的微量元素,其中最重要的是大蒜素和硒,它有"地里长出的青霉素"之称。研究表明黑蒜中含有的微量元素含量更丰富,它一般用于大蒜的深加工。

　　黄豆:富含蛋白质及各种氨基酸,其氨基酸成分完整。同时,含有铁及抗癌的微量元素。经常食用大豆汤、豆浆、豆腐干和豆腐可以预防癌症的发生和对抗癌症。

　　西兰花和卷心菜:十字花科植物包括西兰花,卷心菜和球芽甘蓝等,它们都是抗癌食品。许多研究表明,多吃十字花科蔬菜可以减少胃癌、肠癌和乳腺癌发生的风险。

　　甜椒:含有丰富的 β-胡萝卜素和维生素 C,很少有蔬菜的 β-胡萝卜素含量能有这么多,β-胡萝卜素可提高免疫力,抗氧化,同时能减少发生心脏病和癌症的风险。

　　绿茶:绿茶在生产过程中不发酵,因此它可以保留较多的儿茶素。儿茶素能降低癌症的发病风险,同时还能缩小已经形成的肿瘤。研究同时还发现,经常饮用绿茶的人,高密度脂蛋白的浓度会增加,低密度脂蛋白的浓度会降低。因此,绿茶不仅能抗癌,还能起到降低胆固醇和预防高血压病的作用。

山楂:可以增进食欲,帮助消化,促进血液循环,还富含维生素C。中医认为癌是一种实性肿块,癌症患者体质多伴有气滞血瘀,因为山楂能促进血液循环,抑制癌细胞的生长,因此适用于多种癌症患者,特别是对于患有消化道和女性生殖系统恶性肿瘤的患者,有利于改善其食欲不振的症状。

橄榄油:可保护心脏,还可以预防癌症。哈佛大学公共卫生学院和雅典卫生学院进行的一项联合研究发现,每天食用橄榄油的女性,其发生乳腺癌的概率低于未食用橄榄油的女性。

芦笋:富含叶酸,叶酸是促进细胞再生的维生素B。叶酸是孕妇必需的营养素,也具有预防心脏病和抗癌的作用。

竹荪:被称为"菌中皇后",它含有的竹荪多糖具有一定的清除自由基的作用,能够抑制人体细胞膜的脂质发生过氧化,这是其抗肿瘤和增强免疫功能的主要原理之一。竹荪多糖还能够显著增加巨噬细胞的吞噬能力,刺激人体产生抗体,从而增强人体的免疫功能。竹荪多糖细胞有强烈抑制癌细胞的作用,同时具有抗肿瘤的活性。据报道,竹荪多糖已被研究用于原发性肝癌等恶性肿瘤的辅助治疗,并已用于开展相关Ⅱ期临床试验。另有研究发现,竹荪中的食物纤维能够降低胃癌、结直肠癌,乳腺癌,食道癌等癌症的发病率。

灰树花:也称为舞茸,是一种珍贵的药食两用菌。药理研究表明,灰树花具有促进产生干扰素,抑制病毒的生长,改善免疫功能和抑制癌症的作用。它含有的灰树花多糖是一种理想的生物反应调节剂,可促进产生T淋巴细胞,促进B细胞的分裂,从而提高人体的免疫功能。

松茸:又称为松口蘑,具有很高的营养价值。它既可食用,又可入药。研究发现,松茸具有提高免疫功能,驱虫、益胃,止痛,祛痰等功效;它还可以治疗手脚麻木,腰酸和腿痛,以及尿浑浊,还可以改善由绝经导致的内分泌障碍和性功能障碍。所以有"松茸赛鹿茸"之说。

蘑菇:医学研究发现,蘑菇具有调节T淋巴细胞数量,促进抗体形成,激活巨噬细胞,诱导干扰素产生,能抗病毒,抗肿瘤,治愈肝炎,降低血压,降低血脂等作用。同时,还能预防黏膜炎,皮炎,肝硬化,动脉硬化等疾病。

云芝:又称彩云革盖菌。云芝具有保肝利胆,调节人体免疫的作用,可以抗氧化、镇痛和抑制肿瘤生长。同时,还能修复受损的细胞,具有清热解毒,抗炎,治疗慢性支气管炎的功能。

灵芝:是一种著名的两用药物。研究表明,灵芝可以有效改善人体活力与人体心血管功能,提升机体免疫功能等作用。在神经衰弱、冠心病、糖尿病、哮喘、肝炎、慢性支气管炎和肿瘤疾病的治疗中也能起到较好的作用。

猴头菇:是一种真菌食物,益于五脏,可帮助消化。从猴头菇中提取的肽对消化系统的肿瘤具有一定抑制作用,有助于人体的健康。

除以上食品,以下水果也值得给大家推荐。

苹果:含有丰富的槲皮素,这是一种植物化学物质,可以抵抗由自由基攻击引起的心脏病或癌症。未剥皮的苹果含有的纤维更多,有助于帮助消化和降低胆固醇。研究表明,苹果中的果糖和纤维含量比其他水果稳定。

杧果:含有大量的类胡萝卜素。这个家族有 600 多名成员,现在因 β-胡萝卜素、番茄红素和叶黄素而闻名,而这些都是强有力的抗氧化成分。研究显示,杧果比蜜瓜和杏含有的 β-胡萝卜素更多。

杏:适宜多种癌症患者食用。研究表明,杏中的维生素 B_{17} 含量是水果中最丰富的,维生素 B_{17} 是一种具有强大的抗癌作用的物质,对癌细胞具有强大的杀伤作用。

无花果:具有减轻肿胀和解毒的作用,适用于胃癌、结直肠癌、食道癌、肺癌、乳腺癌、肝癌、淋巴瘤等患者。它是一种广谱抗癌果品。现代药理学研究发现,无花果具有良好的抗癌作用。据研究,无花果的提取物具有抵抗 Ehrlich 肉瘤的作用,从未成熟的果实中取得的汁液可以有效抑制大鼠移植性肉瘤,并引起肿瘤坏死;它还可以延缓移植的腺癌、骨髓性白血病和淋巴肉瘤的发展,并使其退化。

薏仁:是一种常用的中药,含有人体所需的各种营养素,如蛋白质、脂肪、维生素 B_1、碳水化合物和氨基酸。它具有抗肿瘤、抗炎、利尿、降血糖,增强机体免疫力的作用。

第五篇

中医心理疏导

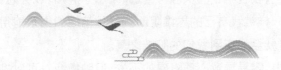

人与动物的最大不同在于人是有思想的,我们一生中不停地在思考,感受各种情绪带给我们的喜怒哀乐。中医理论把人的情绪和五脏对应起来,即喜应心、怒应肝、忧应肺、思应脾、恐应肾。喜、怒、忧、思、恐这五种情绪既能养脏,也能伤脏。当我们情绪舒畅时,就能温养我们的脏腑之气,当这些情绪过度爆发时,就会耗伤我们的脏腑之气,这是肿瘤心理疗法的基础。这种通过情绪的调控来梳理脏腑之气达到与癌共存的方法是中医抗癌的传统智慧之一。

当然,中医理论在语言上是非常简单的,一小段话就能把心理疗法说完,但具体的做法却总是让我们摸不着头脑。接下来我们要告诉你的内容不只是中医的五行理论、阴阳盛衰,还要结合现代医学的心理学理论来谈肿瘤的防治,这样大家才好理解。

在我们的一生中,能够接收到各种各样的消息,但没有几种消息的力度比我们听到自己或者最亲近的人得了肿瘤更有冲击力。在我们接触的肿瘤患者和家属中,很难有人用准确的语言来表达他接收到这个信息时的感受究竟是什么,作为一名中医肿瘤科医生,我也不止一次思考:我如果患了肿瘤,我会怎样,但这种思考总是像自我保护一样被我自己的思维阻断。一种情绪如果不能用语言来准确地描述,那么这种情绪就会损伤到我们的脏腑之气。

在诸多疾病中,容易导致心理障碍的不少,但肿瘤绝对可以排在前列。因肿瘤导致的心理障碍不仅存在于患者中,也广泛地存在于患者家属中,而且这种心理障碍是千奇百怪的,甚至一家五口人就会有五种不同的心理障碍发生,所以肿瘤科医生总是掌握着两种发音相同但意义截然不同的方法——"化疗"与"话疗"。这两种方法在地位上是相等的,甚至在某种意义上,"话疗"比"化疗"更重要。疏导心理,平衡五脏,是与肿瘤共存的第一步,第一步迈得好,你就旗开得胜,可能未来就是一条坦途。所以,让我们一起走进患者及家属的心理世界。

1 究竟告不告诉 TA?

事实上,绝大多数患者在经过一段时间的心路历程后都能接受患癌的事实,从而配合治疗。

癌症确诊,究竟要不要告诉患者? 这是在患者确诊癌症后,医生首先会问家属,或者家属会问医生的一个问题。从一个经验性的统计来看,在确诊后选择立即将诊断告知患者的只占 20%~30%,大部分会选择保护性医疗,用各种各样的借口来应对患者本人的询问。这种情况的出现应该是患者家属尚未做好思想准备的表现,当患者家属自己不能接受这个事实的时候,他们首先会选择暂缓告知,以获取充分消化这个消息的时间。一个正常人在获知自己得了癌症以后会有怎样的心理历程。1969 年,伊丽莎白·库伯勒-罗斯在《论死亡与临终》一书中分析了悲伤的五个阶段:否认、愤怒、讨价还价、抑郁、接受。这是一种非常容易理解的悲伤模式,不仅患者要历经这样的一个过程,家属同样如此。

①否认:这个过程容易理解,当被确诊为癌症的时候,患者会怀疑这个诊断弄错了,或者报告拿错了,或者医院的仪器设备出现了故障,用各种"借口"来否认这个诊断。其实,这是一种有用的处理机制,能够让我们有时间慢慢地适应这个诊断结果。不过,有的人在这个阶段待的时间比较长,反复到一个地区的多家三甲医院就诊,不愿把上一家医院的检查报告给医生看,要求医院重新作全面检查。在这个阶段有一位待得较久的 33 岁女性的父亲,他女儿才生了小孩没多久,就被诊断为回盲部腺癌,先后到多家医院就诊,后病故于医院,直到女儿去世,他都没有接受这个诊断,依然坚信她女儿是被误诊的,并用各种恶毒的语言"诅咒"第一家确诊疾病的医院。

②愤怒:上面说到的那位父亲情绪中其实也包含了愤怒,不过他的愤怒是基于否认而产生的,是因为他觉得他女儿是被误诊的。这个愤怒是在接受癌症这个事

实的基础上产生的。其关键点是，为什么患癌症的是我？为什么是我的亲人？为什么？这个阶段也是比较短暂的一个阶段，当我们意识到否认和愤怒无法改变这个残酷的现实，便开始进入了讨价还价阶段。

③讨价还价：这个阶段的出现是建立在我们发现否认和愤怒无法改变这个诊断的基础上，于是乎，我们把希望寄托在一种更高的力量上，我们对这种更高一层级的力量产生一种全新的信念，并尝试通过祈祷或者恳求的方法说服更高力量让我们拥有好的结果。简单来说，肿瘤患者可以为自己找到精神寄托。

④抑郁：当我们尝试向更高层级力量讨价还价未能获得更好结果的时候，我们逐渐接受这个事实，陷入悲伤之中，随之而来的是一段悲伤、消极的时期。这段时期内我们拒绝像平常一样生活。很多人在这个阶段陷入时间较长，甚至无法自拔。人对悲伤的调控能力远低于对愤怒的调控能力，因为我们的精神里早已将"愤怒"这种情绪贴上了"消极、错误"等负面的标签，但对于"悲伤"我们并没有恶感，有的人甚至认为"悲伤"是一种值得享受的情绪，但我们必须要明确一点，过度的悲伤无助于减少我们的痛苦。

⑤接受：最后，我们慢慢开始接受，我们在内心深处开始接受这一事实，内心的各种情绪也开始走向平和，并开始重新认识这个世界，很多癌症患者的文字记录都是在这个时期形成的，他们往往因为形成了新的世界观、人生观，对这个世界有了新的看法，希望能够把这样的新发现与大家分享。

当然，这五个阶段是一种大致的科学分析，在不同的人群身上有不同的情况，某个阶段可能特别长，可能特别短，有的甚至没有其中的某个阶段，这是由每个人的性格特点决定的。所以当家属询问医生是否应该告知患者实情的时候，医生的建议一般是让家属回忆患者在遇到悲伤事情的时候是如何表现的，帮助家属分析患者一旦听闻这个消息后可能出现的反应。事实上，绝大多数患者在经过一段时间的心路历程后都能接受癌症的诊断，从而配合治疗。如果从法律层面来分析，患者是有知情权的，临床中常常遇到患者家属帮患者决定放弃治疗，这种决定从法律层面分析相当不妥。当然，我们也遇到过在告知患者病情后，患者出现极端行为的情况。所以，了解上诉五个心理变化，对患者和家属都有极大的帮助。

2 他(她)好像变了一个人

---------------------------- · ----------------------------

有的患者会要求严格保密自己所患疾病,拒绝来看望自己的亲朋好友,在这种心态中,孤独和沉默会让他们坚强和好受一些。

"他(她)好像变了一个人"这句话是我们常常听到患者家属抱怨的。我们查阅一些文献发现有学者调查分析这种变化容易出现在什么类型的人群身上,最后得到的结论是越成功的人变化越大。姑且不论这个结论的科学性,在我们接触的患者中,我们感觉受教育程度较低的患者在情绪上的波动是最小的,他们的依从性极好,容易接受医生的建议,和家人的相处也更加融洽。再进一步分析,我们发现原来是文化程度的差异决定了患肿瘤后的心理变化的差异。

在心理学上有一种学说叫"习得性无助"。1975 年,心理学家马丁·赛里格曼出版的《习得性无助》一书中提到,经历本身并不是不可控制的,而是抑郁患者他们解释经历的方式引发了抑郁。文化程度不高的人解释自己患癌非常简单:"人吃五谷杂粮,哪里可能不得病。"就这么简单,就这么坦然。

给笔者印象最深的是一位没有上过学的"袍哥",他从得知自己患有肺癌后,几乎没有什么心理变化,挂在口中的一句话是"我哪样苦没有吃过,这算什么"。然后该吃吃该喝喝,就是这样的心态让他活了很长的时间,而且生活质量很高,在临终前也都是面含微笑。

文化程度高的人会去考虑方方面面,寻找患癌的原因,后悔于既往的种种不良习惯,纠结于放化疗可能带来的副反应,忐忑于每一次检查结果数据的变化,凄苦于沉重的思想负担。所以,思想带给人类进步,却也给肿瘤患者带来了更多的痛苦。当然,这不是绝对的,有智者在经历上述的五步心理历程后,豁然开朗,笑看人生的也大有人在。接下来就让我们看看,肿瘤患者会出现怎样的改变。

①严重依赖:这种依赖表现在对家人和对医护人员两方面。在家里,患者认为

自己患病,需要更多的关怀,所以总是表现得很软弱,很痛苦,很希望家人不停地对患者嘘寒问暖。其实患者的病情没有你想的那么严重,这种迫切想从家人身上得到精神鼓励和安慰的做法较为常见,也常常得到家人的理解。还有一种依赖表现为对医护人员的依赖,患者将各种治疗行为当作最大的精神依靠,将病房作为庇护所,拒绝出院。个别较为严重的依赖表现为"指导"医生用药,要求最大剂量,最大频率,尽最大可能"杀灭"癌细胞。

②孤独沉默:很多肿瘤患者会在患病后出现强烈的失落感和孤独感,普遍觉得生活和前途黯淡无光,因而心理极度压抑和郁闷,采取冷漠态度对待周围一切事物。有的患者会要求严格保密自己所患疾病,拒绝亲朋好友来看望自己,在这种心态中,孤独和沉默会让他们坚强和好受一些。

③过激愤怒:这些患者接受诊断结果后会出现较为强烈的悲痛和愤怒并深刻感觉到社会对自己的不公,有被命运和生活捉弄的感觉,并将这种不良情绪对周围人宣泄。比如,经常与医护人员和亲人发生争执,这种不良情绪会逐渐消耗患者正常生活自理能力以及战胜疾病的信心。

④过度理智:我遇到过一个非常理智的患者,他是位不到40岁的男同志,在得知自己患癌后,就开始安排家里的事情,严密计算家庭资产,安排妻子和女儿今后的生活,规划今后的财务情况,最后得到的结论是他手里的钱只够化疗两个疗程……从他的整个情绪看,没有恐惧,没有自怜自艾,没有愤怒,只是理智地分析各种情况,尽力地顾及身边的亲人,几乎没有替自己考虑。这位患者的做法让医护人员非常感动。他的生活质量一直不错,治疗效果也很好,就是把金钱看得太紧,每次治疗都要耗费家属及医护人员很多口舌,医生只有用比他更理智的"话疗"让他明白活下去比留更多金钱给家庭更加重要。尽管我很佩服他的品德,但对他的治疗方式保留意见。

⑤其他:人的性格是多种多样的,患癌以后,还有很多性格上的变化,有的甚至充满负能量,在这里就不一一列举。

那么当患者好像"变了一个人"的时候,患者应该采用什么样的方法来找回以前的"你"呢?我们来聊一聊对策。

①倾诉与聆听:大多数人在生气、难过、愤怒后不愿意说话,但如果"张开嘴"那么我们的情绪就会得到很快的宣泄,肿瘤患者同样如此,当患者心理充满各种情绪以后,要学会"张开嘴",将不良的情绪发泄出来,而患者的家属要学会聆听。听

什么呢？听患者对肿瘤的看法，对治疗的担忧，对未来的打算……通过患者的倾诉，找到患者的痛点，找到患者不合理的观点，从而纠正患者的看法和观点。当然，这种倾听并寻找关键点的能力原本应该是心理医生的工作，但在目前中国的国情下，心理医生有限，原因是心理医生很不"吃香"，因为大家的观点是心理有问题才会去咨询心理医生，但殊不知，心理咨询和辅导就如同我们健康人体检一样，应该经常做才比较好。也许家属与心理医生相比对患者的心理异常敏感，能及时发现问题，但至少我们能做一个很好的听众，让患者"张开嘴"，这很重要。当然，这个建议对内向的患者是很好的，但对部分极其外向的患者而言，每时每刻都要倾听他们的唠叨确实也使家属无法承受。

②找到组织：1977 年，内科医生乔治·恩格尔提出了健康与疾病的生理—心理—社会交互模型，并在《科学》杂志上发表，尽管这种模型在当时受到了广泛的争议，但发展至今，现代医学早已接受这种交互模式。癌症作为一种需要更多人文关怀的疾病，显然不能离开这种交互模式。我们非常鼓励患者朋友参加各种由癌症患者组成的协会，在这里，患者会发现自己并不孤独，并不特别，会发现癌症其实没有那么可怕，它只是一种"慢性病"。也会发现很多人已经战胜了癌症，或许还会找到与癌共存的智慧。其实很多疾病都有纪念日，比如每年的 12 月 1 日是世界艾滋病日，3 月 21 日是国际睡眠日，6 月 6 日是全国爱眼日，这些纪念日的设定是为了让大家引起重视，关注这类疾病的预防、治疗，关爱患病的人群。而肿瘤不只有纪念日，而是每年的 4 月 15 日到 4 月 21 日为全国肿瘤防治宣传周，可见国家对肿瘤这个疾病的重视。目前，各种由肿瘤患者参加的协会非常之多，其中中国抗癌协会康复会是最大的团体组织，他们在全国各省区市均有分会。"本会宗旨是科学地、正确地指导癌症患者进行综合康复治疗，宣传癌症可防可治，癌症不等于死亡。本会贯彻社会-心理-生物医学模式，团结广大癌症患者、有志于癌症康复的医务人员和各界人士，倡导癌症患者积极参与，在康复中发挥主观能动作用，为提高癌症生存率和生活质量互勉共进，走具有中国特色的癌症康复之路。"这一长段协会的简介就是我推荐大家去寻找组织的原因。

③思考人生：思考人生这种"伟大的工作"在平时我们很少去做，当我们每天疲于上班、买菜、做饭这种规律生活的时候我们很少能静下心来去思考人生。当我们休假出去玩耍，在一个风景如画的宁静环境中，就可能发呆，并静静地思考。思考人生这项工作总是发生在"变化"的时候，不论是环境变化，还是心境变化。患

了肿瘤,这种巨大的变化当然会让人思考人生,而且这种思考大到可能改变我们的世界观和人生观。我给患者建议的思考范围会扩大一两个范围极,我建议他们要思考宇宙的广袤,物质的起源。在宇宙中星球如灰尘一般渺小,当我们仰望浩瀚的星空时,我们的生命只是时光中的一眨眼。当你的心无限扩大时,生命真的不那么重要。在战争年代,在枪炮声不绝于耳的时光中,患了肿瘤有那么可怕吗?当我们的思维总是停留在身边的人或事的时候,我们很难走出悲伤、孤寂的心理。当我们的思维扩大到芸芸众生时,你会发现生与死并不是太大的事。

④充满期待:很多患者会反驳我关于思考人生的观点,他们认为即使精神再高远、再空灵,但肉体的痛楚依然会折磨得我们非常的难受,在这一章我们主要谈心理和精神,其他章节会谈我们如何改善肉体的不适。其实,在近些年,随着现代医学研究的增速、突破,随着中医传统理论在肿瘤治疗上的新作为,癌症的诸多症状已经得到了有效的治疗,癌症真的就是"慢性病"。随着各种药物层出不穷,随着中医抗癌多种理论和方法的确立,治疗癌症之路即使算不上康庄大道,但也充满期望。当你发现你参加的协会中有病友已经无症状地存活了 3 年、5 年、10 年,甚至更久之时,你再回顾 3 年、5 年、10 年前的肿瘤治疗与目前的治疗方式天差地别。所以,患者不要丧失信心,要对未来的肿瘤治疗充满期待地好好生活。

3 中医的情志疗法

---------------------------- · ----------------------------

为什么很多肿瘤患者化疗前需要和医生好好的沟通,就是因为医生能够给你揭示化疗的"可怕之处"。当你认知化疗副反应以后,你也就不那么恐惧,这里不是指化疗没有副反应,而是说你心里的恐惧感已经消失或变弱了。

哲学家斯宾·诺莎是生活在 300 多年前的犹太裔荷兰籍哲学家,他的一个观点是:一种情绪不能被另外一种情绪限制或取代,除非是相反或更强烈的情绪。其实,早在 3000 年前,《黄帝内经》中就用五行相生相克的理论介绍了这种情志相克的治疗方法。

①理论依据:五行学说认为金、木、土、水、火的顺序依次相生相克,悲属肺金,怒属肝木,思属脾土,恐属肾水,喜属心火。这就形成悲胜怒,怒胜思,思胜恐,恐胜喜,喜胜悲的情志相胜心理疗法。

理论枯燥乏味,让人很难认真地读好这一段,中医心理疏导目前最大的问题是它所依赖的阴阳、五行这种意识形态被科学这种意识形态所取代,即使中医从业者很懂这套理论,也比较难以在对这套理论不太熟悉的患者中很好实施。打个比方,现代人很难在目前这个文化环境中写出一首好的诗词,而古代人也很难写好一篇现代散文,这是因为环境不同。因而,和单纯把脉开方这种只对医生有古文化要求的行为相比,中医心理疏导这种对患者也有较高要求的行为在目前实施起来,有一定难度,但其根本的理论依据却是可以很好利用的。

②喜胜悲:悲伤是癌症患者最常见的情绪。悲伤肺,红楼梦里的林黛玉就是悲伤肺的典型代表,梨花带雨和手绢上咯出的血液就是伤肺的表现。对悲伤患者的最好方法就是让他(她)开心、欢喜,用喜悦的情绪取代悲伤的情绪,这个道理即使没有学过中医也是能够明白的。但要让癌症患者由悲伤变开心起来并不容易。设计一个可以让悲伤患者高兴的方案,是心理医生的长项。对患者家属而言,因为对

患者足够了解,所以也可以设计出一套较好的方案让患者变得开心起来。如在家里,读一两则幽默笑话,看看搞笑的视频,邀一两位思想活跃的朋友,谈谈过往的趣事;走出去,看一两场喜剧电影,约三五好友,登高而歌,踏水而行,这些都是可行的。最忌讳的是患者悲哀的心情让我们的家属也陷入了悲哀无法自拔,从而在家里形成愁云惨淡的氛围,患者家属必须有意识地去打破这样的氛围。主动去打破这样的氛围是这本书能够教你的,这种主动去寻找喜悦来战胜悲哀是这本书能够教你的,但如何打破却很难教你,因为设计方法必须具体问题具体分析。

③思胜恐:恐惧也是肿瘤患者的常见情绪之一,患者常常恐惧什么呢? 恐惧癌症这种疾病带来的痛苦,恐惧治疗过程中的副反应,恐惧生命开始倒计时。是的,这样的问题哪怕你没有患癌,想想也是可怕的,所以癌症患者的恐惧心理是很常见的。中医理论里,对付恐惧情绪的办法是"思",这个"思"是指的思考、认知。就是直面恐惧的原因,彻底地了解它,我们常说未知的才是可怕的,恐怖电影里面黑漆漆的时候才是最恐怖的,但只要一开灯,认知了恐怖的本质,就不那么害怕了。为什么很多肿瘤患者化疗前需要和医生好好地沟通,就是因为医生能够给你揭示化疗的"可怕之处",当你认知化疗副反应以后,你也就不那么恐惧了,这里不是指化疗就没有副反应了,而是你心理的恐惧感消失了。所以认知、思考是战胜恐惧的利器。

当然,癌症患者还有很多情绪,都可以参照这样的中医理论去找到应对的另一种情绪。方法是因人而异的,但原则是相同的。

4 一些可以试用的干货

通过引导患者及配偶回忆以往美好时光,感知更多的积极体验或照顾获益,有助于降低患者及配偶的悲伤情绪,提高积极感受,最终提升照顾质量及照顾者自身的生活质量。

我们总是希望可以在一本书里面学会如何去做,但往往书里面讲的都是理论,特别是医疗类的书籍,很少教你每一步应该怎么做,因为这本书所面对的对象是人,是万物之长,不能有一点闪失。人与人的不同让我们在写这些具体操作方法的时候慎之又慎。接下来就是一些改善你心理状态的干货,可以试用。

1. 正念减压法

在西方,正念已成为继瑜伽之后流行的新生活方式,正念练习来自东方智慧,远在 2500 年前就已经存在。那么何为正念呢?"正念"最初来自佛教的八正道,是佛教的一种修行方式,它强调有意识、不带评判地觉察当下,是佛教禅修主要的方法之一。正念就是观察事物的本身——我们的念头、情绪、身体感受以及周边发生的一切……当我们沉浸在后悔过去、担忧将来,或者迷失在无休止的困惑、冲突和想法之中时,我们就会失去现在。正念意味着即使有时生活让我们很痛苦,我们也要保持淡定,全然地感受生命,做出冷静明智的决断,而不是批评、分辩和意气用事。

正念减压疗法也称正念减压疗程,简称 MBSR,产生于 1979 年。美国麻省理工学院分子生物学博士、马萨诸塞州医学院的荣誉医学博士卡巴金为麻州大学医学院开设减压诊所,并设计了"正念减压疗法",协助患者以正念禅修处理压力、疼痛和疾病。正念疗法的具体方法采取的是团体训练课程的形式。每周一次,每次 2.5～3 小时。

正念减压疗法该怎么做呢?

（1）正念冥想

首先，需要做的是患者为自己选择一个可以注意的对象，可以是一个声音、单词，或是自己的呼吸、身体感觉、运动感觉；在选择完注意的对象之后，要舒服地坐着，闭上眼睛，进行简单的腹部呼吸放松练习（不超过 1 分钟）；然后，调整呼吸，将注意力集中于所选择的注意对象。

（2）正念呼吸

正念呼吸有助于处理情绪，同时将注意力从思维状态中转移到对身体的觉知，可从强加给自身的限制中解脱出来。患者可以躺在平坦的地方练习，腿伸直或膝盖弯曲，甚至垫一个枕头在膝盖下支撑腿部，或者以舒适的坐姿练习。如实地感受自己的一呼、一吸以及呼吸之间小小的停顿，感受气流经过鼻腔的感觉，或者每次呼吸时，胸部或腹部的一起一落。

（3）正念疗法的作用

正念疗法能够帮助减压、改善情绪和注意力、养成更好的饮食习惯；改善睡眠、进行更好的体重控制、减轻疼痛等。但正念并不适合每个人，尤其是遭受过多种严重心理健康问题，比如精神分离症或双相情感障碍的人群等。

正念减压疗法可以调节神经内分泌系统、增强免疫系统功能；使不良情绪指数（包括焦虑、抑郁、愤怒）降低 65%；使肌肉紧张、消化系统问题和神经系统问题降低了 35%；使睡眠质量提高；更少感到乏力和迷惑，生活更有活力。

2. 个体怀旧疗法

个体怀旧疗法是适用于照顾患者的家属的一种心理治疗方法，它是指通过引导人们回顾对过去事件、情感及想法，帮助其增加幸福感、提高生活质量及对现有环境的适应能力。它关注人们的生活经历和体验，提高他们的生活质量、生活满意度及心理幸福感。这是一种建议在患者和配偶之间开展的心理疗法。通过引导患者及配偶回忆以往美好时光，感知更多的积极体验或照顾获益，有助于降低患者及配偶的悲伤情绪，提高积极感受，最终提升照顾质量及照顾者自身的生活质量。具体的做法如下：

第 1 周（30 分钟）：以健康教育指导为主，内容主要包括肿瘤患者日常康复的指导；了解患者配偶照顾过程中常见问题，并教会其采用简易应对方式和放松技巧。这一步应该由肿瘤专科护士或心理咨询师完成。

第 2 周（40 分钟）：进入个体怀旧疗法的干预环节，主题为"与患者在一起的快乐时光"引导患者家属回忆和患者共同经历的人生幸福体验及特殊场景,如相爱、结婚、生儿育女等。

第3周(30分钟):主题为"回忆与患者生活中快乐的事情",引导他们回忆和患者一起经历的快乐的事;患者曾做过的感动自己的事情;喜欢和患者一起做的事。

第4周(30分钟):主题为"一生中的幸福时光",引导患者配偶回忆其成长的趣事、兴趣爱好;难忘的幸福时光;喜欢的电视、电影。

第5周(30分钟):主题为"一生的成就",引导他们回忆工作取得的成绩、年轻时的理想、一生中经历的最有成就感及最感欣慰的事情、照顾子女的体验等。

第6周(30分钟):主题为"照顾过程中的价值",引导他们回忆照顾患者过程中有趣的事情、最难忘的事情及照顾的经验等。

第7周(30分钟):主题为"总结和展望",邀请患者参加,主要是引导患者及其配偶对未来生活的期望,并了解其对实施个体怀旧疗法的感受等。

有学者认为,怀旧能促进人与人的相互作用,为未来做准备,评估过去的生活,帮助个体维持自我价值、自我认同及个性等。有相关研究结果显示,实施个体怀旧疗法后,观察组患者配偶的积极感受程度优于对照组。通过个体怀旧疗法,一方面引导患者配偶回忆与患者的美好时光以增进夫妻感情,和谐家庭生活;另一方面,通过回忆其成就及总结照顾经验,提升患者配偶的自我价值感,增强其照顾患者的信心。此外,规划未来可促使患者配偶重新评估自己对患者的独特作用和价值,坚定其照顾患者的信念。

个体怀旧疗法的最终目的是让患者及其配偶总结及展望共同历程,使患者夫妻双方感到被信任,进一步提高他们对未来生活的期望,促使患者配偶以更积极的态度应对照顾患者过程中出现的问题。

5 笑一笑，十年少

------------------------------·------------------------------

情志是人成为万物之灵的原因之一，但它不全是"正能量"，在癌症的发生发展与治疗中，它就是一把双刃剑，你得了解它，用好它。

有一个辩论赛常用的题目为《人禽之辨》，就是争论人是不是动物的话题，这个话题辩论的核心其实就是我们常说的情志。世间万物，为何只有人被称为万物之灵，我们简单地类比一下，先说没有生命的东西，比如水、火，水、火只有气，没有其他的东西。水就是水蒸气变来变去而已，火就是火燃烧出来的向上的那一股气，在那里往复循环，它很单纯。再说植物，就比水、火进一点了，植物它有气，还有生，它会生长，可是植物它不能动。你会发现，一株植物它的气不足，所以植物是一丛一丛地生，你家里养一盆花不容易养活，但如果你养十几盆花，它就容易养活。植物为什么要丛生？就是它结合起来，那股气才足够传出去，把它所需要的蝶、蜂引过来。动物又进一步，动物有气，有生命，它还有知，只不过它的知称为本能，动物是有本能的。你可以把一条狗带到郊区，然后它会自己走回来。可是你永远没有办法，叫一条狗说，你现在到郊区去，它做不到。那么动物有没有情志，也有，它们也会发怒，也会开心，也有惊恐。但它们却不会控制这样的情绪，能够控制情绪，是人与动物的区别之一。

有一部电影名为《忠犬八公的故事》，电影的原型为 1924 年秋田犬八公被它的主人上野秀三郎带到东京。每天早上，八公都在家门口目送着上野秀三郎出门上班，然后傍晚时分便到附近的涩谷火车站迎接他下班回家。一天晚上，上野秀三郎并没有如常回到家中，他在大学里突然中风，抢救无效死了，再也没有回到那个火车站，可是八公依然忠实地等着他。这部电影感动了无数的观众，很多人说是狗的忠义感动了人，其实，我们倒认为这只是动物的本能，但被拥有更高情志的人发现了其中的忠诚，从而被感动。这部电影能感动狗吗？不能，因为它们缺乏更高级的情志。情志尽管是人成为万物之灵的原因之一,但它不一定就是正能量的,在癌症的发生发展中,在癌症的治疗中,它就是双刃剑,你得了解它、用好它。

我们再来学一句原文,《素问·天元纪大论》:"人有五脏化五气,以生喜怒思忧恐。"这句原文把我们的情志五脏联系起来,是非常经典的中医基础知识。五脏指的是"心、肝、脾、肺、肾",这里的五脏不是现代医学解剖里面的五个器官,你可以理解为五个系统,这五个系统对应的情绪就是"喜、怒、思、忧、恐"。所以心对应的情志就是喜。喜是我们最喜欢的情志了,由于喜悦而产生的表情——笑,也被我们认为是最漂亮的表情和最想保留在相片里的表情,每次照相时大声说出的"茄子"就证实了人类对笑这个表情的喜爱。有人说笑是最廉价的医疗手段,其实也有一定道理。清朝有一位八府巡按,患了精神忧郁症,长期医治无效。有一天,他经过某地,地方官推荐当地一位最有名的老医生为他治病。这位老医生诊脉后,十分认真地对巡按说:"大人患了月经不调症。"并开出处方,吩咐按时服药。巡按大人一听,当场哈哈大笑,心想这个老医生徒有虚名,是个老糊涂。回家路上,每当想起此事,就要笑上一阵。然而在笑声中,他的精神忧郁症逐渐减轻了。待回到家里,又将此事说与夫人听,二人又笑了一阵,他的精神忧郁症竟然全好了。没有用任何药物就治好了忧郁症,这个成本是极低的,当然能够在诊脉的同时就制订好这个治疗方案,老中医的价值却是非常高的。这个故事其实也说明了精神是有力量的,情志在某种情况下是可以治疗疾病的,所以如何用好情绪来治疗肿瘤就是我们下面要重点讨论的问题。当然,笑除了是一种廉价的医疗方式,还是一种良好的健身运动。人在笑时,下颌处于下移状态,该部位的下移是人体放松的关键,能使人从紧张状态中得到放松。笑是最好的体操,微微一笑牵动面部13块肌肉,哈哈大笑,面部、胸部、腹部的肌肉都参加运动。笑能使人吸进更多的氧气,排出更多的废气,保持呼吸通畅,促进新陈代谢。笑能加速血液循环,增强心血管功能,使局部和整个身体供血充足。

笑一笑能使人精神愉悦,这个是我们能够亲身感受到的,但笑一笑真的能"十年少"吗?笑真的能延长我们的寿命吗?从中医理论上来分析,我们认为是有一定道理的。中医认为,心为君主之官,主宰整个生命体,心藏神,为阳中之阳,心为神明之主,勃发的阳气滋养着我们的神明,正常的喜乐,让我们精神愉快、心气舒畅,对神明的滋养非常有利,就如同在惬意的春日阳光里晒太阳一样,所以笑一笑常使我们处于"年轻态"。

　　但要注意的是,我们强调的是正常的喜乐,如果情志太过,也是会让我们受到伤害的,哪怕这种情绪是让我们非常舒服的。春日的阳光让我们很舒服,但三伏天大太阳下的感受你也是深有体会的吧。如果喜悦太过,就好像烈日照耀一样会消耗掉我们的心气,所以中医里也有"喜伤心"的说法。范进中举的例子就是喜伤心的典型代表,因为太过喜悦而危及生命的例子不在少数。这些都能证明一件事情,情志是有力量的,把情志的力量运用得好,我们就能够在与肿瘤的对抗中获得优势。

6　家庭的力量

我们在临床工作中,已经送走了太多的晚期癌症患者,可以说每个患者最后的离开,基本上都是有家人陪伴的,极少会看到没有家人而只有朋友陪伴,甚至一个人孤独去世的情况。

有位接近 80 岁的老年男性患者,他被确诊为结肠癌,因为年龄太大,治疗风险太高,已经没有手术和化疗的机会,所以患者只能采取姑息治疗为主的方法,于是就来寻求中医药治疗。每次来看病,老人都形单影只,虽然年纪大,但感觉性情很急,听力又不好,声音还很大,每次都会和其他患者发生或多或少的小摩擦,大家看他是个老人,也没有过多地与他计较。

看病的时候,他会哆哆嗦嗦地找很久医保卡,再絮絮叨叨地说很多重复的琐碎的小症状,对于医生的询问也半天听不清楚,因此,给老人看病的过程是比较费时费力的,医生和老人都累。每当这个时候,旁边的患者总会建言:"家里没人陪你来呀,你一个老人看病,缴费、拿药弄不弄得清楚呀。"一说到这里,老人就总会生气地还嘴,于是又在吵吵闹闹中结束看病。

后来通过询问,才知道患者是位孤寡老人,身边已经没有亲属。面对这样的情况,之前老人的种种表现就情有可原了,这个没有家人陪伴的老人,虽然还算坚强,凡事都在力求自食其力,但疾病的发展会越来越影响他日常的生活自理能力,最后可能就一病不起,其未来的结局可想而知。身患绝症,没有手术、化疗等积极治疗手段,仅靠姑息对症治疗的他,预期生存时间不会太长,而且,最重要也是最令人伤感的是,也许他会孤独地默默死去,想来都倍感凄凉。

我们在临床工作中,已经送走的晚期癌症患者,每个患者离开时,基本上是有家人陪伴的,极少会看到没有家人只有朋友陪伴,甚至一个人孤独去世的情况,所以对于患者而言,家人的陪伴不仅是在患者身边照料他,而是要让他感觉到,我和你的心在一起,这种心灵与情感意义上的陪伴在患者诊断、治疗、康复的整个过程都至关重要。

美国的一项研究表明,癌症患者如果整日生活在各种负面情绪中,不能保持随时与病魔战斗的乐观心态,会极大地削弱其免疫功能,促进癌症的发生、发展。而正面积极的情绪,一方面可以通过神经、内分泌和免疫等心理、生理机制提高患者的综合抗病能力;另一方面可以激发患者的抗癌积极性,帮助患者坚定必胜的信念和信心,增强患者意志,推动患者的抗癌行动。根据我们的临床经验,对于青壮年肿瘤患者,一些适度的"压力",甚至有时会变成他们的"动力"。而所谓"压力",其实是让他们觉得自己是被家人所"需要"的,或者让他们觉得家人"不能没有了我",从而激发他们求生的欲望,产生活下去的力量。

在临床就经常可以看到,很多的中青年女患者,她们可能病情很重,可能放化疗后副反应很重,还有一些治疗以后又存在很多并发症,但作为一个妈妈,为了孩子,就是她们忍受各种病苦折磨与癌魔斗争的理由,就是她们坚强活下去的动力。在对她们表示钦佩的同时,可以说这样仍然是不够的,她们毕竟是深受病痛的癌症患者,她们还是需要各种支持,而最重要的支持,就是家庭的力量。

癌症患者在病程中会遭受各种各样的痛苦,相较于其他慢性病,癌症患者的病痛本身就更加折磨人。而这种种折磨对患者情绪的影响,再加上无所不在的死亡威胁,确实会造成癌症患者自杀的情况,和其他疾病比较也相对高发。在这个过程中,家人的陪伴对患者至关重要,有了家人的陪伴,患者才能更好地面对冗长而痛苦的各种治疗;有了家人的陪伴,患者才能更好地面对最后的死亡,安宁、平静地享受来自家人的临终关怀。

伦敦金格斯大学曾经作过一项以乳腺癌患者为观察对象的研究。大家都知道,乳腺癌在癌症里面是治疗效果比较好的癌症,但这项报告显示,以乳腺癌患者的存活率统计,斗志强的患者能活过 10 年的高达 80%;冷静接受乳腺癌的患者,10 年存活率是 33%;自始至终抱绝望态度的患者,则只有 20% 能活过 10 年。

有家人的陪伴,才能彰显家庭的力量。从某种程度上说,肿瘤患者最好的良药就是来自家人的陪伴,应好好发挥家人陪伴的作用。

7 如何成为一名合格的癌症患者家属

癌症患者需要家人的适度陪伴,但在陪伴时注意陪伴方式,不要照顾过度或者关怀欠妥。

长沙有位患结肠癌的患者,他的妻子为了给他治病煞费苦心、倾家荡产,可惜收效甚微,一年后他去世了。弥留之际,他说出了对妻子最大的抱怨,就是妻子始终对他隐瞒实情。他说,如果从一开始就告诉他,他就能按照自己的意愿来安排生命中最后的时光。他的话,一直铭刻在妻子心头,多年后提起,她仍然觉得对不起自己的丈夫。

有位患者,平素身体很好,偶然检查发现晚期肺癌,虽然没有手术机会,但本可以给予积极放化疗和靶向治疗来控制病情,提高其生活质量,延长生命的,但该患者平时脾气暴躁,又比较自负,一直认为自己身体强壮,不会有什么大毛病。他的妻子和子女商量,都认为以患者的性格,肯定会无法接受这样的病情,害怕他会立刻自暴自弃,甚至出现自杀等极端情况。于是,家属们就想了很多方法,还把 CT 报告、支气管镜报告等相关的报告作假,拿假报告给患者看,于是患者以为自己没太大问题,患者当时也确实没有什么症状,感觉和正常人一样,医生本来建议他尽快化疗和放疗,结果患者看了报告以后,就坚决拒绝进一步积极治疗,甚至还质疑医生过度治疗,于是患者直接出院回家了。

没过几个月,患者病情明显恶化,出现呼吸衰竭,只能在病床上端坐喘气,这时候他自己已经认识到病情的严重性,家人才不得已告诉他实际病情,患者知道真实病情以后很生气,责怪家人没有早一点将实情告诉他,患者因此恨死了家人,认为他们耽误了他的治疗!确实,患者来医院时已经没有机会化疗和放疗,只能给予姑息对症为主的治疗,患者病情没有得到很好的缓解,迅速恶化后去世。从知道真相到去世的这段时间里,患者一直无法原谅家人,再也没有给过他们一个笑脸,而他的家属也终日以泪洗面,愧疚难安……

结合上述事例和临床经验我们认为,要做一名合格的患者家属,应该尽量做到以下几个方面:

①在患者的治疗过程中,尽量协助患者本人,按照医生的要求,规范及时地完成抗肿瘤治疗。这是因为肿瘤治疗有特殊性,仅是治疗的疗程就很长,比如化疗,一般要求至少化疗4~6个周期,按每个周期间隔21天左右计算,6个周期需要4~5个月时间,而放疗一个周期至少为20~30次,时间大约是一个半月以上,还要求患者一直待在医院里。先不谈患者在放化疗过程中的副反应,仅是治疗时间的漫长和枯燥,都很容易对患者规范地完成整个治疗疗程产生很大影响,所以在此期间,家属的陪伴和协助非常重要。

②患者治疗的疗程长,副反应较大,治疗的疗效还不够好,治疗过程中有各种各样的副反应,很多是让人无法忍受的,很多还是非常危险的。如果出现这些情况,会对患者的身体和心理产生很大的刺激和伤害,而在出现各种副反应后,还需要专业的护理和处理,这些都有赖于家属非常及时、专业和有效的陪伴。比如直肠癌手术后肠道改道,患者不能从肛门排便,需要在肚子上面打洞,开个造瘘口用于日常排便,这就需要在瘘口连接一个造口袋,而平时要更换造口袋,清洁造口皮肤和袋子。如果造口袋没连接好,肠道的臭气就容易漏出来,严重的还可能会因大便漏出而弄脏衣物。对于很多爱清洁的患者来讲,这是难以忍受的。这样的工作通常都是由患者家属来完成的,既讲究技术,也考验其细心和耐心,而且这样琐碎的护理不是一次两次,而是一天数次,年复一年,持续数年甚至几十年!

③肿瘤特别突出的一点,也是和其他慢性病一种显著的不同,就是比较明确的死亡威胁,这对患者的心理威胁很大,这也需要患者家属良好的陪伴和心理疏导。家属应该做癌症患者最忠实的聆听者,癌症患者往往伴有紧张、焦虑、抑郁、愤怒、绝望等种种负面情绪,因此可能话语变多,甚至非常唠叨,家属就应该主动与患者沟通、交流,给予患者充分的心理支持,家人的温暖,能更好地帮助患者面对死亡威胁,增强治疗的信念和活下去的信心。

④适度的陪伴。这是强调家属对患者的陪伴,要注意陪伴方式,不要照顾过度或者关怀欠妥。我们的建议是:应充分调动患者的积极性,充分发挥自我潜能,不应使患者过分依赖医护人员和家属。

我们在病房经常可以看到家属照顾患者的各种不恰当之处,比如对有些并未丧失自理能力的患者照顾得无微不至,连喝水、挤牙膏、拧毛巾这样可以力所能及的小事都要包办代替,就怕累着患者。这样反而容易让患者更加以为自己是废人,从而丧失生活信心。此外,还会让患者迅速产生依赖心理,懒于加强活动与锻炼,以至于对放化疗以后的身体恢复反而没有好处。再比如有的患者在住院后,会有很多亲朋好友络绎不绝地前来探望,这样过于频繁的探望,既影响患者休息,也往往会给患者造成很大的心理压力,认为自己剩下的时间不长了,容易诱发悲观绝望的情绪。

⑤给予患者良好的临终关怀。这是社会、家庭比较容易忽略和欠缺的一点。国外很重视这一方面,临终关怀常由医师、护士、社会工作者、家属、志愿者以及营养学和心理学工作者等多方面人员共同参与,是非常复杂和高水平的处理措施。癌症患者走到最后一步,除了生理上的痛苦之外,更重要的是对死亡的恐惧。有专家认为"人在临死前精神上的痛苦大于肉体上的痛苦",所以对癌症患者的临终关怀是家属非常重要和有意义的工作。

对于临终阶段的癌症患者,除了在身体方面尽量减轻痛苦以外,还更需要家属在精神方面的陪伴,使患者在有限的生存期内,在充满人间温暖的氛围中安详而平和、舒适而有尊严、无憾无怨地离开人世。

8 如何改善睡眠障碍

-------------------------------- · --------------------------------

　　癌症患者要学会改善自己的睡眠环境,给自己创造一个安静、舒适的环境。不良的睡眠习惯,致使睡眠正常节律的破坏,导致睡眠模式进一步紊乱,引起失眠。

　　睡眠障碍是指睡眠量的异常和睡眠质的异常或在睡眠时发生某些临床症状,如睡眠减少或睡眠过多、夜惊、夜游、遗尿、梦魇、发作性嗜睡、Kleine-Levin 综合征、Pickwickian 综合征等。失眠是最常见的睡眠障碍,其主要表现在入眠的困难或早醒,往往伴有睡眠不深与多梦。

　　在睡眠过程中,机体会调整心率和血压,让心肺功能得到休息、缓解肌肉疲劳、促进生长激素分泌等。睡眠对人类生存有着重要作用。研究发现,癌症患者出现睡眠障碍的概率要比健康者高。国外有研究显示,在癌症人群中自发报告的睡眠障碍发病率为 30%～50%,但在乳腺癌和肺癌患者中高达 37%～38%。国内的相关研究显示,在包括各种类型和不同阶段的癌症患者中,睡眠障碍的发生率也高达26.54%。

　　癌症患者的睡眠障碍主要表现为失眠。失眠通常指患者在睡眠时间和/或质量不满足并影响白天社会功能的一种主观体验。癌症患者临床常见的失眠形式有:明显的入睡困难,睡眠潜伏期延长(超过 0.5 小时);睡眠维持困难,觉醒次数和觉醒持续时间增多(多于 2 次);睡眠的质量下降,睡眠浅且易多梦;总睡眠的时间短,通常小于 6 小时;早醒和日间困倦增多等。在诊断早期,睡眠障碍常常作为一种心理反应。当确诊患有癌症后,患者常产生不同程度的焦虑、紧张不安、抑郁、否认、恐惧等,出现食欲减退、睡眠障碍、体重下降等表现,均属正常的心理压力反应,持续一段时间后这些反应可能会消失。部分癌症患者可能表现为较持久的焦虑、抑郁、情绪不稳、记忆障碍等症状。失眠常常引起患者在白天不同程度地感到未能充分休息和恢复精力,继而出现躯体困乏、精神萎靡、注意力减退、思考困难、反应迟钝等表现。对失眠产生越来越多的恐惧以及对失眠导致的后果过分担心,往往使失眠患者陷入一种恶性循环,久治不愈。

治疗癌症患者的睡眠障碍,首先是针对原发病的治疗,遵循规范化的癌症治疗原则。在抗癌治疗的同时,应对睡眠障碍给予必要的处理。针对不同的病因,采取不同的措施,以达到缓解症状、维持正常的睡眠结构、恢复社会功能和提高生活质量的治疗目标。不论睡眠障碍的病因是什么,积极的治疗睡眠障碍可能会改善躯体疾病。癌性疼痛是失眠的重要原因,应积极治疗患者的疼痛。

癌症患者要消除不良心态,同时要做好心理调节,保持心态平衡。癌症患者应该对自己所患的疾病以及治疗过程中会引发的不良反应有一个正确的认识;敢于面对现实,努力改善担心、紧张、恐惧的心理,使自己保持平静、稳定的心态。

癌症患者要学会改善自己的睡眠环境,给自己创造一个安静、舒适的环境。不良的睡眠习惯,致使睡眠正常节律被破坏,导致睡眠模式进一步紊乱,引起失眠。患者需要学会控制与纠正各种影响睡眠的行为,营造舒适的睡眠环境与氛围,保持固定的起床时间,尽可能减少卧床的时间。很多研究表明,认知治疗和行为治疗对于失眠是有效的,行为治疗包括放松训练、刺激控制治疗、睡眠限制治疗。外界的因素对睡眠质量情况有一定影响,例如噪声和灯光等,往往干扰正常的睡眠,可以通过关灯、拉上窗帘、塞耳塞等措施来改善睡眠环境,以保证睡眠质量,提高睡眠效果。睡前用热水泡脚可以促进血液循环和刺激脚上的穴位,从而改善晚上睡不好的情况。建议泡脚的时间要控制在 20 分钟左右,泡完脚之后可以再按揉下脚底穴位,改善脚疲劳和睡眠质量。癌症患者在白天的时候可以适当地进行一些娱乐活动或体育锻炼。另外,饮食也是需要非常注意的,尤其是睡前饮食,晚餐要适量,不要吃对胃有刺激的食物,睡前不要喝咖啡、茶等。

癌症患者若睡眠障碍严重,需及时药物治疗。临床中治疗失眠的一线药物主要为非苯二氮䓬类药物。癌症患者往往伴随有焦虑症状,容易影响睡眠,故常用苯二氮䓬类药物,抗焦虑治疗的同时又可改善睡眠。伴有抑郁情绪的睡眠障碍癌症患者,进行抗癌治疗的同时应使用有助于镇静催眠作用的抗抑郁药物。

9 如何缓解焦虑、抑郁

————————————————— · —————————————————

焦虑,是我们在日常生活中相对熟悉的概念。在现实生活里,我们常常可以听到人们谈起担心、紧张、焦急之类的名词,这些词其实就是对焦虑情绪的一种描述与体现。

美国著名的心理学家海德认为,个体的焦虑常常是因为他们在对自己和他人的行为进行归纳分析,推断出这些行为的内在原因,在过程中所产生的一种负向情绪。另一位美国心理学家艾里斯也指出,困扰着大部分人的情绪和心理问题,均源自不合逻辑或不合理的认知。那些不合理的认知,导致个体主观地预料将可能会出现某种不良的后果或模糊的威胁而产生的一种不安情绪,往往伴随忧虑、烦恼、害怕、紧张等情绪问题。人之所以会产生这些负性的情绪问题,是因为个体达不到目标或不能克服某些障碍,导致自尊心与自信心受挫,而失败感与内疚感增加,久而久之形成一种紧张不安、恐惧的情绪状态。这种负性情绪,往往会因为各种不同的因素而在人群中产生。

抑郁症也称抑郁障碍,主要的临床特征是出现显著而持久的心境低落,是心境障碍的常见类型。临床表现可见其心境低落与其处境不相匹配,情绪的消沉可以从闷闷不乐到悲痛欲绝、自卑抑郁,甚至悲观厌世或伴有自杀行为。部分患者往往表现出明显的焦虑和运动性激越;严重时可出现幻觉、妄想等精神症状。抑郁每次发作,至少持续 2 周以上,长者可达数年。多数抑郁患者有反复发作的倾向,尽管每次发作大多数患者可以缓解,但部分可有残留症状或转为慢性。目前绝大多数癌症尚不能治愈,患者常遭受癌症病痛的折磨,大多数癌症患者往往伴随焦虑、抑郁。

癌症患者所出现的焦虑,最主要的原因其实还是源于癌症病情的不确定性。因此,家属应该给予她们一些支持与关怀。保持良好的心态,对于癌症患者来说是相当重要的。有许多早期癌症患者,在配合医生积极治疗的同时,保持良好的心态,癌症有很大的概率被治愈。当癌症患者出现比较严重的焦虑情绪时,需要去医院进行规范的药物治疗,临床中常见的抗抑郁类药物基本有效。患者必须在家人的监督下服用这类药物,因为抗抑郁的药物具有中枢抑制的危险性,服用过量有可能导致死亡。

如果癌症患者出现了比较严重的抑郁情绪,家属应该多给予他们一些关怀、支持与肯定,让癌症患者感觉到被关心,久而久之,他们的抑郁情绪应该会有所缓解。当癌症患者的家属无法为患者排忧解难时,必须让患者及时到医院进行规范治疗。

患了癌症以后,每个人的心态都会发生一些变化,最常见的变化是变得非常焦虑和抑郁。毕竟患了癌症之后,身体上的折磨就已经足够让人痛苦了,如果病情的发展再让人感到绝望,不焦虑、抑郁是非常难的。如果癌症患者发现自己有非常严重的焦虑、抑郁倾向,那该怎么办呢?

首先,适度锻炼。运动不仅可以减少心脏病和其他疾病的可能性,还可以缓解抑郁症和焦虑症。首先,锻炼会释放内啡肽,这是一种化学物质,可改善情绪。它还可以减少某些免疫系统化学物质引起的抑郁倾向,并升高体温,从而促进人体放松。内啡肽有助于抑制身体的压力反应,从而降低机体一整天感到焦虑或出现恐慌症状的风险。大量研究表明,运动有助于缓解抑郁和焦虑的症状。即使只进行15分钟的体育锻炼,也可以缓解焦虑和抑郁症状。运动还可以降低人的焦虑或紧张程度。如果每天处于高水平的焦虑状态,运动可以减少出现这些症状的次数或降低严重程度。若身体条件允许和排除禁忌证以外,癌症患者也可以进行适度的运动锻炼。

其次,安排好自己的每一天。焦虑、抑郁是一种痛苦的经历,会影响患者的情绪和动力。如果患者情绪低落,可能难以集中注意力或整天待在床上。如果不知道自己的一天将会如何,可能会感到焦虑。尝试尽可能地继续自己日常生活,并避免让情绪决定自己的安排和实际行动。癌症患者除接受正规的治疗方案以外,更应安排好自己的每一天,不焦虑、不抑郁,积极地对抗病魔。

再次,懂得生活在当下。如果患有焦虑、抑郁症,是因为对未来感到担忧,不确定或紧张。如果患有抑郁症,那可能是因为个体不断地思考过去,反思错误的事情。然而,这不是一件容易的事,但它会帮助将感受与想法分开。最好不要沉湎于过去或沉迷在未来。当它们这样出现的时候,就承认它们,给它们贴上标签,然后让它们消失。尝试着注意身边发生的事情以及自身的活动需要什么,盘点身边的人,以及如何从事任何参与的活动。这将帮助摆脱过去,专注于现在。继续努力,会达到正念的状态。

最后,冥想。常规冥想练习可缓解压力和焦虑症状。正念可以帮助自身感觉与其他人有更多的联系,它可以帮助更好地控制自己的情绪,提高以新的视角思考情况的能力。要练习正念和冥想,每天花点时间闭上眼睛,放松肌肉,并把所有的注意力集中在呼吸上。如果有什么思想出现,那么承认它并让它消失。这样做得越多,最终能够将它融入日常生活中的能力就越多。

10　自助者天助

----------------------------------- · -----------------------------

　　人的内心,常常容易受到外部环境的影响和干扰,甚至被吓破胆。如果我们认识不到这一点,便会轻易被外界和自己击垮,造成人生的巨大失败。

　　《中庸》有云:"天之生物,必因其才而笃焉,故栽者培之,倾者覆之。"自己好与坏,自己负责,不能怪人或怨命。如果自己肯努力,天自然会帮你,但若自己不争气,老天也是奈何,正所谓"自助者天助"是也。鼓励人们在遇到困难之后,哪怕再恶劣的环境也不能放弃,要坚持拼搏、奋斗,努力克服困难,这样努力的人老天爷也会帮助你的。如果自己都不努力,老天爷也会放弃你。

　　人生最大的困厄莫过于等待死亡。因为大多数人活在世上,或许都是活在对未来的期望之中。对于癌症患者来说,知道死亡近在咫尺,希望的火焰已快熄灭了,往往也都没有什么意义了。但是,睿智的人知道,当听着时间逝去的嘀嗒声,感觉生命像鲜血一滴滴从身体里消失,忍受疾病残忍的折磨又有多大的意义呢? 倒不如把一切都放下,放下对生命的牵挂,放下对未来的憧憬与执着,牢牢把握住当下,做一些手边能做的事,把当下的每一分、每一秒都活得充实,生命才会有最现实的意义。佛家曾说过:"见了便做,做了便放下,了了有何不了。"这种心态看似很消极,但其实包含着大智慧。只有活在当下,方可活出未来。

　　人的内心,常常容易受到外部环境的影响和干扰,甚至被吓破胆。如果我们认识不到这一点,便会轻易被外界和自己击垮,造成人生的巨大失败。我们来看一下老刘的真实故事。

　　近一月以来,老刘感到胸部不适,咳嗽、咳痰,时有胸部隐痛,而且有点呼吸困难,吃药后症状也无明显改善,随即住进三甲医院接受系统检查。最终医院诊断结果是恶性肿瘤,并预测他可能只剩下 2～3 个月的生存时间。这个突如其来、难以接受的诊断结果震撼了老刘和他的家人。仅在明确癌症诊断后的两三天,老刘的病情便开始迅速恶化。他非常虚弱,不仅体重迅速下降,而且开始卧床;他的家人都认为,可能活不过这个月。但万万没想到的是,几天以后医院打来一个电话,一个带着歉意的声音告诉老刘的妻子,老刘根本没有患癌症。那个很窘的声音解释说,是医院的报告弄混了,把诊断报告发错了。在获知实情以后,老刘1天内便离开床,渐渐地恢复了食欲,疼痛消失,行动也自如了。他的虚弱完全消失,留下的只是刚开始的症状:咳嗽与呼吸困难,后经医院诊断为慢性阻塞性肺疾病,真是虚惊一场,差点被癌症吓倒。

癌症患者在抗击病魔的同时,也需要正念。如果癌症患者能够转变想法,用正确的心念来支撑自己,战胜癌症的心理恐惧,便能重新找回信心和决心,从而克服一个个难关,不断扫除心中的阴霾,清除各种心理上的障碍。在如今的生活中,往往因为一念之差,经常发生一些因自身思想障碍而酿成悲剧的事情。有的人原本好好的,就因为一件小事,或者突然遭遇了一些变故,一时承受不了惊吓,或者暂时想不开一些道理,结果郁闷成疾,最后损害了健康甚至命运前途。事后想想,这又何必呢?那些在当事人认为是天大的事情,或许在旁观者看来简直就是鸡毛蒜皮、不值一提的小事。这或许就是所谓的"当局者迷,旁观者清"吧!人生若要想充满正能量、充满活力,务必要坚守自我,保持正念,才能在内心深处使自己强大。当我们拥有人生正念和浩然之气时,一切的私心杂念、烦恼痛苦,甚至魑魅魍魉、妖魔鬼怪,以及那些想纠缠你、迷惑你、伤害你的邪恶东西,就会闻风丧胆,对你避之不及!

我们每个人的思想和意念都凝聚着不可思议的能量,这些能量会通过各种形式来实践自己。人的每个念头好比一颗种子,在种子里你无法看到大树。但只要你播下种子,持续用心照护,种子自然会把自己所需的东西吸引到身边来,从而茁壮成长。人的思想会创造出疾病,但也能治好疾病;同时,人的思想能让人陷入痛苦,也能让人获得快乐。思想创造出的善与恶、美与丑、成功与失败、富有与贫穷、天堂与地狱……你生命中所经历的种种,往往都是你的思想所创造的。所谓一念一世界,我们都是自己命运的创造者。当我们外在所看到的一切,或许正是我们内心世界的呈现。千万不要低估一个小小的念头,人的任何起心动念,都可能改变整个世界。癌症患者更应学习爱自己,用快乐填满生活,在品味生活的同时,也要融入大自然,活在当下,爱惜自己,最终战胜病魔。

11 哀莫大于心死，悲莫过于无声

有研究报告指出，恶性肿瘤患者患抑郁、焦虑的概率会比较高，这也与疾病的临床分期、临床症状以及患者对疾病的认识程度有关。

"哀莫大于心死"出自《庄子·田子方》："夫哀莫大于心死，而人死亦次之。"通俗地说就是最大的哀伤莫过于心如死灰一般，毫无生机，最悲伤的情绪也不是大哭大闹，反而往往是无声的，表现为默默垂泪、一言不发。此处的心理解为人的思维器官，中医理论中心主神明，主思维、意识、情志等精神活动。

然而情志活动在中医理论中又分为七情，分别指喜、怒、忧、思、悲、恐、惊，也可以概括归纳为喜、怒、忧、思、恐，相对应人体的五脏。如《素问·阴阳应象大论》中所说：肝在志为怒，心在志为喜，脾在志为思，肺在志为忧，肾在志为恐。那么不难理解过喜伤心，过怒伤肝，过思伤脾，过忧伤肺。其中肺所主之志，《内经》中有两种说法，一种是悲，一种是忧，所以一般认为悲、忧均为肺所主。悲与忧都属于不良情绪，正如《素问·举痛论》说："悲则气消"，所以悲伤太过，可出现气短、精神萎靡等症状；反之，如果肺的生理功能出现异常，也会导致对外界情志刺激的反应过于敏感，容易产生不良情绪。因五脏之间存在相生相克等关系，心属火，肺属金，火克金，故也会因喜而缓解悲伤。

据研究报告，恶性肿瘤患者患抑郁、焦虑症的概率会比较高，这也跟疾病的临床分期、临床症状以及患者对疾病的认识程度有关。不良的精神心理因素可对患者的治疗及康复产生不良的影响，并可能在某种程度上加重某些躯体症状，如疼痛、疲劳等，给患者及家庭带来痛苦。所以早期干预对减轻患者焦虑、抑郁以及改善预后有着非常重要的作用。

目前人们对癌症的认识存在不同程度的片面性，恶性肿瘤患者在不了解自己所患疾病之前，将癌症等同于"绝症"，会产生非常恐惧的心理，如紧张、不安、脆

弱;在确诊后,部分患者表现为怀疑,怀疑诊断有误、检查结果有误,要求到更大更好的医院复查,或者直接否认自己患病,默默不语、易怒,对自己的病情采取回避态度;随着病情加重,在不得不接受自己患癌的事实后,极易出现抑郁、悲观、绝望的情绪,甚至自残、轻生。

现今社会,随着医学技术的发展、经济的增长、生活方式的改变、工业化、体检率的增加等各项因素,恶性肿瘤的发生率呈逐年上升趋势。在各大医院,恶性肿瘤患者自残、轻生的案例并不少见。如果患者出现淡漠、沉默寡言等不良情绪时,需要警惕"哀莫大于心死,悲莫过于无声"的危险信号。

其实传统医学和现代医学都有很多方法可以止痛,并不影响患者的生存期,他完全可以积极面对,正规治疗,可以继续有质量的生活下去,但陈先生却选择以这样冲动、决绝的方式离开了,让人感到惋惜,留给家人无限的伤痛。

也有一些案例,在患者不了解自己病情的时候,对疾病治疗的配合度会比较好,对一些症状,如疼痛、腹胀、咳嗽等的治疗充满信心,但在治疗效果不佳,家属无奈告知患者实情后,患者的情绪犹如山体滑坡一般,虽没有因悲伤做出过激行为,但终日郁郁寡欢、沉默不语,对治疗失去信心导致病情、症状较之前呈明显的加速进展。

"人非草木,孰能无情",七情太过和不及都会导致疾病的发生,七情相生相克,既能致病,又能起到治愈疾病的作用。七情如能正确发挥就是七帖良药,反之是七帖毒药。俗话说:"心病还需心药治。"《内经》有语:"精神内守,病安从来。"保持良好心态,正确对待疾病,无论是患者自身,还是患者家属、主管医生都不能忽视患者的情绪问题,要及时发现并积极进行心理干预、心理治疗,让如灰烬般的心重新燃起对生的希望。

12 负面压力

我们身边总有那么多坚毅勇敢的人，面对疾病的时候，他们也总是笑着去抗击、去生活。

压力一般可理解为人们在面对觉得自己无法应对的环境时产生的负性感受。这种负性感受可让人产生焦虑、紧张、沮丧、悲伤、痛苦等负面情绪。而这些负面情绪如不能得到及时疏导，不仅会对人的心理产生伤害，也会对人体免疫力等造成不良影响，进而影响正常工作及生活。

负面压力可来自生活、学习、工作、感情、疾病等。在人的心理状态中，往往都是先出现各种应激事件，才会出现各种负面情绪。而负面压力其实都是有正面意义的，比如困难，引导我们努力寻找新的方向；疾病，让我们寻求更加健康的生活方式。

在面对疾病所带来的负面压力时，焦虑、悲伤、脆弱、逃避，都不足以对抗。我们必须先让自己的内心强大起来，才足以抗击这样的负面压力。正如契诃夫所说，困难与折磨对于人来说，是一把打向坏料的锤，打掉的应是脆弱的铁屑，锻成的将是锋利的钢刀。

我们身边总有那么多坚毅勇敢的人，在面对疾病时，他们也总是笑着去抗击、去生活。

相信许多读者都看过《滚蛋吧！肿瘤君》这部电影。即将迎来 29 岁生日的青年漫画作者熊顿，接二连三遭遇了常人难以想象的打击。工作不顺利，被领导开除，感情生活也不顺利，和男友分手，发生的这一切，就像是电影里画面的，熊顿的人生似乎到了冰点。但更糟糕的事情发生了，生日当天，几个最好的朋友给她庆祝生日，她却在聚会上突然晕倒。到医院经过检查后才发现，身体出了问题，她得了癌症——非霍奇金淋巴瘤、纵隔大 B 细胞淋巴瘤，而且已经是晚期。父母知道她患病后,赶来医院,医生告知这种病非常难治,5 年生存率低,只能通过化疗来延长患者生命,且化疗有诸多副反应。面对这一切来自工作、爱情、健康的负面压力,一向乐观开朗的熊顿并未被病魔吓倒和打败,她笑嘻嘻地调侃周遭的人和事情,对爱情满怀憧憬,对生活充满希望。在一次查房过程中,熊顿发现自己的床上有一束掉落的头发,她悄悄地藏了起来,不想被母亲发现。她形容自己是"一只打不死的小强",总是以轻松、坚强的方式积极面对疾病,珍惜和家人、朋友在一起的时光。电影很精彩、感人,电影来源于生活,这部电影是由真实故事改编的,女主角的原型就是漫画家熊顿。现实生活中的熊顿乐观开朗,患病后,她在病床上用漫画来记录自己的抗癌生活。漫画通篇以自嘲搞笑的方式,记录着美好的亲情、爱情、友情。她幽默地画出自己的发病过程,也画出了自己对肿瘤的恐惧,也记录了自己接受化疗后变成一个光头的事实。在病情复发的时候,还安慰身边的人说不怕再经历一次,你完全想不到这是一位淋巴癌晚期患者。身处逆境的她、乐观开朗的她,在父母以及好友的陪伴和支持下,积极面对来自生活、疾病的负面压力。生活的舵无论驶向哪里,熊顿永远不会孤独,不会放弃。

　　某综艺节目一期演讲,主讲人是一位 26 岁的投资人,她平日的工作忙碌,时常加班,生活没有规律。她每个月的生理期都会腹痛,但这一次,腹痛异常剧烈,她眼前一黑,在拨打了 120 后匍匐着前进去打开门等待救援。醒来的时候已经躺在了医院的病床上,经过止痛治疗后,她感觉自己跟没事儿人一样,正准备离开的时候却被护士叫住。护士让她去做彩超,她抱着一种既然到了医院,就要"消费"的观念去做了。但是,彩超结果显示她的左侧卵巢有一个 9.6 cm×6.6 cm 的肿块。医生告诉她肿块较大,建议尽快行手术治疗,明确是良性还是恶性,但周西并不完全明白恶性是什么意思。医生告诉她恶性的意思就是癌症,可能是卵巢癌。她的脑子蒙了,瘫坐在医院走廊的座椅上,脑子里只有一个字——"癌"。原本以为自己的小腹稍凸起,是因为自己长胖了,结果没想到竟是"癌"。当时的她面对"癌"这个字带来的负面压力是那么的无助,凌晨 3 点,想给母亲打电话,但是刚拨出去就挂断了。后来她回到家中,以玩笑似的方式告诉母亲她的病情,母亲和家人也鼓励她。其实在不久前,她就在体检时发现子宫内膜回声不均,吃了一个月中药调理后,没有坚持,也没有复查。但再后悔已经于事无补,只能坦然面对。虽然也曾害怕、恐惧、不知所措,但经过内心的调整,带着肿瘤的她,毅然选择站上了舞台,勇敢地去面对、去抗击负面压力。用自己的亲身经历去警醒着认识她的、不认识她的、喜欢她的甚至是讨厌她的人珍爱自己的健康。她说："我不想就此偷偷懒懒地过剩下的一生,不能放弃对这世界的每一份喜欢和期待。"她用真诚的言语,鼓励大家正确面对各种负面压力,不要害怕,坚强地向前走!

不仅在人类世界,在自然界中,也可以发现一些在压力下奋力生长的自然现象。比如那些没有被泥土覆盖或者是裸露在地面的种子,虽然比较轻松自在,但成活率却较低,而那些被压在泥土之下的种子,却总能够钻出地面,尤其是那些被压在石头底下的种子,在石头的重压之下,它却拼了命地往上长,始终朝着光亮的地方,最后反而会长得更加茁壮。

正确面对你的负面压力,释放你的负面情绪,去散步、听音乐、找人倾诉或者大哭一场,让负面压力成为你的助力,保持对一切美好生活和事物的向往。

13　拿错报告单的故事

----------------------------・----------------------------

在一个极富戏剧性的故事中,可以看出负面情绪威胁着人们的健康,也给真正癌症患者的身体带来了极大的伤害。

在人潮拥挤的医院里,有走错病房的,甚至有新闻报道抱错孩子的,当然,也可能发生拿错报告单这样的事情。发生这样的事情,多少会对心情产生一定的影响,那么焦虑、抑郁这类负面情绪,会对人们的身体产生怎样的影响呢? 下面就通过一个拿错报告单的故事来体会。

杨某,女,52 岁,某中学教师,因近 2 月感进食后上腹部疼痛就诊于某医院,行无痛胃镜检查,检查过程中,医生发现杨老师的胃角处黏膜异常,征得家属同意后,便取了活检。术后告知患者及家属一周后再到医院来取检查结果。做完检查后,杨老师整个人的精神状态像是打了霜的茄子,内心甚是忐忑,因为她曾经有所耳闻:活检就是要看看是不是癌症。杨老师近期带高三毕业班,工作压力大,频繁熬夜,胃痛 2 个月了,取了活检是不是就代表有得癌症的可能了? 想到这些,她心里害怕极了。等活检结果的一周,对于杨老师来说很是煎熬。

终于等到拿检查结果的日子,杨老师在家属的陪同下来到医院取检查报告。活检病理报告上赫然写着"低分化腺癌",在看到检查结果后,她全身瘫软。虽然不懂"低分化"是什么意思,但一个"癌"字已足够扎眼。不敢也不愿意相信这一检查结果的她,将报告单拿到另一家医院再次就诊,但医生看到病理检查结果,告诉杨老师误诊的可能性很小,建议她手术治疗。家人也鼓励她接受手术治疗,安慰她做完手术就好了。但她的内心却有着自己的担忧、害怕,她不想活得痛苦,她想活得有尊严些,害怕手术,害怕切掉胃,不愿意躺在病床上,身上插着各种管子。她不敢想象她以后的生活该怎么继续,自己应该怎样去面对。一想到这些,她的胃痛似乎发作得更加频繁了。考虑到自己的身体状态,可能不能再带毕业班了,为了不耽误孩子们的高考，杨老师在移交完所有工作后，便向学校请了一个长假。临近退休，却遭遇了生活的一记重拳，她总是不受控制地胡思乱想，甚至已经开始默默地安排自己的身后事，还告诉家人自己不想治疗，这样可能还能走得快点，少受些罪。她精神状态越来越差，总是时不时感觉上腹部隐痛，食欲不振，有时还恶心想吐。

但在 1 个月后，戏剧性的事情发生了，杨老师被告知拿错了检查报告单！同一天就诊的另一名患者和杨老师同名同姓，也是一位女性，主要症状相差不大且都做了胃镜检查和活检。她们两人的年龄仅相差 1 岁，而这年龄相差 1 岁并没有引起两人的重视。另一位杨女士是因为拿到一份糜烂性胃炎的检查结果，遵医嘱治疗 1 个月后，这位杨女士感觉症状缓解不明显，于是寻求到另一家医院重新做了胃镜检查和活检。可两个医院的检查结果大相径庭，1 个月之间会有这么大的病情变化？这让这位杨女士不禁怀疑 1 月前的检查结果是否有误，遂回到之前的医院进行求证。

经过院方查证，两人的活检报告确实拿错了。其实杨老师患的只是普通的糜烂性胃炎，不是胃癌，但在这 1 个月里，杨老师的症状愈发明显，整个人的状态像是被霜打了的茄子。而反观另外一位杨女士这 1 个月的状态，虽然症状缓解不明显，但精神状态还不错，工作有激情、生活有信心。

搞清楚真实病情后的杨老师，内心虽然甚是气愤，但精神状态却大幅好转，她积极配合药物、针灸等治疗后，病情很快好转。整个人又变得活蹦乱跳，重新燃起了工作的激情，对生活也充满了希望。

从这样一个极富戏剧性的故事中可以看出，负面情绪威胁着人们的健康，也给真正癌症患者的身体带来了极大的伤害。焦虑、抑郁等负面心理因素，如果患者自己不能调节，必须及时在专业心理医师的指导下进行干预，通过医生、患者亲属的帮助，或者药物辅助，让患者有一个良好的心态、健康的心理来面对疾病。

14 学习减压

----------------------------- · -----------------------------

要学会减压,才能活得更加舒适。如果让压力任意吞噬我们的心理和身体,就会导致一种恶性循环。

当疾病来临,健康甚至生命受到威胁的时候,要学会给自己的生活、工作以及心理减压。生活的残酷不会因为疾病已经带来精神、身体上的压力而手软,生活、工作、感情上的压力也许会同时存在。要学会减压,才能活得更加舒适。如果让压力任意吞噬我们的心理和身体,就会导致一种恶性循环。

某位努力且坚强的女孩儿,在她 29 岁那年,照镜子时偶然发现乳晕上有个轻微的酒窝状凹陷,随即入院就诊,医生凭着多年的临床经验,判断是乳腺癌,直接建议她马上接受手术治疗。然而,她犹豫了,然后又辗转到了别的医院,再次就诊的医院诊断都是"正常",或者只是普通的乳腺炎。没过多久,她再次回到最初就诊医院,因为她觉得她的自检情况与这里的诊断更加符合,最终还是决定做手术。病理检查确认是乳腺癌,紧接着她做了左乳切除术、整形再造术,手术进行了 8 个小时,但整个过程非常顺利,手术后的检查结果均显示正常。术后她在医生的建议下开始做化疗,随后她完成了全部化疗,身体情况恢复得也不错。医生建议她要定期复查,但两年后因事业处于急速上升期,本因注重作息规律、劳逸结合的她,变得比生病之前更加忙碌,甚至会忘了复查,即使在医生的督促下,有时也会因为行程太满而耽误。

也就是在一次复查中,发现她已经出现肝脏以及骨转移,医生建议她再次接受化疗,但这时的她内心顾虑比较多,她担心化疗会导致脱发,影响自己的事业,于是选择了相对保守的生物疗法。因对自己事业的热爱,生活也异常劳碌,忽略了自己的健康状况。

后来,她的病情突然恶化,经入院检查后发现,已有脑转移、肺转移,最终因病情恶化离世。她的离世让人感到惋惜,也告诉大家,一定要学会给自己减压。

那么,面对疾病,有哪些方法可以给自己减压呢? 下面为大家介绍一些简单实用的减压方法:

①听音乐、阅读书报,听自己喜欢的音乐、适合自己的音乐,阅读有助于情绪舒缓的书籍。

②笑口常开,多与乐观开朗的人接触,也可以与同样患有肿瘤但情绪积极乐观的人接触,即使仍然不能开怀大笑,但他们的情绪有一定正面感染力,也有助于减压。

③遇事不要太计较,偶尔装糊涂挺好。

④找合适的人倾诉,以自己喜欢的方式表达烦恼与想法,说出来、写出来。

⑤科学合理的饮食,在保证健康、营养基础的同时,吃一些自己喜欢的食物。有研究表明,含维生素 C 的水果、蔬菜有直接减轻人的心理压力的作用。但切不可暴饮暴食、饮食过于油腻等,以免增加胃肠道负担而起到反作用。

⑥适当运动、合理安排休息时间,比如练习八段锦、太极拳、做扩胸运动、深呼吸等小活动,合理安排规律的作息时间,保证充足的睡眠,高质量的休息可缓解紧张、焦虑。劳逸结合,更有利于减压。

⑦转移注意力,也是减轻压力的有效途径。出去逛街、郊游,在这些社交小活动中调节自己的不良情绪,放松自己。

⑧深呼吸法,呼吸吐纳不仅是维持生命的作用,还可以清醒头脑。所以感到无论是身体的、精神的、经济的压力太大时,不妨做几个深呼吸。

⑨暴力减压法,可根据自己喜好准备有弹力的球或者可捏碎的核桃,在有负面情绪无法排解时,拿出来捏一捏。

⑩将自己内心的烦恼、压力写出来,让写作成为一种宣泄方式,让文字成为宣泄的媒介,在写的过程中,负面情绪可得到释放。

⑪香薰疗法,可使用薰衣草、玫瑰、香水树、天竺葵等芳香精油加入洗澡水中沐浴,这些精油具有镇静身心的作用,可以舒缓压力。但有哮喘等呼吸疾病、心律不齐、高血压、皮肤过敏等禁忌症者不宜使用。

⑫冥想法,瑜伽是一种非常好的放松方式,练习瑜伽时可以运用冥想使人达到一种精神境界,减轻疾病所带来的精神痛苦。身体条件不允许的,可单纯静坐冥想。

⑬发展兴趣爱好,在发现患病后多数患者会变得过于关注自身,身体的不适感及父母情绪会被放大,可游泳、钓鱼、观影、唱歌、乐器、刺绣等,分散患者放在自身的注意力。

减压的方法有很多,需要根据每个人不同的喜好及身体适应能力来选择最适宜的方式,才能取得最好的效果。

15 与癌同行，接受现实

面对癌症，不要怯懦，要始终怀着对生的渴望，用正面的心态去接受它，用积极的治疗去抗击它。哪怕有的癌症不可治愈，但仍然有带瘤生存的希望，只要有一线可以活下去的希望，就不要放弃。

癌症的发生与基因、不良生活习惯等有关，如饮食作息不规律、精神压力大等。无论你社会地位如何、从事何种职业、拥有多少财富，在癌症面前，人人平等。因罹患癌症而离世的名人，也是数不胜数。1993 年，奥黛丽．赫本因阑尾癌去世；2003 年，梅艳芳因宫颈癌去世；2008 年，沈殿霞因肝癌去世；2009 年主持人罗京因淋巴癌去世；2011 年美国苹果公司联合创始人乔布斯因胰腺癌去世；2018 年主持人李咏因癌去世……他们可以去全世界医疗条件较好的医院接受较好的治疗，但最终疾病还是夺走了他们的生命。

也正因为癌症不分贵贱，即使富可敌国，即使接受了最好的医疗，也不能保证"钱能救命"。所以众人才会更加"谈癌色变"。难道面对癌症，我们就真的没有任何希望了吗？如果已经患癌，我们能做些什么呢？我们应该做的是积极配合治疗，乐观地生活，心怀希望，接受现实，与癌同行。除了因癌症去世的名人让人感到惋惜，也有名人抗癌成功的例子，激励鼓舞着患癌者，让人看到生的希望。

前谷歌全球副总裁、创新工场董事长兼首席执行官李开复，于 2013 年 9 月 5 日对外宣布自己罹患四期滤泡性淋巴癌。次日，在收到众多亲朋好友以及广大网友的鼓励后，他回复："在病痛面前的姿态和选择决定了其未来精神世界的质量。把病痛也当做是自己生活的一部分，既然遭遇，就要坦然面对。"

李开复自己讲述最初确诊时的情景，医生告诉他：淋巴癌的第四期不同于肺癌、肝癌等的第四期，治愈的希望还是很大的。他回忆："确诊为淋巴癌以后，我决心全力一搏。我不得不承认自己过去没日没夜的拼搏，把身体拖进了疾病的深渊。我更清楚地知道会形成这些肿瘤的我的身体环境,它若没有彻底改变,癌症随时可能卷土重来,对我展开下一步的攻击。我渐渐学会和自己的身体相处,顺应身体的需求,改变生活饮食习惯,调整工作状态,重新开始。"

他明白健康和事业这两件事情不是完全冲突的,但是以牺牲健康为代价换来事业上的成功是不可取的,这样的成功也不会长久。如果把人生比喻成一个数字,那拥有一个健康的身体就是前面的1,其他的一切都是后面的0,如果没有了生命,后面的一切也就不存在了。他不仅拥有抗击癌症的勇气,在实际与疾病的抗争中,他也展现出了强大的自救能力。李开复患癌后,选择了改变生活态度、加强对自己身体健康的重视程度,并且以顽强的毅力做到了运动增强体质、改变不良生活习惯、好好睡觉,戒掉安眠药和咖啡,多做让自己开心的事情。

2015年6月30日,李开复向大众宣布自己已经康复的好消息。康复后,他出版了自己的抗癌成功经历的自传——《向死而生:我修的死亡学分》。从书中可以看出他的求生意识无比强烈,不放弃任何一丝活下去的希望。

他的康复鼓舞着患癌人群的心,无论是在行动上还是心理上,都不要被癌症击倒,不要放弃对生的希望。像这样励志的抗癌故事,主人公也可以是普通的老百姓。

青岛李女士,1983年的春节前,因肩背疼痛去医院就诊被诊断为乳腺增生,做了热敷治疗后,虽然疼痛得到了缓解,却开始低烧。随后在青岛医学院附属医院,她确诊为乳腺浸润性导管癌中晚期,肿块大小已经有10厘米。因当时医院没有床位,后转入当地人民医院,进行了右乳全切手术+淋巴结清扫。那时,在大家的隐瞒下,她还不知道自己的真实病情,也没看过自己的刀口。

直到有一天,她在一个病友那里借来一面镜子,看到自己已经完全被切除的右乳,才意识到自己得的不是乳腺增生。那年,她才29岁,一个1岁8个月孩子的母亲。那个年代,对乳腺癌的恐惧支配着她,她甚至把自己的女儿托付给自己的妹妹。她被乳腺癌击倒在病床上,终日消沉,食欲不振。直到一名护士鼓励她:"别逃避,你还有孩子,无论如何你要把她带大啊。这句话犹如一束阳光,散开了多日的阴霾,让她感受到了温暖,也给了她无限力量。她脑海中浮现邻居家那对从小失去母亲的孩子,仅是作为一个邻居也会心疼。她想起自己还年幼的孩子,想到自己的家人,意识到肩负的情感寄托与责任,她接受了这一现实,但她不再向疾病妥协,她选择正面迎击癌症。

第一次手术后没多久的一次复查时,李女士被发现有了新的淋巴结转移。不得已,她再次接受手术,由于创伤太大,术后创口迟迟不能愈合,她又不得不接受植皮手术。手术之后,因为对化疗反应太大,仅做了2个疗程身体便承受不了,后面接着做了62次放疗。她那个"好好活下去"的念头使重病所带来的焦虑也渐渐消失不见。

出院之后,家人也给了她无限的关爱和正能量,丈夫包下了家里所有的活,母亲承担了带孩子的重任,让她安心养病。有一段时间,她喝中药,无论天气多热,丈夫都站在那里给她熬。术后四个半月,她重新回到单位,在那个物质比较匮乏的年代,不爱吃肉的她,就尽量多吃一些当季的新鲜蔬菜。

她坚持健康的生活方式,走过了第一个五年,又一个五年……如今,已经走过7个5年的她,不仅见证了女儿的成长,还看着女儿生下小外孙。

抗癌成功后的她,在1993年加入青岛市抗癌协会,开始参与诸多癌症患者组织的抗癌活动;2013年,她被香港一家抗癌协会评为"战癌勇士";2016年,成为青岛市北区癌友协会的副会长。那个经历2次手术,1次植皮,2次化疗,62次放疗的李女士,现在身材高挑,穿着时髦,脸上总是带着笑容,根本不像是一名中晚期的癌症患者。她正带领更多的癌症患者"奋战",将更多的正能量传递给大家。

面对癌症,不要怯懦,要始终怀着对生的渴望,用正面的心态去接受它,用积极的治疗去抗击它。哪怕有的癌症不可治愈,但仍然有带瘤生存的希望,只要有一线活下去的希望,就不能放弃。

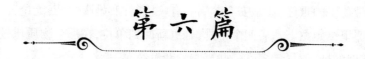

第六篇

中医经络养生

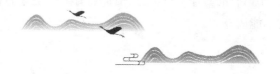

　　我国传统医学思想受哲学影响颇深,比如"人无远虑必有近忧""生于忧患死于安乐"……这些教人要懂得长远规划的理念,放在养护身体健康上依然有用。中医"治未病"思想就重在预防,那么如何正确有效地保养身体、预防疾病呢? 经络养生很有必要提一提。这也是中医"六位一体"防治肿瘤模式中操作性强,且具有实用性的方法之一。

　　提到经络、脏腑,有些人或许会嗤之以鼻,认为它是无稽之谈。可中国几千年的历史长河中,这些实实在在地护佑着一代又一代的炎黄子孙。那我们这里讲的经络养生是什么,它都有哪些具体的方法呢,它又有哪些注意事项呢,本章节将会一一为您解惑答疑。

1　莫把"养病"当"养生"

————————————·————————————

《礼记·射义》中记载："酒者所以养老也，所以养病也。"这是"养病"的出处，意思为因患病而调理休养，逐渐恢复正常状态的过程。而"养生"是保养生命的意思，指的是在身体健康的状态下通过一系列的保护手段，维持、促进身体健康，达到延年益寿的目的。

当今社会，由于生活条件的不断提升，越来越多的人开始重视身体健康，并开始为促进身体健康而付诸行动，这是一种好的现象。但是有的人把"养病"和"养生"混为一谈，把养病当成了养生，还错把"养病"的坏习惯当成了"养生"的好习惯。比如：肥胖患者被建议少吃高脂肪高热量的食物，患者便从此走上了只吃素的道路；蔬菜水果营养成分差不多，变成了挑选其中一样吃即可；患者被要求卧床休息，变相地成了只能躺着。诸如此类，均被美其名曰"养生"。以下针对一些常见的误区进行一番解读，一起来看看。

水果可吃可不吃，吃了蔬菜就可不吃水果？水果里含有人体所需要的矿物质，有防止细胞衰老、抗氧化的维生素，吃水果可以帮助控制热量，补充矿物质、膳食纤维。此外，还有的人认为吃了蔬菜就不用吃水果，其实两者并不冲突，蔬菜跟水果都需要均衡摄入，才能保证身体的营养。

血脂高不能吃蛋黄？胆固醇是人体代谢必需的物质之一，80%的胆固醇是由人体自己产生的，从食物中获取的胆固醇只占20%。鸡蛋中含有大量的维持记忆和思维的物质，称为卵磷脂。因此，对于人群而言，每天吃一个鸡蛋，其实是非常健康的生活方式。

患者需要多卧床休息甚至一直卧床休息，对于部分患者来说，卧床休息能促进身体的康复，比如说各种内科疾病、外科手术患者。但这仅只是说身体恢复的前期。在中医学里有这么一个说法"久卧伤气"，意思就是说长期超过了合理时间的卧床会消耗人的气,久而久之越来越疲惫无力,影响到身体的康复。有些人认为,躺得越久越能使身体机能得到恢复,据运动医学的研究,在卧床睡觉的过程中,身体的各器官也不会出现运行过慢的罢工情况,反而这个工程中消耗的能量如同中等强度的运动消耗。曾经有一个十多岁的小男孩,因为腿部的韧带拉伤需要卧床静养,经历了一段时间后,小男孩恢复得不错,而他的家长却以为卧床是恢复的神奇手段,便一直让小朋友躺着,又过了一段时间后,受伤部位大致已经恢复,但是小男孩的体重不知不觉增了六七斤,在他下床正常活动之后,另一条腿的脚踝又被扭伤了。事后一检查,才发现小朋友的踝关节由于长期卧床,缺乏运动,变得不稳定,此外心肺功能也受到影响。

植物油吃多了也没关系?许多人认为植物油优于动物油,既无高热量,也无高胆固醇,多吃没关系。事实上,植物油的热量也是非常高的。在日常生活中经常可以见到常年吃植物油、吃素食的肥胖患者。所以,过多食用植物油也有很大危害,同样存在肥胖的可能。

身材不胖不瘦就是健康体型,不需运动?所谓的胖瘦是有科学的恒定指标的,简单的方式是测量体脂含量,顾名思义便是体脂占据人体体重的百分比。在国内,男性的体脂比在 10% ~21% 是正常范围,女性的体脂比在 18% ~27% 是正常范围,而有些所谓的瘦人体脂比却很高。所以身材不胖不瘦的人群,不代表他的体型就是健康的,也不代表健康指标就正常。通过临床来看,有些看似不胖不瘦的人,肌肉含量极低,身体机能也达不到正常指标。

每周来一次剧烈运动就可弥补平时不运动。长期坚持运动锻炼,能延缓身体机能衰退,促进身体的健康。而在这个生活压力较大、环境复杂的时代,有些人或因为工作时间太长,或因为手机互联网的吸引力太大的原因,不能每天都坚持运动锻炼,而又因为迫于健康,便想出了一种可以锻炼身体的方式,那便是每周来一次剧烈的运动,想以此替代平时的锻炼。剧烈的运动一般都是无氧运动,其要求锻炼者拥有强大的肌肉力量、耐力、心肺功能等,而平时缺乏运动的人恰恰最缺少这些素质。一次突然的剧烈运动可能会引起身体的隐患。曾经有个例子,接近半年没有进行剧烈中长跑的人,报名参加了五千米的比赛,在比赛进行到一半的时候,这人便突发心梗晕厥在地,在抢救的过程中便身亡了。其实,对于所有人群来说,游泳就是一项很好的运动方式,不仅可以锻炼全身肌肉,还可以提高心肺功能。对于老年人来讲,可选择太极拳和慢走,不过需要注意的是,每天的运动量 15 分钟保底,坚持40~60分钟是最好不过的,每周运动量以5天为宜,锻炼必须坚持循序渐进,且贵在坚持。

中国养生文化所追求的是一种"天人合一"的状态。道听途说的方法越多,往往越背离养生的初衷。养生不能跟风,需因人而异,因地制宜,盲从的"养生"实际上就等于"养病"。

最后总结养生的12字精华:合理饮食、合理起居、劳逸结合。

2　癌症与肥胖有关?

提到肥胖与疾病,大多数人可能都会想到糖尿病、心脏病这些经常跟肥胖同时出现的疾病。需要引起大家注意的是,肥胖更是致癌的!而且致癌的给力程度,未必会输给酒精!

最近 IARC(致癌物分类)发布针对癌症和体重研究的最新结果,发现在欧美和中亚地区的女性当中,肥胖造成的癌症占了癌症总数的 9%!9% 是什么概念,酒精造成的癌症也只占总量的 3.5% ~ 5.5%!

(1)肥胖可导致癌症的类型

目前已有证据证明与肥胖有关的癌症有 13 种,分别为食管腺癌、贲门癌、胃癌、结直肠癌、胆囊癌、胰腺癌、肝癌、乳腺癌、子宫癌、卵巢癌、肾细胞癌、甲状腺癌、脑膜瘤。

(2)肥胖导致癌症的风险

可能有人会说,我还不是一个胖子,我只是有点儿超重而已,应该不会有问题吧。IARC 还真的考虑到了这种情况,把超重因素也纳入了考察范围。结果显示,只要有超重,就有致癌风险,而且致癌风险和体重超标程度成正比。更严重的是,有一部分癌症,在一个胖子成功减肥之后,由于肥胖引起的致癌风险也不会在个体变瘦之后下降。当然,并不是所有的癌症风险都"赖"在身上不走的,约 3/4 的由于超重和肥胖引起的癌症都可以通过减重来避免的。

当前,受肥胖影响最大的是子宫癌,BMI 超标,最高可以产生 7.1 倍的患癌风险。这风险值相当高,要知道大量饮酒引起的最高发癌症,如口腔癌、鼻咽癌也不过是高于正常值 5 倍左右的风险……

另一个受肥胖影响巨大的是食管腺癌,其最高可以产生 4.8 倍的患癌风险。其余的癌症在这两者面前产生的高于正常体重的患癌风险都有点小巫见大巫的感觉,基本集中在 1.5~2 倍风险。

(3)如何正确减肥

既然肥胖有这么多的危害,那么如何减肥呢? 中医讲的是对症下药,在减肥之前清楚自己是属于哪种类型的肥胖。一般而言,肥胖患者从体型上分,可分为上身肥胖、下身肥胖和全身肥胖。

上身肥胖主要是缺乏运动;下身肥胖主要是遗传因素导致;全身肥胖主要是饮食习惯导致。

从中医角度来看,肥胖是由于元气虚弱、阴邪过盛、脏腑(脾肾)功能减退造成的。肥胖是一种"阴盛气虚"的病症,可以分为气虚肥胖、阳虚肥胖、痰湿肥胖、湿热肥胖。不同类型的肥胖,常会出现不同的症状,治疗方法也不一样。根据不同类型的胖子,中医辨证施治可采用口服中药汤剂、针灸推拿、穴位埋线、中药熏蒸等多种方式减掉肥胖患者身上多余的脂肪,更容易接受与坚持,简单易行有效,健康无副反应。

3 "春捂秋冻"你做对了吗?

"春捂秋冻,不生杂病",这几乎是人人熟知的民间谚语,如何"春捂"如何"秋冻"都蕴藏着中医养生智慧。

春季,万物复苏,气温逐渐回升,经过漫长冬日的包裹,人们迫不及待地脱掉厚厚的冬装,大街上露脚踝、露肚脐的人儿随处可见,虽然很"美丽冻人",但是对我们的身体健康还是有很多不好的影响。

"春捂秋冻,不生杂病",这几乎是人人都熟知的民间谚语,那么"春捂"到底是怎么回事呢? 其实就是在春天的时候,不要过早地脱掉厚衣服。因为春季室内外和昼夜温差变化较大,时冷时热,加上人体卫表阳气还不是很旺盛,对抗外邪入侵的能力还很弱,若衣物脱得过多,易因天气突变受寒,引起感冒、上呼吸道感染、气管炎、诱发哮喘等呼吸系统疾病。但是"春捂"也不宜过头,不能穿得太多,若常捂出一身汗被风一吹就更容易生病了,反而得不偿失。所以我们提倡科学的"春捂"。《内经》里有"东方生风、风生木、木生酸、酸生肝、肝生筋""东风生于春,病在肝、俞在颈项""春气在头"这样的描述,可见人体与春天联系最多的无非是肝脏、筋骨、头部、颈项等部位。

(1)头颈背部

头作为"诸阳之会",是人体阳气最旺盛的部位之一,若受寒会导致大量的阳气散失,从而引起血管收缩,导致疼痛等不适。而颈部的大椎穴,主要有振奋阳气,抵抗外邪的作用,若受寒,会加重背部寒气,致使阳气受损引起头痛等症状。

(2)腰腹部

神阙穴又称为"神之门",位于人体腹部,即肚脐所在的位置,此处最易受寒,寒气通过该处到达腹部脏器及腰部,最容易引发胃肠不适、月经不调、痛经、腰膝酸软等症状。

（3）下肢

人体经络中的足厥阴肝经,分布在人体下肢内侧,脚部是寒凉侵入体内的主要途径,受凉易诱发关节病、脾胃疾病及妇科疾病等,加之下肢血液循环比上肢差,所以下肢一定要保暖。

因此,在适当脱减衣物的同时,多加注意以上部位的防风保暖工作就做对了"春捂"。

俗话说"一场秋雨一场寒",伴随着一场秋雨,处暑之后,一度还耀武扬威了几天的秋老虎也终于夹起了尾巴。气温陡降,"秋冻"的时节又到了。而"秋冻"的目的在于增强人体对寒冷的耐受性,从而减少疾病的发生。因此,在夏末秋初（一般在农历八、九月）,只要气温不低于 20 ℃,我们都建议大家可以适当地"冻一冻",以促进机体血液循环、增强机体抵抗力。

当然,"秋冻"也不是说挨冻就可以了,也要讲究方式方法,因人、因时、因地制宜。比如,在我国南方城市,秋季昼夜温差变化不大,甚至很多地方到了冬天后也不会太冷,因此可以适当延长"秋冻"的时间,晚添衣。而北方的秋天,天气凉得很快,昼夜温差变化很大,"早穿皮袄午穿纱,围着火炉吃西瓜"是常态,因此,在北方早晚气温较低的时候就应该及时增添衣物,防止受凉。

那到底该怎么"冻"呢? 可注意以下几点。

（1）不要急着添衣保暖

人体的御寒能力可以通过对冷环境的不断适应来提高,初秋时节,若气温在15～20 ℃,可以不用过度添加衣服,经过一段时间的适应,可以有效地提高机体对环境温度变化的适应性,提高御寒能力。

（2）用冷水洗鼻

冷水洗鼻可以滋润鼻腔黏膜,促使鼻腔内残余分泌物排出,可以训练鼻道的抵抗能力,增强鼻腔的耐寒能力,从而防治鼻炎。具体方法:用手拖起一捧清水,轻轻吸入鼻内,再擤出来,反复几次。冷水洗鼻要长期坚持,才会收到理想的预防效果,但冷水洗鼻并非人人适合,儿童和老人尤其要注意安全,最好要有家人陪同,以免出现意外。

(3)进行室外活动

初秋季节,温差变化较大,阴雨天气增多,冷空气的刺激,也是心血管病、风湿病、胃肠道疾病和呼吸道疾病的高发季节,因此,适当"秋冻"是非常必要的。在落英缤纷的秋季,邀上三五个好友去野外呼吸冷空气、做一次肺部 SPA、散步、爬山、骑车或是练太极都是不错的选择。但需要注意的是秋季运动锻炼微汗即止,不宜过于剧烈,以防阴气外泄。

4 养生跟着十二时辰走

午时为一天中阳气最盛的时候,也是心脏生理功能最为活跃的时候,因此在这个时间段"午觉"便起到了很重要的作用。

不懂中医的朋友可能会问,为何是十二时辰养生,而不是二十四时辰呢? 因在中医观念中一个时辰是现如今的两个小时,因此为十二时辰养生。

"养生"一词首见于《庄子》,其中记载"养生之道,得养生焉"。养生中,"养"为保养、调养之意;生为生命、生存、生长之意。所以养生又有摄生、道生、保生之称。随着历史的变迁、时代的发展进步以及在中国传统思想的影响下,逐渐形成了养生的热潮。

养生的方式有很多,而在中医理论中,对应着十二个时辰的转换,也有一套相应的养生理论。人体内的气血会像江河一样,随着时间而涨幅变化,通过脏腑的充盈,出入于各经脉间,且每个时辰的经脉角色也有不同。与此相应,需要采取不同的养生方法,以达到延年益寿的目的。

子时(23:00—1:00):胆经当令。这个时辰对应着胆经,胆有分泌胆汁促进消化的功能。子时气血进入胆经,使胆经活跃起来,让胆汁推陈出新,从而促进消化代谢功能的发展。而子时也是阳气初生的时段,胆气在此时开始升发,所以这段时间正是中医养生中特别强调的"子觉"时间。在《黄帝内经》中记载"凡是十一脏取决于胆",讲的就是人体内有 11 个脏器都依赖胆经的功能支持,以足够优质的睡眠来保证胆经获得充足的能量。所以在这个时间段应做到不熬夜,早睡觉,休息好了,第二天头脑清醒,做事就有效率。

丑时(1:00—3:00):肝经当令。这个时辰对应着肝经,肝为储藏血液的脏器,有调节血量的作用。养肝有护目的作用,在《黄帝内经》中记载"故人卧血归于肝,肝受血而能视",意思是人睡眠时,血液藏于肝,肝脏的血液能濡养眼睛,改善视力。

所以在这个时间段深度睡眠、充分休息,一方面能促进肝脏的血液运行,达到排毒的功能;另一方面,能达到改善视力、降低眼压的作用。故丑时不睡的人,面色容易清灰,对肝脏和肝经都不好,且容易出现烦躁、情志倦怠,引起皮肤发黄、发干,容易在脸上长出黄色的小斑点(肝斑)。

寅时(3:00—5:00):肺经当令。这个时辰对应着肺经,肺为调理全身气机的脏器。肺有主呼吸,调节气机,助心行血的功能,当肝脏将新鲜血液提供给肺脏,通过"肺朝百脉"的作用送往全身。寅时是人体气血从静变为动的开始,身体的各个器官于此时开始由静转动,对血、气的需求量也大量增加。

卯时(5:00—7:00):大肠经当令。这个时辰气血流注于大肠经,在这个时候应该正常排便,把毒素垃圾排出体外。在《黄帝内经》中记载"大肠者,传导之官,变化出焉",意思是大肠是负责运输、清理、排泄人体垃圾的"清洁工"。人体正常摄入食物之后,通过小肠把关,升清降浊,将水谷精微经过脾的运化而布散至四肢百骸和五脏六腑,剩余的食物残渣则下降到大肠。这时大肠再开始工作,吸收残渣中的部分水液,使糟粕变成大便,通过肛门,将垃圾排出体外。便秘是当今时代比较常见的问题,短期便秘是肠道健康亮起的红灯,长期便秘则会引起腹胀、口臭、食欲减退等症状。所以在这个时间段应养成每天早起后按时排便的习惯,避免产生宿便。起床后,可以喝杯温开水以滋润肠道,促进排便。

辰时(7:00—9:00):胃经当令。这个时辰对应着胃经,胃有消化食物,吸收营养的作用。在《黄帝内经》中记载"胃者,水谷气血之海也",意思是胃像一个"发电站",可通过转化食物生成营养物质,是人体能量的源头。所以在这个时间段应养成按时吃早餐的习惯,而且早餐需要营养丰盛,最好吃些温热的食物,以补益胃气,促进血液循环,使经脉通畅。如果是早起胃有饱胀感(隔夜食物没有消化完),则不要急着吃,否则会增加胃的负担。

巳时(9:00—11:00):脾经当令。这个时辰对应着脾经,脾为统血的脏器,有运化气血津液的作用。在《黄帝内经》中记载"脾胃者,仓廪之官",意思是脾胃是储存、发放营养的中心。食物经过消化,其营养物质通过脾的运化升清功能,传输到各脏腑以及四肢。在中医学里,脾主四肢,主肌肉,因此养脾可以达到强健身体四肢,促进肌肉生长的作用。而且脾又被称为"后天之本",即人体后天生存的根本,可见脾对人的身体健康是极其重要的。巳时也是人一天当中的第一个"黄金时间"。在这个时间段,人体的精力最为旺盛,而这种体现都来源于早餐的营养,因此早餐对保持身体机能的最佳状态是极为重要的。

午时(11:00—13:00):心经当令。这个时辰对应着心经,心为统领血脉、精神的脏器,有推动血液运输、保持人体正常意识活动的作用。《黄帝内经》中记载有"心者,君主之官也,神明出焉",意思是心是五脏六腑的君主,一方面统领全身器官的生理活动,另一方面统领全身的精神、意识、思维、情志等活动。而且午时为一天中阳气最盛的时候,也是心脏生理功能最为活跃的时候,因此在这个时间段"午觉"便起到了很重要的作用。天地阴阳交替体现在子时、午时,在这段时间也是养生的关键时期。古人甚至把"子午觉"比作"盗天地之生机"。人们应该养成睡午觉的习惯,时间以半小时左右为度。午休可以达到静心凝神调息的目的,使精力充沛,面色红润。

未时(13:00—15:00):小肠经当令。这个时辰对应着小肠经,小肠有将食物再消化吸收的作用。《黄帝内经》中记载有"小肠者,受盛之官,化物出焉",意思是小肠是食物消化和吸收的重要场所,一方面可将营养输送给脾脏,再传遍全身;另一方面可将消化吸收后的糟粕传送到大肠,而其中的水液向上蒸腾至肺,向下则渗入膀胱。故午餐要在13点之前吃,这样小肠就可以在其精力最旺盛的时候吸收营养物质。另外,在未时应及时补充水分,可以达到稀释血液浓度,保护血管的作用。

申时(15:00—17:00):膀胱经当令。这个时辰对应着膀胱经,膀胱有储存和排泄尿液的作用。膀胱经是人体最长的经络,贯穿了头部、颈部、背部、腰部、大腿后侧、小腿后侧直达足小指外侧。因此这个时间段,是人体的一个强盛时期。如果这个时候特别犯困,就是有阳虚的表现。

酉时(17:00—19:00):肾经当令。中医学认为肾为先天之本,是人生长、发育、生殖的本源。肾藏精,下午5点到晚上7点的酉时代表一天的结束,关门宜静,静则藏。在这个阶段宜减少外出与身体活动,以养精蓄锐为主,不宜过劳。另外,此时适量喝水可以促进肾脏的排毒代谢功能,预防疾病。

戌时(19:00—21:00):心包经当令。这个时辰对应着心包经,心包有保护心脏的作用。在《黄帝内经》中记载"代心受邪",意思是心包经可以防御邪气侵入心脏,代替心脏承受的损伤。按摩劳宫穴、内关穴也能刺激到心包经,既保护心包经受外邪伤害又能强大心包功能。此时最好的调理方法就是保持愉快的心情,与家人、朋友交心谈话,观看喜剧等。

亥时(21:00—23:00):三焦经当令。这个时辰对应着三焦经,三焦为一个整体的系统,由三个部分构成。三焦经有掌管人体诸气的功能,能使气机通过三焦而输布到各脏腑经络。亥时阴气重,阳气更弱,此时为睡眠休息的最佳时间。

总之,养生需遵循时间的规律,"日出而作,日落而息",重视"子午觉",健康饮食,适量运动,才能达到最好的效果。

5　适当泡脚身体好

足部脂肪层比较薄,所谓"寒从脚下起",如果足部受寒,血液循环不好,常常会出现手脚冰凉,机体代谢减慢,免疫力降低等症状,从而引发多种疾病。

俗话说"若要人不老,天天把脚泡"。早在两千多年前,广大老百姓就已经懂得泡脚这种传统的理疗养生秘诀。随着当代人的生活节奏和压力越来越大,泡脚"养生"也越来越流行。

中医认为"肾为先天之本,脾为后天之本",这里的"本"指的是人体生命的根本,而足太阴脾经、足少阴肾经皆起始于脚部,所以人们又总说"脚为人之根本"。所谓"人之有脚,犹似树之根;树枯根先竭,人老脚先衰。"可见泡脚养生对我们的身体健康有着非常重要的作用。根据中医理论,一年四季都可以通过泡脚来进行养生。那么泡脚都有哪些好处呢?

(1)促进血液循环

早在古代就有脚为人体的第二心脏之说,我们的脚部是离心脏最远的地方,同时又是负担最重的部位。足部脂肪层比较薄,所谓"寒从脚下起",如果足部受寒,血液循环不好,常常会出现手脚冰凉,机体代谢减慢,免疫力降低,从而引发多种疾病。经常泡脚,可以防止寒气从足底入侵,保持足温,促进全身血液循环,防治风湿、关节炎、感冒等常见疾病;同时还可促进机体的新陈代谢,调整脏腑功能,达到养生保健的目的。

(2)保持经络畅通

中医里足三阳经和足三阴经的交会之处在脚部。足三阳经从头走足,包括胃经、胆经、膀胱经,足三阴经从足走腹(胸)部,包括肾经、脾经、肝经,基本囊括全身,足部因此承载了60多个穴位。若经络不通,机体内就容易出现瘀、堵等,易于诱发肿瘤等疾病。通过热水或者足浴方泡脚,可刺激足部穴位,活血化瘀、温经通络,促进六条经络的经气运行,使经络保持畅通,同时使人体的气血阴阳更加调和,特别对于亚健康、感冒、风湿关节疼痛、颈肩腰腿痛及疾病康复期等人群有一定治疗作用,可达到防病治病的目的。

(3)帮助睡眠

俗话说,睡眠是养生的第一大步,但当代很多人却因为工作或生活的压力、疾病等各种因素失眠,实在是痛苦。失眠会导致精神疲乏,久而久之出现机体免疫力降低。选用泡脚的方法可以舒缓足部肌肉,消除机体的疲劳,提高睡眠质量。睡眠好了,身体也更棒了!

泡脚可不是简单把脚放在热水里就行了,如何正确泡脚呢?

(1)选择合适的泡脚盆

泡脚最好选用大小、高度适中的木盆,或者是现在市面上那种根据中医经络理论结合传统工艺研发出的电动足浴木桶,它可以在进行足底按摩的同时保持温度和控制时间。

(2)合适的温度

泡脚的水温应略高于人体,以 38～40 ℃为宜。水的位置在刚好没过小腿肚为最佳。为防止水温变凉,可以采用持续慢加热水的方式。水温过高,容易破坏足部皮肤表面的皮脂腺,出现皮肤干燥、瘙痒、皲裂等不适症状。

(3)恰当的时间

饭后体内大部分血液都流到了我们的消化系统,此时泡脚会使血液转行到下肢,影响胃肠的消化吸收,长此以往会造成机体营养不良。因此泡脚的时间应选在饭后 1 小时为佳。最好是在晚上 9 点,此时是人体肾气最弱的时候,通过泡脚可滋养肝肾,调节肾脏功能,增强机体免疫力,同时提高睡眠质量。持续泡脚时间应控制在 20～30 分钟,以泡到身体微微出汗为最佳。

(4)配合按摩

通过足部穴位按摩可以活血化瘀、疏通经络,有效促进血液循环,使经络通畅,经常揉按足部穴位对感冒、失眠、风湿关节疼痛、颈肩腰腿痛及疾病康复期治疗等都有一定帮助。

常用按摩穴位有以下几处:

①足三里:属足阳明胃经,位于小腿前外侧,犊鼻穴(外膝眼)下 3 寸,胫骨前缘旁开 1 横指(中指)。常用保健穴之一,经常揉按此穴可调整消化系统功能,提高机

体免疫力。

②涌泉:属足少阴肾经,位于足底部,约当足底第2、3趾间指缝纹头端和足跟连线的前1/3与后2/3的交点上,约当卷足时足前部凹陷处。揉按此穴,对咽痛、高血压、失眠等都有一定的治疗作用。

③太冲:属足厥阴肝经,位于足背侧,第1、2跖骨结合部之前的凹陷处。揉按此穴对头痛、眩晕、胸闷、胁痛等有一定的治疗作用。

(5)配合足浴方

用热水泡脚具有一定的养生保健作用,如果能加一些药物岂不更好?但是每个人的身体情况不一样,体质不一样,可以加的药物自然也不一样,比如阳虚体质的人可适当加一些艾草、生姜等药物,可以起到温阳通络的作用。切记对于糖尿病、失眠、痛经、下肢麻木疼痛等患者,必须经过专业的中医师辨证论治,开具适合个人的足浴方,才能起到事半功倍的疗效,若用特定的足浴盆泡脚更好,切不可盲目跟风,擅自加药。

泡脚虽好,如果没泡好,反而得不偿失。泡脚的注意事项都有哪些呢?除了前面讲到的,主要有以下几点:

(1)糖尿病患者防止烫伤

糖尿病患者常会出现周围性神经病变的并发症,泡脚时末梢神经由于不能正常感知外界温度而极易出现烫伤,严重者甚至会发生感染,故此类人群泡脚前必须由家人先试一下水温。

(2)低血压、心脑血管病患者防止发生晕厥

当此类人群用太热的水泡脚或长时间泡脚时,血液会更多地流动到下肢,可能导致心脏、大脑等重要器官缺血缺氧,出现头晕、胸闷、心慌等不适,严重者甚至发生晕厥,增加发病的风险。故此类人群在泡脚时可以适当降低水的温度,缩短泡脚的时间。

(3)肢体静脉曲张、动脉粥样硬化患者防止病情加重

静脉曲张时,皮肤表面可见迂曲的蚯蚓状的静脉隆起,常是因为久站久坐、长期重体力劳动引起下肢静脉瓣膜关闭不全所致。泡脚时,由于足部的温度升高,全身血液循环加快,下肢局部血流量增多,会加重患者静脉回流负担,导致曲张的静脉进一步扩张,长此以往,会使病情加重。如果是动脉粥样硬化患者,血管硬化,扩张能力有限,容易导致血管痉挛,诱发肢体末梢缺血,甚至出现血栓,危及生命。

（4）老年人注意事项

老年高血压患者可酌情缩短泡脚时间，10分钟左右即可，如果出现头晕、心慌等不适，应立即停止泡脚，并平卧休息。

（5）儿童的注意事项

由于儿童的脚骨还没有完全定型，泡热水脚容易使足底韧带变得松弛，不利于足弓的发育，皮肤娇嫩的话还容易被烫伤。

以上就是泡脚的相关知识。

千里之行，始于"足"下。今天你泡脚了吗？

6　三伏灸帮你提高免疫力

三伏天"灸疗"是在全年中阳气最盛的三伏天,人们体内阳气最盛的时期,应用具有温经散寒补虚助阳的艾灸,通过对经络腧穴的温热刺激,使灸疗令阳气渗入穴位经络,再通过经络的气血直达病处,达到治疗效果。

冬病夏治是出于《黄帝内经》中"春夏养阳、秋冬养阴"。根据《内经》中所述,人与自然界是相统一的,人体的阳气和自然界的阳气相符,生于春,旺于夏,收于秋,而藏于冬。而夏季就是人体阳气最旺盛的时候,尤其是三伏天,此时人体经脉气血运行充盈,毛孔张开,有利于药物的吸收。此时治疗某一些寒性疾病,可以最大限度地以热治寒、鼓舞阳气,驱散体内寒气,调整阴阳,从而达到减少冬季发病频率或根治疾病的效果。三伏天灸疗是我国传统医学中最具特色的伏天保健疗法,它利用全年中阳气最盛的三伏天,人们体内阳气最盛的时机,应用具有温经散寒补虚助阳的艾灸,通过对经络腧穴的温热刺激,使灸疗令阳气渗入穴位经络,再通过经络的气血直达病处,达到治疗效果。

叶女士在查出宫颈癌之前,属于严重的寒湿体质,小时候的她喜欢下雨天玩水,光着脚丫、伞也不打地在水里走来走去,现在生病了,虽然每次复查肿瘤相关方面指标都控制得很好,但是在平常生活中,总是感觉阳气不能升发,整个人没精神,没力气,少气懒言,还怕冷,免疫力低下,时不时地还会感冒。第一次看到她时是在7月,正值炎热,那时候平常人都是短衣短袖都还汗流浃背,而她却身穿棉裤。于是,在我们了解她的病情后,马上给她进行了三伏灸,灸的穴位是足三里、命门、肾俞、关元等。艾灸的时间分为伏前灸(7月7日),初伏灸(7月17日),中伏灸(7月27日),末伏灸(8月16日),伏后灸(8月26日)施灸,每个穴位上放置用针刺孔的姜片,然后选用上好的陈艾艾绒,捏成合适大小放在姜片上,隔姜灸3~5壮。这位患者每次灸疗都是在早上阳气生发之时。做完之后,我们又嘱咐她拍打这些穴位封穴,不要喝凉水、吹空调、吃辛辣刺激之品,以防寒湿之邪从打开的毛孔进入体内。

第一个夏天的三伏灸灸完后的几个月,天气逐渐变冷,她说她怕冷的程度比去年有所好转,以前每晚上床后都是整晚手脚冰凉,今年的冬天至少后半夜醒来时手脚是暖和的,患感冒的次数也少了很多,夏天也没有那么疲劳乏力了。于是第二年的夏天她又继续坚持灸疗,这次我们在之前的基础上又给她贴了三伏贴。三伏贴,又名天灸,也是一种传统的中医外治法,中药直接贴敷于穴位,由中药对穴位产生刺激,达到治病、防病的效果。中医学认为,在一年中最热的三伏天贴敷,可以治疗多种反复发作的寒性病症,连续贴敷三年以上,症状大多能够明显减轻,减少发病率。三伏贴主要用于调治秋冬春季容易反复发作或者加重的慢性疾病,是我国传统医学中最具特色的冬病夏治保健疗法,与三伏灸有异曲同工之妙。

三伏灸利用的就是"冬病夏治"的理论,在夏天治疗冬天好发的疾病,起到预防和减少发病的作用。正如我们一直强调的三伏灸,主要治疗寒性疾病,总有一些人特别适合,或者说特别需要这样一次艾灸。所以特意在这里提出来,鼓励这部分人群,能够给予自己信心,在三伏天展开艾灸,或许会有意想不到的惊喜。下面的五类人群,我们认为是特别适合三伏灸的。

①怕寒怕风者:一到冬天就会手足发凉,怕冷,畏寒。

②有妇科症状的女性:如痛经、闭经、寒湿腹痛、月经不调,妇科炎症等。

③易浮肿、水肿的患者:水肿的人,往往是脾肾两脏功能失调,肾为先天之本,脾为后天之本,它们的功能都能通过三伏灸加以改善调理。

④长期腹泻的患者:有些人一到夏天,稍微吃点凉的就会腹泻。

⑤致力于养生防病者:每一个拥有养生想法的人都会是三伏灸的最佳受益者,防病大于治病,这也是我们一直提倡的。

看似简单的三伏天灸疗,也有很多需要注意的事项。

①注意防暑。在夏天高温时艾灸,因施灸时要暴露部分体表部位,且艾灸本身就有温度,所以要注意防暑。

②防止感染。若因体质原因或排异现象,局部可能起泡,化脓后产生灸疮,注意不要把灸疮抓破,如果已经破溃感染,要及时使用消炎药。

③勿将风扇、空调直接对着人吹。做完艾灸之后我们的身体需要一个适应的过程,周围环境切不可忽冷忽热,以防寒气进入人体,干扰治疗效果。因为在高温

的环境中艾灸后,体表的温度和体内的温度比较高,体表毛孔张开,若突然进入一个温度比较低的房间,对调理疾病非常不利,这些寒冷因素有可能会直接进入体内,反而让寒湿风邪有机可乘。因此,切忌艾灸后室内温差变化明显,不要太热和太冷,也不宜穿梭于温差较大的场所。

④施灸过程中宜喝温水。尤其在三伏天施灸,正处夏季高温期,在艾灸过程中会通过皮肤蒸发一部分水分,极易引发中暑。喝点温水也有助器官排泄体内毒素。

⑤灸后保持心情平静,隔3小时后再洗澡;灸后忌食生冷辛辣之物;规律生活,不宜剧烈运动。

7 学经络，调脏腑

--------------------------------- · ---------------------------------

人体就像一个巨大的精密机器，而经络就是这个机器里的导体，只有各导体一起正常地运行，整个机器才能正常运作。

神农尝百草是笔者对古时医学研究的最初印象，除这种"以身犯险"的研究外，医学的发现还具有偶然性，拿经络来说就有很多"意外"趣事。比如，有人在捕猎时，不小心把足大趾内侧割破后，连续几天胃胀的症状莫名其妙地消失了；还有外出劳动的人脚底不小心被刺破，当天晚上他睡得又甜又香，失眠奇迹般地得到了治愈。大家或许不太清楚，我们今天所说的太白穴正位于足大趾内侧，涌泉穴就在双脚底部。先贤们从这些阴差阳错的"意外"中不断摸索，一点点地积攒、总结，经过漫长沉淀才逐步形成了如今的学说。

（1）什么是经络？

从现代医学解剖的角度来讲，人体不外乎就是由骨骼、肌肉、肌腱，神经等构成的，对于经络这种看不见、摸不着的存在，似乎是不着边际的，但随着针灸疗法在全世界的推广，经络学说也逐渐得到重视。中医认为，经络包括经脉和络脉，经络相贯，遍布全身，起到了把人体五脏六腑、肢体官窍及皮肉筋骨等组织紧密联结成统一的有机整体，并具有调节人体功能的重要作用。经络就如同房屋的主体框架一样，是不可缺少的部分，存在于内部，贯穿上下，沟通内外。

从中医理论上讲人体有十二条经脉，根据时辰和脏腑的关系，形成了被称为子午流注的关系。十二条经脉有足少阳胆经、足厥阴肝经、手太阴肺经、手阳明大肠经、足阳明胃经、足太阴脾经、手少阴心经、手太阳小肠经、足太阳膀胱经、足少阴肾经、手厥阴心包经、手少阳三焦经，它们也被称为十二正经。喜欢看武侠小说或者武侠剧的人对任督二脉应该非常熟悉，因为想要练就盖世神功就需要先打通任督二脉的戏码时常上演，而任脉和督脉在传统医学上也真实存在。督脉、任脉、冲脉、带脉、阴跷脉、阳跷脉、阴维脉和阳维脉被合称为奇经八脉。

在中医学里,以三阴三阳来命名经络,分别是太阳、阳明、少阳、太阴、厥阴、少阴,且因为脏腑的表里关系,有手和足的区别。具体经络特点如下:

手太阴肺经:肺经是掌管人体呼吸的经络,本经腧穴可主治呼吸系统的病症。

手阳明大肠:大肠经是人体排放垃圾的经络。手阳明大肠腧穴主治以牙痛、面瘫为主的五官科疾病,以及胃肠等腹部疾病。

足阳明胃经:胃经是人体消化食物的重要经络。足阳明胃经腧穴可治疗胃肠道的病症,比如胃痛、腹泻、呕吐、消化不良等。

足太阴脾经:脾经是人体重要的消化吸收的经络。足太阴脾经腧穴不仅可治疗脾胃病症还可以治疗妇科、男科等疾病。

手少阴心经:心经为掌管人体血脉的经络。手少阴心经腧穴可治疗心脏、胸腔的病症。

手太阳小肠经:小肠经能分清人体的清浊,从手部循行到头部,在上肢外侧的尺侧。手太阳小肠经腧穴主治范围较广,既能治疗上肢及肩胛疼痛,又能治疗背腰痛,甚至能治疗少腹痛、目黄、颌颊部肿痛等。

足太阳膀胱经:膀胱经是人体的水道,也是最长的且拥有最多穴位的经络。所以诸多疾病能通过刺激足太阳膀胱经腧穴进行治疗,例如精神神经系统、消化系统、呼吸系统、泌尿生殖系统的病症。

足少阴肾经:肾经掌管人体生长发育。足少阴肾经腧穴主治泌尿生殖系统、呼吸系统、消化系统和循环系统的病症。

手厥阴心包经:心包经有保护心脏的作用。手厥阴心包经腧穴主治心脏疾病、胃肠疾病。

手少阳三焦经:三焦经顾名思义就是上中下的统称。手少阳三焦经腧穴主治腹部胀满、小便不通、水肿、遗尿、咽喉肿痛、颊部和耳后及肩臂外侧部疼痛等病症。

足少阳胆经:胆经能促进胆汁分泌,也是治疗头痛经常使用的经络。足少阳胆经腧穴主治头痛、额痛、目外眦痛、腋下肿痛、胸胁、股及下肢外侧痛、口苦、黄疸、胁肋疼痛病症。

足厥阴肝经:肝经藏血也能促进有害物质的排出。足厥阴肝经腧穴主治肝病、男科妇科疾病。如呃逆、黄疸、遗尿、小便不利、疝气、少腹肿、阳痿等证。

（2）脏腑是什么？

脏腑分为五脏、六腑、奇恒之腑等三部分，五脏为心、肝、脾、肺、肾；六腑为胆、胃、大肠、小肠、膀胱和三焦；奇恒之腑为骨、脉、脑、髓、胆、女子胞。

五脏的特点是储藏人体精气津液。脏腑之间是一个完整且紧密的系统：就好像心脏为皇帝发号施令，肺脏就像宰相辅佐，脾脏就像掌管粮仓的长官，肝脏就像威风八面的将军，肾脏就像幕后的军师。比如说，通过面色的好、坏和有无光泽反映了心气、心血的足与不足，同时观察舌质、舌色、舌的活动力的变化也可以了解心脏功能；观察身体上皮肤的致密度、光泽度反映肺的生理功能的好坏；一个人肌肉的发达丰满、健壮程度，就可以反映脾的运化功能的好坏；视力的好坏能反映肝脏的功能，肝血不足则可导致两目干涩、视物不清等；头发的色泽和生长状况反映了肾中精气和精血的充盈程度。

六腑配合五脏且扩大五脏功能。比如说，胆能促进胆汁的分泌，一方面疏理肝气，一方面促进胃里食物的消化；胃像是一口腐熟水谷的大锅，为后天给养来源；小肠的功能就好像都江堰一样，能把来的东西分为两个部分，好的合理利用，坏的就往外扔；大肠主传导糟粕，是排泄水谷废物的通路；三焦是很特殊的一个腑，它不是具体的器官，而是一个特殊的系统，自上而下能流通气血、沟通水道，把有用的东西分享给其他脏腑。

人体就像一个巨大的精密机器，而经络就是这个机器里的导体，只有各导体一起正常地运行，整个机器才能正常运作。工作之余，可了解经络和穴位的相关常识，帮助我们做好自我保健，预防疾病，可起到缓解、改善病痛的作用。

8　经络通畅百病消

--------------------------------·--------------------------------

　　经络是人体内气血运行的通道,具有联络脏腑、沟融内外、润泽筋骨、滑利关节的作用。经络对全身各个系统和器官都有一定的调整作用,对各种疾病的治疗和康复都起着重要的作用,所以说经络不可以不通。

　　经络这个概念来源于古代的医疗实践,它最早在《黄帝内经》中有相关的记载,"经脉者,所以行血气而营阴阳,濡筋骨,利关节者也。"经络是人体内气血运行的通道,是一套循环无端的整体,它具有联络脏腑、沟通内外、润泽筋骨、滑利关节的作用,其功能是否正常,决定了人是健康状态还是疾病阶段。经络如果通畅,气血运行正常,机体抵抗力好,就能够抵御病邪。畅通的经络还可根据传导感应在疾病的治疗中发挥补虚泻实的作用,对各种疾病的治疗与康复都起着重要的作用,所以经络不可以不通畅。

　　经络都有哪些作用呢? 给大家介绍以下几点。

　　沟通内外、网络全身。中医强调的整体观念,是把人看作一个整体,人体的五脏六腑、四肢百骸、五官九窍、皮肉筋骨等组织器官,虽有各自不同的生理功能,但它们相互联系、彼此协调配合,共同进行一个有机的整体活动,保持协调统一。而这些都需要靠经络系统的联络沟通来实现。

　　运行气血、濡养全身。所谓"经脉者,受血而营之。"经络是气血运行的通道,通过经气的运动可以将气血输布到全身各处,向外濡养膜理筋骨,滑利关节,向内可以灌溉脏腑,协调阴阳,从而调节全身各部的功能。气血不仅是人体生命活动的原动力也是其物质基础,而经络则是运行气血的通路。气血的运输以及周身脏腑关节等功能的正常表达有赖于通畅的经络。

　　抗御病邪,反映症候。经络里面分属的孙络分布表浅、范围广,所谓"以溢其邪,以通营卫",当病邪侵犯机体时,孙络和卫气就相当于战场上的盾牌,发挥着重要的抵御作用。在临床上,经络的阴阳气血盛衰表现为寒热虚实等多种症候,比如在阴气不足时会出现心烦潮热、口干、盗汗等表现。

传导感应,调整虚实。针灸讲究调气,针刺时要得气,气至病所才能达到一定的效果,而行气和得气的现象就是经络传导感应的现象。针刺可以激发经络本身的功能,疏通经气的传导,使机体阴阳调和。经络对全身各个系统和器官都有一定的调整作用,比如对于胃蠕动缓慢者,针刺足三里可以促进胃的蠕动。

经络不通又会出现哪些问题呢?

中医讲求中和、平衡,古代医家认为经络的通畅与否和人的健康密切相关,经络通畅,气血才能够正常运行,机体的新陈代谢才能够正常进行,从而营养机体内所有的组织和器官,使人体处于一个平和、健康的状态。所谓"不通则痛,痛则不通",如果经络不通畅,机体气血运行失调、受阻,出现"瘀、堵",此时人体内的组织和器官得不到足够的营养,各部的功能不能够正常表达,机体的新陈代谢也会减慢,甚至不能正常运转,人体就会产生各种疾病。此时,机体的气血阴阳失衡,人体的经络循行线上往往会出现明显的压痛、结节、条索状物等一系列的表现。

各经不通时常见的症状有:肺经不通会出现咳嗽、咯血、流涕、咽喉痛、喘累、上肢内侧疼痛等症状;大肠经不通会出现齿痛、咽喉痛、鼻炎、肩臂痛等症状;胃经不通出现食欲不振、面痛、头痛、齿痛、胃痛、膝痛等症状;脾经不通出现腹胀、泄泻、带下、失眠、膝痛等症状;心经不通出现心痛、肩臂痛、舌强不语、失眠、口舌生疮等症状;小肠经不通出现头颈痛、齿痛、耳鸣、耳聋等症状;膀胱经不通出现头痛、目疾、腰痛、呃逆等症状;与肾经相关的有遗精、阳痿、失眠、气喘、腰痛等;与心包经相关的有胁痛、胸闷、心悸、呕吐、肘臂痛等;与三焦经相关的有目疾、耳聋、偏头痛、咽喉痛等;与胆经相关的有耳聋、胁痛、偏头痛等;与肝经相关的有嗳气、胁痛、眩晕、头痛、痛经等。

如何使经络保持通畅呢?

现代医学研究已证实,进行正确适度的针刺、艾灸、推拿点穴、运动等,可以保持经络的通畅,同时还可以提高人体的免疫功能。方法如下:

①针刺。"阴平阳秘,精神乃治",经络与脏腑联系紧密,通过对不同个体的不同症状进行辨证施针,可以调节气血的运行,进而调节相应脏腑的功能,使机体的阴阳调和,经络通畅,从而达到治疗疾病的目的。

②艾灸。《灵枢·官能》曰"针所不为,灸之所宜",如果有些人抗拒针刺,或者

罹患的疾病不适合针刺,针刺达不到一定的效果,就可以选用艾灸的方法来进行治疗。艾灸的治疗范围很广,包括内、外、妇、儿等各科的疾病。通过经络的传导,艾灸作用于人体腧穴,可以起到温经通络、理气活血、扶正祛邪的作用。《扁鹊心书·须识扶阳》中"人于无病时,常灸关元、气海、命门、中脘,虽未得长生,亦可保百年寿也。"这里所讲的关元、气海、命门、足三里是常用的保健穴位,常灸这些穴位既能治疗相关疾病,又能提高人体的抗病能力,达到延年益寿的目的。

③推拿、点穴。此疗法在《内经》中就早有记载,医者根据患者不同的疾病情况,运用点、按、揉、拍、扣等不同手法,作用在患者体表不同的穴位和特定的刺激线上,以防治疾病。手法治疗可缓解肌肉痉挛、行气活血、疏通经络、调整脏腑功能、增强人体抵抗力,使机体的功能最大限度地恢复正常。具有简单易行、安全稳妥、实用性强、经济实用、副反应小、患者易于接受的优点。但是必须在专业的针灸医师指导下进行,同时积极治疗原发病,才能使患者能够最大限度地恢复身心健康。切记对于感染性疾病、肿瘤、皮肤破损、烫伤、正在出血的部位不宜。

当然,除了上述的按摩、艾灸、针刺等方式外,运动、泡脚同样也可行气活血,使经络更加通畅。

9 针灸会令癌症扩散吗？

—————————————————— · ——————————————————

有人认为，肿瘤患者不能进行针灸治疗，因为针灸会促进肿瘤的转移。事实上，正确的针灸不仅不会促进肿瘤的转移，还可帮助肿瘤患者缓解或减轻多项症状，有效改善患者的生活质量。

针灸是一种"内病外治"的传统医疗手段，是我们中华文明的瑰宝。针灸医生在临床上按中医的诊疗方法诊断出病因，找出疾病的关键，辨别疾病的性质，然后确定病变属于哪一个经脉，哪一个脏腑，辨明它是属于表里、寒热、虚实当中的哪一类型，做出诊断，然后进行相应的配穴处方，选定穴位后再对患者进行针刺或者艾灸，以通经脉，调气血，使阴阳归于平衡，使脏腑功能趋于调和，从而达到防治疾病的目的。

针刺具有疏通经络、调和阴阳、扶正祛邪的作用。对于肿瘤患者来说，在取穴准确，避开肿瘤包块的情况下，针刺可以减轻放化疗过程中出现的胃肠道反应，减轻肿瘤引起的相关性疼痛，缓解癌因性疲乏，促进胃肠道蠕动，治疗止痛药引起的副反应等。

艾灸是中医针灸中的灸法。它是用艾叶制成的艾炷、艾条为主，用于熏烤人体的穴位以达到保健治病的一种自然疗法。它有温阳补气、温经通络、消瘀散结、补中益气等作用。正确地掌握好艾灸的部位、时间、温度和穴位，可以改善肿瘤患者治疗过程中出现的三系减少（白细胞、红细胞、血小板减少），治疗脾胃虚寒性疾病，治疗肿瘤引起的胸水、腹水，以及增强患者免疫力等。

10　针灸是治疗肿瘤并发症的重要手段

--------------------------------・--------------------------------

针灸在治疗肿瘤患者化疗后白细胞减少、骨髓抑制等方面都有很好的疗效。尤其到了肿瘤晚期，往往单用中药时难取效，甚至患者无法口服药物时，选择针灸不失为一个实用且有效的治疗手段。

目前，针灸研究已走向全球，全球有多个国家和地区都在采用针灸疗法来作为肿瘤治疗的补充替代疗法。有人说，针灸只能治腰腿痛，或者针灸只有保健效果，抑或是针灸不能治大病，更不能治肿瘤，甚至有人说肿瘤是针灸禁忌证。然而，在笔者看来，最能治病的且在肿瘤康复治疗中能起速效作用的恰恰就是针灸治疗。针灸是通过刺激人体的腧穴、经络来激发人体经络系统的调整作用，从而达到治愈疾病的一种外治方法。在肿瘤治疗方面，针灸可以缓解一些并发症状。

如今，伴着肿瘤疾病高发，尤其是恶性肿瘤的发生发展更是严重威胁人类的健康和生命。手术、放疗和化疗仍是目前治疗肿瘤的三大手段。然而手术、放疗、化疗后许多患者会出现一些并发症状，如恶心、呕吐、骨髓抑制等，严重影响了患者的生活质量。因此，人们在不断尝试新的、有效安全的绿色疗法。传统的针灸疗法具有经济、效果好、副反应小等优点。经过临床医生多年运用及研究发现，针灸疗法不但对晚期恶性肿瘤的姑息治疗十分必要，而且对弘扬和发展祖国传统医学具有重要意义。

（1）针灸治疗肿瘤的优势

从中医的角度来看，肿瘤病机复杂多变，但都不外乎阳虚于内而气化不足，致痰浊血瘀、水饮湿毒而凝聚结为肿块。《内经》中说，针灸能安脏腑、平阴阳、通经络、和气血、调情志、决死生、处百病。针灸具有扶正祛邪、通阳化气、调和气血、平衡阴阳之功，正可以对应治疗肿瘤的病机。而针灸治疗肿瘤主要是通过针刺、艾灸具有强壮作用的背俞穴、任、督及"多气多血"之阳明经穴以扶助正气、祛癌排毒，从而达到治疗局部实证的目的。肿瘤是大病,不管我们采用何种治疗手段,其最终的目的都是延长患者的生存期,提高生存质量。因此,在肿瘤患者的康复治疗过程中,采用针灸与药物并用,配合患者日常的养生调理是非常行之有效的。

(2)针灸在肿瘤治疗中的运用

在肿瘤治疗过程中,可根据患者情况,适当运用针灸疗法。针灸治本之功,能有效地改善体质,缓解病情发展,抑制肿瘤生长或转移,甚至能让瘤体变小。手术之后有许多患者因为经络阻滞,气血运行不畅,导致尿潴留、便秘等瘀结症状,此时采用针灸治疗,能够有效地调和气血,疏通经络,改善术后的各种不良反应。此外,在放疗、化疗等治疗过程中,许多肿瘤患者还常伴有各种不适症状,常见的有:疼痛、食欲不振、呕吐反胃、低烧不退、精神萎靡等,严重影响患者的治疗及生存质量。此时,用汤药以扶正祛邪,针灸以疏通气血,针药结合,多有显著疗效。比如,针灸在治疗肿瘤患者化疗后恶心呕吐,骨髓抑制等都有很好的疗效。尤其到了肿瘤晚期,往往单用中药时难取效,甚至患者无法口服药物时,选择针灸不失为一个实用且有效的治疗手段。由此可见,在整个肿瘤的康复治疗过程中,针灸都可以帮助大多数肿瘤患者改善症状,提高生存质量。

此外,针灸还可以作为心理治疗的手段之一,促进患者心理的健康水平。曾经有一个乳腺癌患者,52 岁,经过手术、化疗后疾病得到了很好的控制,心态也很好。反倒是她的女儿,因为她的疾病,性格突然就变了,穿着也不像一个二十几岁的小姑娘,老爱穿深色的衣服,老气又沉闷,有 2 个多月都没笑过了,整天皱着眉头,哭丧着脸。亲戚朋友们看着都很着急,辗转找到朱医生后,当天朱医生就给她做了针刺治疗,当刺激耳朵上的"笑穴"以后,当时她就不自觉地笑了,久违的笑脸虽然很牵强,但是给了母亲很大的欣慰。经过 2 个星期治疗后,她慢慢地开始笑了,整个人都活泼了不少,穿着上也恢复了女孩该有的青春靓丽。

11 针灸治疗癌痛有奇效

----------------------------·----------------------------

疏通经络、调理气血是治疗疼痛的关键,针灸能行气活血,消除瘀堵,达到推动气血运行的作用。当经络不通、气血运行受阻时,针灸可以通调经络,促进气血运行,活血化瘀,恢复气血运行。

癌性疼痛简称为癌痛,是癌症患者自觉症状中发生率最高,最令患者痛苦的症状之一,其多见于癌症晚期,是影响患者生存质量的重要因素。癌性疼痛给癌症患者带来了身心上的双重压力,除身体疼痛外,还会使患者情绪抑郁,甚至产生轻生的念头,严重影响着癌症患者的生存质量。

在中医学里,疼痛有"不通则痛"和"不荣则痛"两类,癌痛也是如此。针灸疗法作为传统中医疗法之一,在治疗疼痛方面,有着安全、廉价、方便、无成瘾性等优势,在癌痛治疗中扮演着重要的角色。

中医学认为,针灸可从病因、病机和症状三个途径止痛,这三者相互联系,共同发挥作用。疏通经络、调理气血是治疗疼痛的关键,针灸能行气活血,消除瘀堵,达到推动气血运行的作用。当经络不通、气血运行受阻时,针灸可以通调经络,促进气血运行,活血化瘀,恢复气血运行。从而达到使经络脏腑"通"的状态,起到止痛的治疗效果。

由于癌症的复杂性,其致病因素也极其复杂,所以造成的疼痛会因病情的不同、个人体质的不同而有所不同。比如有些肺癌患者,可能只是胸廓疼痛,但有些患者可能是胸廓以及后背都疼痛;有些肝癌患者的疼痛可能只局限于右侧肋骨周围,但有些患者是整个腹部甚至右胸部都会疼痛。针对不同的癌症患者,从中医的整体观念出发,通过对疾病辨证论治后,合理取穴、配穴,再以针灸疗法治疗,能最大限度地减轻患者的痛苦,提高患者的生活质量。

在治疗癌痛方面,针刺取穴通常以对应患处脏腑经络的五腧穴、原穴、背腧穴为主。配合患处局部的腧穴、阿是穴。比如,肺癌以五腧穴中的经渠、原穴太渊、郄穴孔最、背腧穴肺俞为主;肝癌治疗中常用的腧穴有肝俞、太冲、章门、期门;胃癌治疗中常用的腧穴有足三里、冲阳、上巨虚、下巨虚、梁丘、中脘、下脘、胃俞等。一般常规针刺治疗的基础上加上电针治疗,注意其强度以患者能够耐受的程度为宜,一般选用疏密波保证对穴位产生持续性的刺激,但又不会产生耐受性。同时艾灸与针刺配合的疗法,对于癌痛有很好的效果。目前临床中常见的治疗方式为隔药灸,此治疗方法能有效发挥药物与艾条的双重作用及效果。

笔者在进修期间遇见过一位白血病患者,自诉背部疼痛,食欲差,长时间失眠,因此想尝试一下针灸治疗的方式。医生通过触诊发现,在脊柱第五椎及其周围有明显压痛。在治疗上选取神道、灵台,采用了针刺补的手法,并在心俞穴、膈俞穴附近使用隔姜灸,整个治疗过程接近40分钟。治疗结束后患者感觉到背部疼痛有所减轻,因此感觉到十分神奇。后来医生嘱咐患者,一周至少来做3～4次治疗。这位白血病患者经过一月的治疗,背部疼痛明显减轻,饮食方面也得到了改善,睡眠质量逐渐提高。后问起医生为何简单的取穴就可以达到如此神奇的效果,医生说:"心为君主之官,其主血脉,而白血病顾名思义也就是血癌,而脏腑的病变会通过腧穴反应,所以我们可以通过针刺心脏的对应的腧穴,配合灸法就可以起到温经通络,镇静止痛的作用。"让人印象深刻的还有一位肺癌中期的患者,自述胸部疼痛,呼吸困难,寝食难安,经常需要止痛药才可以暂缓疼痛,在别人的推荐之下,便抱着尝试的心态来进行针灸治疗。医生在经过一系列的诊断发现,肺经的前臂内侧拇指端循行路线上有压痛,同时在脊柱的第一椎体到第三椎体上均有压痛,所以医生取穴经渠、合谷、大椎、神柱、陶道等进行针刺,并在大杼、风门、肺俞、心俞等穴周围采用了隔药物灸的方法。每隔十分钟捻转一次,采用补的针刺手法,艾灸的部位微微发红为度。在一小时的治疗之后,患者明显感觉呼吸变得顺畅起来,疼痛感没有明显变化。于是第二天又继续相同的疗法,治疗后患者自述疼痛稍微减轻,呼吸较之前顺畅了。在医生的建议下患者连续做了一个月的治疗,每周3～5次的针灸治疗,其间又加了足三里、膻中、关元、气海等穴位,在治疗之后,患者自述疼痛从开始的刺痛胀痛慢慢变成了隐痛,甚至有时会没有任何痛感。而且在适当的运动之下,也不会出现呼吸困难、窒息感。后询问医生治疗原理时,医生说到:"肺脏的病变可以通过脊柱对应的椎体表现出来,肺对应着第三胸椎,所以肺癌患者的第三个椎体会痛。而患者自述呼吸困难,所以我们要解决这个问题,经渠穴是肺经的原穴,合谷穴是大肠经的原穴,而肺经与大肠经有表里关系,再配合肺俞穴等穴位就可以事半功倍了。在针刺基础上加艾灸可以散寒补虚,从而改善患者睡眠差的问题。"

作为中医疗法中最古老的疗法手段,近年来针灸疗法的镇痛作用取得了广泛的肯定和验证,其方便简单无副反应的优势给广大癌痛患者带来了好处,不论是在治疗的角度还是患者精神角度,针灸给众多患者带来了希望。治疗患者生理疾病的同时,也杜绝了患者因疾病疼痛的影响产生的心理负面情绪。

12 若要安,三里常不干

灸法在治疗肿瘤患者疼痛、减轻放化疗毒副反应等方面疗效显著。因为癌细胞主要是破坏人体的平衡和免疫力,而艾灸正好可调整人体平衡和提高免疫力。

南宋时期,张杲在《医说》一书中曾提出"若要安,三里常不干"。《针灸真髓》中讲:"三里养先后天之气,灸三里可使元气不衰,故称长寿之灸。"这些都说明了艾灸穴位的重要性。

艾灸是老祖宗留下的宝贝,上至达官显贵,下至平民百姓,无一不将这个神奇的疗法作为治病保健中必不可少的部分。此外,灸法在治疗肿瘤患者疼痛、减轻放化疗毒副反应等方面疗效显著。因为癌细胞主要是破坏人体的平衡和免疫力,而艾灸正好是调整人体平衡和提高免疫力的最佳手段。当然,配合汤药、针刺协同治疗,疗效更佳。

笔者从医数年,见证过不少使用艾灸来升高白细胞、增强免疫力的人。刘叔叔是一位71岁的肺癌患者,在医院接受多次化疗、放疗后,原本体重130斤的他只剩下不到100斤,白细胞最低的时候降至400左右。为了升高白细胞,刘叔叔用了许多升白药,起初效果很好,用两天白细胞就升上去了。而后的几次化疗效果越来越差,甚至有一次连续打了近一周的升白针,白细胞还是没有升起来。主管医生说白细胞要是一直升不起来,就意味着不但不能继续化疗,而且免疫力低下,病情随时都会恶化。当时,刘叔叔已经有了等死的心理,不再抱有希望。后来上级医生建议他做艾灸,给他开了升白的中药混在艾绒里面,亲手做了艾条给他灸。艾灸一周后检查血象,他的白细胞已经超过标准值,达到4 300。由此可见,艾灸穴位是有助于升高白细胞的。

古人云"家有三年艾,医生不用来",艾灸也可以用于家庭保健。患者吴女士在患乳腺癌一年左右时,经过手术化疗后,免疫力一度低下,大半年都是在医院度过的,外出从来不敢到人多的地方去,几乎都是医院家里两头跑,每周打两针胸腺五肽,接连打了三个月也没见明显的好转。对此,吴女士和家属都非常沮丧。一次偶然的机会,她听到病友说艾灸足三里可以增强免疫力,效果非常好,而且还便宜,没有副反应,自己在家里都可以做,并建议她试一下。吴女士和家属商量后,抱着试一试的态度,到门诊开了中药,制作了几根艾条,并按照医生教给她的方法天天在家里艾灸,坚持了差不多一个月,再次到门诊复查时,她的免疫功能明显提高,就连多年的胃病也好转了。

此外,在日常生活中,常按足三里,也是一种很有效的调理脾胃功能的方法。《黄帝内经》中有"胃者,五脏六腑之海也"的说法。足三里穴是足阳明胃经的要穴,经常敲打足三里穴能够有效地提高消化功能,增进食欲。因此,民间流传有"常按足三里,胜吃老母鸡"这一说法。开始按摩时会有不同程度的酸、麻、胀、痛和走窜的感觉。因此,按摩时用力不宜过重,以身体能够承受为度,如果是肚腹上部疼痛,按揉足三里时要向上使劲;而如果是腹部正中不适,则调理时要向深部按;如果是下腹部不适,则调理时要向下使劲,以更好地发挥穴位按摩的作用。

13 肠梗阻了,怎么办?

中医讲"腑以通为用,以降为顺""痛则不通、通则不痛",当肠道的转输、通降功能失调,脏腑滞塞不通,经络瘀阻,也就是胃肠蠕动变差了,就会出现胀、痛、吐、闭等一系列症状。

肠梗阻是指由于多种原因引起的肠内容物在肠道内运行受阻出现的以腹痛腹胀、有或无恶心呕吐、肛门有少量或停止排便排气为主要表现的一种疾病,它可能会引起肠壁形态学、功能学的改变或全身性的生理紊乱,也是晚期癌症患者常见的并发症之一。

临床上,我们经常会遇到一些腹部恶性肿瘤术后、腹腔肿瘤或老年体弱等患者出现腹痛腹胀、恶心呕吐、肛门停止排便排气等一系列症状,令患者感到十分痛苦,经检查可诊断为肠梗阻,这严重影响了患者的生活质量。如果不进行积极的诊断和有效的治疗,将会严重危及患者生命。

肠梗阻的治疗主要包括手术和非手术治疗两种治疗方式。在给予胃肠减压、补充水电解质等在内的基础治疗上,对于症状缓解不明显的现代医学多以手术治疗为主,但手术对身体的创伤大,还可能影响患者的生活质量,患者多不易接受。对此传统医学采取了非手术治疗的方式,这对单纯粘连性肠梗阻、麻痹性肠梗阻、不全性肠梗阻等都有一定的治疗效果。下面给大家举个案子。

刘叔叔,66岁,是一位胃癌术后的患者,最近1个月出现腹部隐痛,大便困难,少量排气,没有食欲、吃不下饭。曾在当地医院住院,行立位腹平片诊断为"肠梗阻",经禁食禁饮、持续胃肠减压、静脉营养支持、抗感染等治疗数日后,症状没有得到明显缓解,腹痛仍然存在。后来又逐渐出现腹胀,排气排便减少,恶心呕吐,且因呕吐、腹痛腹胀不能平躺,只有半卧才能稍微舒服一点,与此同时刘叔叔的身体逐渐消瘦,面容也变得苍老起来,整个人的精神状态都很不好。医生建议刘叔叔手术治疗。刘叔叔一听到要做手术便马上拒绝了,经历过腹腔手术的他,再也不想做手术了,一心只想寻求保守治疗。

　　家人便带刘叔叔到市某三甲医院住院治疗,行腹部平片提示不全性肠梗阻。由于刘叔叔的病程比较长,治疗起来也相对比较麻烦。根据以往的临床经验,专家针对刘叔叔的病情,选择了针灸结合中药灌肠的治疗方案,同时根据他的病情给予了禁饮禁食、胃肠减压、补充水电解质等常规营养支持治疗。

　　经过两天的治疗,刘叔叔腹痛的症状便有所缓解,偶有呕吐,仍腹胀,尚未排便、排气。第三天加用针刺运动疗法治疗大肠俞。第四天刘叔叔的精神稍有好转,灌肠之后有少量排便、排气,而后自觉腰腹部轻松多了,也没怎么吐了。复查腹部立位片,提示轻度不全性肠梗阻,较前减轻。而后又经过了四天的治疗,患者有排便排气,无明显腹部胀痛,无恶心、呕吐,再次复查肠梗阻消失,仅有少量肠道积气。

　　从上面给大家讲的病例可以看到,采用针灸、中药灌肠在内的绿色无害的传统中医综合疗法治疗肠梗阻,疗效独特,既可以减轻患者痛苦,又可以提高患者的生活质量,且患者大多能接受,是广大患者的福音!

　　针灸是我国医学传统的治疗方法,包括针刺、艾灸、穴位注射、耳针等不同的治疗方法。它主要是通过刺激人体的某些穴位来疏通经络、行气活血,调理胃肠道的气机,促进胃肠蠕动的恢复,而且是没有任何副反应的,结合灌肠疗效更好。中医讲"腑以通为用,以降为顺""痛则不通、通则不痛",当肠道的转输、通降功能失调,脏腑滞塞不通,经络郁阻,也就是胃肠蠕动变差了,就会出现胀、痛、吐、闭等一系列症状。对此采用针灸治疗,能够达到疏通经络、通调腑气、缓急止痛的作用。针刺取穴以足阳明经、足厥阴经及任脉穴为主,取穴中脘、天枢、大肠俞、合谷、内关、足三里、上巨虚等,其中大肠俞是大肠的背俞穴,对于腹部胀满的患者,针用泻法,不仅可以疏通经络,还能间接刺激到内部脏腑,从而达到行气止痛、消痞除胀的目的;耳针疗法也是一种独特的医疗技术,通过辨证可选取脾、皮质下、大肠等穴位;对于术后粘连性肠梗阻的患者,艾灸宜选取足三里、关元等穴位温阳健脾。中药灌肠根据脏腑辨证后选用方药,在临床上应用最多的是复方大承气汤加减,具有行气活血、荡涤实热、通里攻下的作用,口服中药亦需在梗阻症状缓解后辨证选用。

14 选对治疗帮你渡过"化疗劫"

所谓"化疗劫",是指肿瘤患者在化疗过程中出现食欲不振、恶心、呕吐等胃肠道反应,是化疗中最常见,也是肿瘤患者畏惧的不良反应之一。

肿瘤患者在化疗以后,机体的正气都有一定程度损伤,所以需要吃点营养的食物来恢复身体的正气,抵抗病魔,此时如果出现胃肠道反应,轻度的呕吐可能只会出现精神上的紧张、焦虑;中、重度的呕吐则会影响患者的营养摄入,想吃吃不下,或者吃了又吐出来,导致机体营养不良,甚至脱水、电解质紊乱,并出现一系列并发症,将会大大降低患者的生活质量,严重威胁到疾病的预后,有的肿瘤患者也因此对化疗产生恐惧而放弃进一步的治疗,降低了预期的疗效。即使用上止吐药,也仍有大部分患者逃不过这个劫。下面给大家介绍两个病例。

陈叔叔,50岁,一位肺癌术后的患者。患病前身体一直很好,用老百姓的话说就是没吃过药、也没进过医院,却在半年前被诊断为肺癌,这一结果对陈叔叔来说简直就是晴天霹雳。无奈也只能接受,当下能做的就是好好接受术后辅助化疗等治疗,稳定病情,好好陪伴家人。

陈叔叔前面几个疗程的化疗都比较顺利,没有明显的反应。却在这次化疗的第二日出现了恶心、食欲下降的症状,第三日出现恶心、呕吐,而且闻到异味就想吐。不由得感叹:化疗太难受了,现在饭也吃不下,称体重都瘦了好几斤,自己的身体真是越来越不行了啊!

医生耐心安慰他,并根据陈叔叔的情况,对他进行了穴位注射治疗,治疗后第二天,陈叔叔便觉得恶心明显减轻,能少量进食了,就是食欲还是差一点,吃起饭来不香,但是为了身体,陈叔叔还是努力地吃。治疗三天后,陈叔叔的胃肠道反应就明显改善,精神状态也比之前好了很多,复查指标也没问题,在医生那里开了点调理脾胃的中药,便出院回家休养了。

中医讲求"正气存内,邪不可干"。针对肿瘤,化疗仅仅停留在"祛邪",其间如果结合中医治疗,诸如针灸、中药等,在祛邪的同时,进行扶正固本,不仅可以提高患者对化疗的敏感性、减轻化疗的毒副反应,还能提高机体的免疫力,从而提高治疗效果,使患者的身体恢复到最佳状态,从而回归家庭与社会。

还有一位结肠癌术后的患者李阿姨,是一位退休教师,今年 57 岁了,最近因为病情突然复发到某三甲医院住院并寻求进一步的治疗。医生详细了解了李阿姨的情况,做了相关检查后提示病情进展,需要马上进行化疗。

由于以前化疗时胃肠道反应严重,所以这次李阿姨一听到化疗两个字就很惧怕,以前是在当地医院化疗,完了之后感觉整个人都虚脱了,还吐,越吐越难受,东西吃不下,吃了也全部吐出来,那个滋味对她来说简直太痛苦了!医生根据李阿姨的情况,建议其更换制订新的化疗方案,并告知她在化疗前后可以采用一些办法尽量去避免这些胃肠道反应,在医生和家人们的鼓励下,李阿姨鼓足勇气接受了治疗。

化疗前,医生给李阿姨用上了止吐仪预防性止吐,化疗期间李阿姨稍感恶心,化疗后又联合针刺和穴位注射治疗以和胃降逆,第二天李阿姨便感到恶心明显减轻,已经能够好好吃饭,因此李阿姨的化疗还比较顺利。止吐仪是一种新型的体外经皮神经电刺激性治疗仪,主要作用于内关穴,通过发出特定频率的低频脉冲来治疗疾病,化疗前使用,可以减少恶心、呕吐的发生。

现代医学对于化疗导致的恶心、呕吐等胃肠道反应,常规采取静脉或口服止吐药物来治疗,但有时候效果往往不太理想,大部分患者仍难逃"化疗劫"。有的患者会寻求中医中药治疗,但由于患者本身就吐得厉害了,口服中药对他们来说其实很难做到。从以上两个病例,我们不难看出,当肿瘤患者遇到"化疗劫"时,如果选对了正确的治疗方法,将会取得事半功倍的效果。

15 化疗后手足麻木如何改善?

— — — — — — — — — — — — — — — — — · — — — — — — — — — — — — — — — — —

对于化疗后手足麻木,针灸可通过活血通络以增加四肢的血流、调节周围神经的敏感性、降低化疗的神经毒性来改善患者手足麻木症状,疗效显著,并且安全无毒副反应。

手足麻木是化疗药物引起的周围神经损伤中的常见不良反应之一,常发生于紫杉醇、顺铂、奥沙利铂等药物化疗之后,此类患者常表现为感觉运动多发性神经病,出现四肢对称性手套、袜套样感觉障碍,并伴有四肢远端肌力的减退,出现跟腱反射减退或消失,它会引起肢端感觉迟钝,指趾麻木,甚至出现肌肉萎缩、运动障碍等。很多患者深受其害,并因此感到恐慌、精神压力增大等,不但阻碍了治疗进程,若延误治疗,还会发展为手足综合征,将严重影响患者的生活质量。

神经毒性在现代医学方面尚无安全有效的预防药物。中医方面常采用针刺疗法结合外洗疗法来治疗,能更好地疏通经络,同时使药物直达病所,大大提高了临床疗效,缩短了疾病的治疗周期,从而解除患者病痛,提高患者的生活质量。下面给大家介绍两个病例。

林阿姨,60岁,是一位舞蹈爱好者,退休之后经常和伙伴聚在一起跳坝坝舞,却在2年前开始出现全身乏力、腰痛、贫血的症状,在当地医院行相关检查后诊断为多发性骨髓瘤,经过几个疗程的化疗,患者的骨髓象才得以控制。本该感到高兴的,可化疗遗留下来的周围神经病变却令她痛苦不已。多发性骨髓瘤本来就是一种血液恶性肿瘤,在祖国医学里面属于虚劳的范畴,老年人本身气血衰亏,化疗可以使病情得到控制,与此同时,也会损伤人体的正气,造成气虚血瘀,经络不通,出现肢体疼痛、麻木等症状。化疗后的林阿姨常自觉小腿、双足疼痛麻木不适,多方诊治无果。后来林阿姨到市某医院住院,专家了解了林阿姨的病情后,采用了针灸治疗,针刺选取足三里、三阴交、太溪、太白等穴位,治疗10次后,林阿姨的疼痛麻木感明显减轻,睡眠较前也有所改善,体力也好了许多,乃是因为针灸可调补肺脾,调和气血,益肾助阳,治虚之本。随后林阿姨便继续接受针灸治疗,同时配合中药外敷,直至好转出院。

李叔叔,63岁,是一位退休教师,本该在家好好享受老年生活的他却在两年前被诊断为结肠癌,经过化疗后病情得到控制,但化疗后出现了严重的感觉神经障碍,常自觉肢端麻木,走路、爬楼梯、沾冷水甚至接触冷的物体后都会加重,苦不堪言,在外院就诊无数,治疗后均未见明显效果。听到朋友说有种草药泡脚效果不错,就自行在药店买草药回家泡脚,结果麻木感反而更重了,可谓适得其反,最后不得不停用。后来经病友介绍到某三甲医院中医科寻求针灸治疗,针刺取合谷、太冲、八邪、八风、足三里、三阴交等穴疏通经络、益气活血化瘀,同时在局部十宣放血疏通经气。治疗3天后,李叔叔便感觉到有所缓解,继续治疗4天后,肢端麻木明显缓解,李叔叔高兴不已。

从以上两个病例我们可以看出,针灸治疗化疗后手足麻木效果显著并且安全无毒副反应。它可以通过活血通络以增加四肢的血流、调节周围神经的敏感性、降低化疗的神经毒性来改善患者手足麻木感。目前针灸已广泛运用于治疗化疗后手足麻木,可谓是广大患者的福音。

16 大便不通畅,手部经络操来帮忙

-------------------------------- · --------------------------------

许多癌痛患者都有便秘的症状,当然也有许多肿瘤患者因为气血不足或气阴两虚而致便秘。然而,不管是何种原因引起的便秘都会严重影响患者的生活质量,手部经络操能有效改善肿瘤患者便秘症状。

许多肿瘤患者在疾病后期都会出现疼痛的症状,而大部分患者都会选择口服阿片类药物来止痛,这类药物会引起不良反应,便秘最为常见。当然也有许多肿瘤患者因为气血不足或气阴两虚而致便秘。然而,不管是何种原因引起的便秘都会严重影响患者的生活质量。

中医认为,阿片类药物味辛、苦,性温、燥,入十二经可直接耗伤人体津液,造成津液虚损不足,腑气不通,肠失濡润,而致便秘。

临床中,我们常选择按摩合谷、支沟等手部经络上的穴位来缓解便秘的症状,有非常好的功效。操作方法简便易行,且安全无不良反应。

具体操作步骤如下:

第一节　揉搓劳宫穴:屈肘双手当胸合掌,掌心相对,来回用力摩擦九个八拍。

　　　　作用:清热泻火,养心安神。

第二节　挤压八邪穴:屈肘双手当胸,手心向内,十指交叉,适度用力挤压九个八拍。

　　　　作用:疏经活络,理气宽胸。

第三节　指压合谷穴:在操作中运用拇指按压左右合谷穴,各九个八拍。

　　　　作用:行气通便,解热镇痛。

第四节　指按支沟:在操作中运用拇指交替按压左右支沟穴,各九个八拍。

　　　　作用:调畅气机,疏通三焦。

第五节　指压四缝穴:在操作中运用大拇指依次按压对侧、食指、中指、无名指

和小指。且注意用力适度,由指根推向指尖,每只手各九个八拍为一轮,此节,重复五个轮回。

作用:疏通经络,调和气血。

综上所述,在日常生活中,每天可以按照上面的步骤做 2 次手部经络操,可以有效地缓解便秘的症状,当然在日常生活中还应该多饮水,多吃含纤维素丰富的水果和蔬菜,养成良好的生活习惯是非常重要的。

第七篇

中医辨证施乐

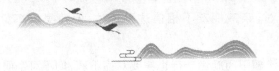

　　看到标题,你是不是在诧异:音乐何时还能治病了? 殊不知,音乐治疗古已有之。我国传统医学中的经典著作《黄帝内经》早在两千多年前就提出了"音乐疗疾",元代朱震亨也曾说"乐者,亦为药也"。魏晋诗人阮籍也曾指出,乐者使人精神平和,衰气不入。在优美的乐音和节奏的作用下,音乐能养生、治病。尤其是中国古典音乐,曲调温柔、音色平和,旋律优美动听,能让人忘却忧愁烦恼。

　　中医认为五行对五音,五音影响五脏。古时的音乐只有宫、商、角、徵、羽五个调,其分别对应脾、肺、肝、心、肾五脏。宫调音乐博大敦厚,可调和气血,如《十面埋伏》;商调音乐铿锵有力,能舒肺理气,如《阳春白雪》;角调音乐柔和顺畅,能养肝助气,如《胡笳十八拍》;徵调音乐热情向上,如《紫竹调》;羽调音乐滋润细腻,能贮能炼气、安神镇定,如《梅花三弄》。

　　对于肿瘤患者是否行之有效? 在多年的临床实践中,我们发现一些依从性好的患者,因长期坚持听医生推荐的音乐曲目而获益。比如郑先生,在医生的指导下长期听音乐,精神状态极佳,门诊病友都不相信他是一位70多岁,已患癌10年的"老头子"。郑先生曾对医护人员说:"音乐疗法对他的帮助真的很大,坚持这么多年,一天都没落下过,亲戚朋友不相信这种疗法,但效果好不好,我自己最清楚不过。"

　　当然,音乐疗法和中药施治一样也需要对症下药,切不可乱听、错听。

1 **你不知道的音乐**

----------------------------·----------------------------

中医辨证施乐是通过音乐对人体气机的影响,根据五行之间相生相克的规律来确定的治疗方法,它可以通过影响五脏系统,进而对人体气机和脏腑功能产生作用,达到帮助人体心理、生理康复或治愈的目的。

在漫长的人类历史中,不知道什么时候有了音乐,并且随着时代更迭延绵至今。听音乐是大家生活中再熟悉不过的事,有人喜欢悠扬典雅的交响乐,有人喜欢激昂振奋的摇滚乐,还有人喜欢意境婉转的中国古典乐,但您知道听音乐可以治病吗?

自古以来就有"音乐"这一名词,但是在古人的说法中,音和乐是两个不同的概念。音是指外在事物使人的内心情感产生波动而发出的有节律的声音。乐是五声八音的统称。其中,五声指的是宫、商、角、徵、羽五种声调;八音指的是用丝、竹、金、石、匏、土、革、木八种材料所制作的乐器演奏时发出的声音。乐则是指用各种乐器发出有一定规律的声音,并按照宫、商、角、徵、羽五种调式进行排列变化,形成高低抑扬、有节奏的音调,同时伴随歌唱、演奏、舞蹈。后来,人们逐渐将音、乐混称,慢慢演变成了现在的"音乐"。

音乐治疗疾病并不是近几年新兴的概念,其存在的历史甚至可以追溯到数千年前。智慧的中国人早在远古时期就发现音乐对人体健康大有裨益。在七八千年前的新石器时代出土的一些文物上就绘有音乐、舞蹈的画面,从图画中我们可以意会到其中所传达的保健治疗意义。

《吕氏春秋·古乐篇》载:"昔陶唐之时……民气郁阏而滞着,筋骨瑟缩不达,故作舞以宣导之。"说明战国时期的人已经意识到歌舞可以宣泄心中的不愉快,能够舒展筋骨。后来到了商周时期,出现了专门负责祭祀的巫师,他们自称能通鬼神,负责在祭祀时舞蹈、歌唱,同时也承担着"医生"的角色,负责给人治病。

成书于先秦时期的《黄帝内经》第一次明确地提出了音乐与疾病的对应关系。该书的论述中提到音乐与人体是紧密相关的,并通过五行学说把五音与五脏结合起来,从性质和部位上说明了五音和脏腑阴阳经脉的关系,并阐述了在调理身体和治疗疾病时应该取的经脉。

自此以后,历代医家在《内经》音乐治疗理论体系的指导下应用音乐对情绪的宣泄、疏导作用来治疗情志疾病和由情志引发的相关脏腑病变,病案不乏可陈。遗憾的是,在这段时间里,音乐人的社会地位始终不高,用音乐治疗疾病也一直没能引起足够的重视,因此音乐疗法并没有在临床上得到广泛的传播和应用。这也正是为什么很多人都不知道音乐是可以治疗疾病的。

当今医疗模式不断变化,人们对中国传统医学也有了新的认识,至此音乐疗法也开始受到不少国内外学者的密切关注,并且逐渐成为一个新的研究领域。例如,美国罗索哈特医院就设有音乐治疗科,中央音乐学院专门成立了音乐治疗研究中心。中医五行音乐疗法就是在传统中医基础理论的指导下,通过运用宫、商、角、徵、羽五种调式的音乐对人体气机的影响分别顺应五行各自的特性,根据五行之间的相生相克的规律来确定治疗方法,应用五行音乐作用于五脏系统,以影响人体气机和脏腑功能,达到促进人体心理、生理的康复或治愈目的的治疗方法。

2   音乐自古就是"药"

————————————————————— · —————————————————————

音乐自古就是"药",不仅简单易行,成本低廉,而且疗效甚佳。但音乐疗法跟药一样,虽能治病,但不能乱"吃",需要在专业医师的指导下进行。

很多人在接受音乐疗法之前,认为只有吃药、输液、手术等方式才可以治病,从没想过轻轻松松听音乐也是可以防病治病的。其实,音乐自古就是"药",无须入口,只需用心聆听即可。音乐可治病,尤其擅长治各种"负能量"导致的疾病。

中医认为,喜、怒、忧、思、悲、恐、惊这七种情绪太过或者不及都会使人生病。如果情绪的刺激超过了人体生理或心理的适应和调节范围,就会损伤相应的脏腑,导致人体功能失调;或者人体的正气太过虚弱,对情绪刺激的适应和调节能力下降,哪怕是正常的情绪也会使人体功能失调,这两种情况都会引发或诱发疾病。三国时期著名的音乐家、养生理论家嵇康就把音乐当作调节情绪的养生之道,他的乐论中谈及养身之道的言论主要集中在他的著作《琴赋》一书中:"(音乐)诚可以感荡心志,而发泄幽情,可以导养神气,宣和情志。"说明了借音乐可以发泄出心中积郁和忧愁,使"正能量"重新回到自己身上,该生气的时候就生气,该悲伤的时候就悲伤,只要不过分生气,不让悲伤的情绪使自己意志消沉,这就有利于调养身心,对患者疾病的好转也很有帮助。

当古人逐渐意识到音乐可以治疗疾病后,不少古文中就多了这方面的记载。欧阳修在《送杨寘序》中:"予尝有幽忧之疾,退而闲居,不能治也。既而学琴于友人孙道滋,受宫声数引,久而乐之,不知疾之在其体也。"作为"唐宋八大家"之一的欧阳修早年仕途崎岖,郁郁不得志,久之郁而成疾,尝试了各种治疗,却一直没有医治好。被贬之后闲居下来,便跟着精通音乐的好友孙道滋学习弹琴,在学了五音和几支乐曲之后,竟慢慢治好了用药物都治不好的"幽忧之疾"。文中还提到琴声能使人达到忘我的境界,一切忧愁也随之烟消云散了,有时甚至不知道那疾病还在自己身上,久而久之,"幽忧之疾"自然也就乐而忘怀了。

清代吴师机所著的《理瀹骈文》中曾记载:"七情之病也,看花解闷,听曲消愁,有胜于服药者矣。"说明古人早就发现了情绪过于激动可能导致人体气机紊乱,影响人体脏腑生理功能,使人生病。治疗这种病,"看花解闷,听曲消愁"比吃什么药都要管用。这也正是因为音乐可以宣泄、疏导人的"负能量",可以治疗情志疾病和由情志引发的相关脏腑疾病。

当然,不光是嵇康、吴师机的养身观点、欧阳修的"现身说法",提及音乐可以治病,甚至可以治疗吃药都不能治的疾病的古文以及古代医案不胜枚举。中医五行音乐疗法虽然简单方便,成本低廉,而且疗效甚佳,但是在实施的过程中,不仅需要明确患者的疾病性质、心理状态、生理状态,还要对治疗手段有清晰的认识。因此,音乐疗法跟药一样,虽能治病,但不能乱"吃",同样需要在专业医师的指导下进行。如果给心烦意乱的患者听《黄河大合唱》,那就错了;如果给抑郁忧伤的患者听《二泉映月》,那更是大错特错了。

3   给你的细胞做个按摩？

在优美的音乐中，在规律的节奏作用下，人体内的各个振动系统与其产生共振，使人体产生愉快、放松的感觉，就好像给您的细胞做了一套"按摩"，使您感觉到身心愉悦，而音乐就是这个"按摩师"。

按摩是大家十分熟悉的放松方式之一。想象一下，下班之后，以足浴、按摩、SPA 来慰劳自己疲倦的身体，结束一天的奔波是一件多么惬意的事情。放松下来之后，往往会感觉到身心愉悦，大脑也会得到安谧，身体状态和情绪反应都发生了有益的变化，这样的好事谁不喜欢呢？其实，不光身体需要按摩来放松，身上的每一个细胞都渴望着能被"按摩"。

人体是一个非常奇妙又精密的整体，各器官的活动既具有自己独特的"频率"，又具有整体协调性。这就像是运动会时学生们站队形，虽然每个同学高矮胖瘦都不一样，但在指挥下按照既定队形站好后，没有人显得突兀，整个队伍看起来是和谐整齐的，但有时会有个别顽皮捣蛋的同学，脱离队伍，按自己的想法乱站位，破坏了整个队伍的和谐。人体有多种功能活动是由不同的节律、不同的振动系统和多种生物信号组成的，例如心脏搏动、胃肠蠕动、自律性神经活动、脑电波等，它们在大脑皮层的统一指挥下，周身所有的运动，合成为有规律的振动系统，而肿瘤患者身上某些频率就好像个别"调皮的同学"，脱离了既定的规律，其振动频率也频频发生紊乱。音乐的节奏以及曲调自成体系，这种体系规律在很大程度上与人体的特征节律有很多共通之处。

音乐是一种有规律的声波振动，在优美的乐音和规律的节奏作用下，通过人耳、皮肤、肌肉或骨骼等的传导，人体内的各个振动系统，比如声带的发声、胃肠的收缩蠕动、心脏的跳动、肌肉的收缩等，都可与其产生有益共振，使各器官节律协调统一，改变个别器官振动频率的紊乱状态。体内的细胞通过这种舒适的共振，使人体产生快感,就好像给您的细胞做了一套"按摩","细胞按摩"同样会使您感觉到身心愉悦,而音乐就是这个"按摩师"。比如,当人们听到轻松舒缓的乐章时,身体就会不自主地趋向于这种有序的节奏,例如,心动过速的人听到舒缓的乐章时,心跳就会逐渐减慢,人体也就得到了放松;当血压升高的人听到抒情的音乐时,其血压整体可降低 10 ~ 20 mmHg。这种生理效应使各个组织、器官的功能处于统一协调的状态,使身体状态和情绪反应发生良好的变化,有益于人体的身心健康。

4 不高兴就通过音乐宣泄出来吧

音乐最重要的作用就是调节情绪。合适的音乐可以宣发情感,优美的旋律能使人体生理趋于和谐,自然就能延年益寿。

古希腊时期著名哲学家亚里士多德曾提出音乐有宣泄情绪的作用,他认为人的各种情感状态都可以通过音乐表现出来。从心理学的角度来讲,音乐能抒发情志、开发智力、畅达心绪、调和人际关系等,其中最重要的作用就是调节情绪。黑格尔在《美学》中也曾提道:"在音乐中,外在的客观性消失了,作品与欣赏者的分离也消失了。音乐作品于是透入人心,与主体合而为一,就是这个原因,音乐是最情绪化的艺术。"黑格尔认为音乐可以容纳作曲者丰富的内心世界,抒发作曲者饱满的情绪,并把这种感受、这种情绪直接地传递给听众,使听众产生愉快、兴奋、悲楚、伤感等多种情绪,甚至手舞足蹈或者潸然泪下。因此,人们的充沛情感,人们的所思所想,较之于语言,似乎更能够寄托在音乐之中。现在人们的生活节奏越来越快,相应的压力也越来越多,生活中不如意的事情太多,非常容易产生愤怒、恐惧、担心、忧虑等不良情绪,过激的情绪不利于人的健康。

笔者不禁想起,在笔者居住的小区里有一位老太太,她曾经是一位优秀的音乐老师,精通美声唱法。每天一大早,这位老太太都提着她的小音箱到小区里练声。有一个周末的清晨,笔者闲来无聊便和老太太攀谈起来,这才得知老太太不但要每日练声,回去还要弹一上午的钢琴,精神状态好的时候,还要到老年大学里去教人家弹琴唱歌。而老太太以前并不这样,因为她的身体一向不太好,加之她的老伴几年前因病去世,老太太更是郁郁寡欢,有时甚至以泪洗面。有一次,她无意间看到电视里宣传音乐可以调节人的情绪,一些不好的负面情绪也可以通过音乐发泄出来。老太太将信将疑地重拾遗忘多年的专业技能,开始唱起了民族歌曲,时间一长,老太太不但心情开朗了,身体竟然也比原来好了很多。老太太说,唱歌的时候她就像"失忆"了一样,把那些不开心的事全都抛诸脑后,内心非常充实满足,更多的时候,歌声就仿佛一种呐喊,将她心底的悲伤、忧郁全都宣泄了出来。说着这段话的时候,老太太似乎回忆起来某些愉快的往事,脸上始终挂着温柔的笑容。宛转悠扬的歌声里,徜徉着的不仅是老太太愉悦的心情,还有每一个过路人脸上轻松的微笑。

合适的音乐可以宣发情感,优美的旋律可以使心理趋于和谐,自然能改善情绪,使人变得更加朝气蓬勃,人格也更趋向于完善。同样,优美的旋律也能使生理趋于和谐,从而使人体达到阴平阳秘的理想状态,使机体找到自身的平衡状态,自然就能延年益寿。

5   音乐放松身心

----------------------------- · -----------------------------

音乐对人的生理功能具有多重调节作用。音乐能够引发人体不同的生理反应，调节人体多个系统的兴奋性，从而改善人体微环境的稳态，缓解焦虑状态，放松身心。

近年来，音乐疗法备受关注，在全球范围拥有了大量忠实的拥趸。国内外大量临床研究结果证实，音乐对人的生理功能具有多方面的调节作用。音乐能够引发人体不同的生理反应，调节人体多个系统的兴奋性，通过神经和（或）体液的调节，可以降低血压、平稳呼吸、减缓心率等，进而起到调节血液循环、加强新陈代谢、缓解疲劳的作用。音乐同样能改变人体偏倚的情绪状态，纠正机体亢进或低下的功能反应，以起到改善人体微环境稳态的作用，从而缓解焦虑，放松身心。例如，从留声机被发明出来以后，就开始普遍应用于医院。因为医生发现，留声机中适当的音乐可以帮助患者尽快平稳地入睡以及可以作为增进麻醉剂药效的辅助工具。后期研究查证发现，第二次世界大战期间，音乐曾成功稳定伤兵的情绪，明显降低术后伤口的感染率和伤病的死亡率。现如今，很多医院会在产妇分娩时放一些舒缓的音乐，以转移产妇的注意力，帮助缓解疼痛；或者在手术之前进行手术宣教时，对患者予以音乐治疗，以稳定患者术前紧张、焦虑的情绪，减轻外科手术中的不良情绪。

众所周知，爱因斯坦是一位伟大的物理学家、科学家，但很少有人知道，他在音乐方面同样有着很深的造诣。爱因斯坦从小就喜欢音乐并擅长拉小提琴，据爱因斯坦自己的回忆录记载以及他身边亲人的回忆，他经常在碰到难以捉摸的科学问题时，在推演各种公式而感到精疲力竭时，他都会自己拉小提琴。因为他觉得在音乐中，他整个人都是放松的，大脑可以暂时从烦琐的公式、演算中抽离出来，片刻的轻松有时反而能给他更多灵感，使他保持想象力。而想象力是爱因斯坦取得巨大成功的必要条件。他本人也曾说过，在工作之余的最大爱好就是听古典音乐、拉小提琴,用他本人的话说就是:"如果我不是物理学家,我可能是个音乐家。我在音乐中思考,我在音乐中遐想,我活在音乐中。"

　　从中医学的角度来讲,中医认为不同的音乐对人体生理的作用也不尽相同,正如《乐记·动声仪》当中所记载的:"宫为君……动脾也;商为臣……动肺也;角为民……动肝也;徵为事……动心也;羽为物……动肾也。"说明了五音对五脏各有不同的作用,适当的音乐能促进人体脏腑气血朝向有序的方向发展,有利于心气的充盈,脾胃的运化,肾水的固摄等作用。只有当人体的各个器官运行正常,和谐共处,才能达到养生延年的作用。

6　她变得合群了

------------------------------·------------------------------

　　音乐对患者来说,是联系社会的一种有效手段,是一种媒介方式,音乐让他们有机会和别人共享愉悦、美好的心理体验,更好地促进他们恢复健康的心理状态。

　　无论是传统中医还是现代医学,都认为音乐治疗是"移情易性"的最佳手段。如果说疾病是患者感到苦闷、抑郁、孤独的起因,那么,音乐可以是这些患者最好的解药。音乐作为一种社会性的、全球通用的艺术语言,具有良好的社会交际作用。很多肿瘤患者在得知病情后都在情绪上有巨大的波动,他们常常缺少了与外界联系和与他人沟通的信心,逐渐产生孤独、自卑、恐惧等情感障碍,大多肿瘤患者都存在不同程度的人际交往障碍,甚至人际交往的缺失。参加合唱、乐器演奏等音乐活动能提供一个有效的人际交往环境,使他们在一个更缓和的情景下和别人接触,帮助他们恢复和保全社会交际能力。

　　据报道,有家医院每周都为肿瘤患者开设了音乐治疗会,由专业的音乐教授为患者弹奏钢琴曲,形式包括了合唱、演奏等。其中不乏通过音乐重拾希望的案例。其中,印象最深的是一位姓王的阿姨。王阿姨是在 2014 年被确诊为乳腺癌的,庆幸的是发现的时候还是早期。王阿姨深思熟虑之后选择了患侧乳房的切除手术,术后病情确实得到了很好的控制,但是身体上的不完整使王阿姨有了一种失落感,虽然穿上衣服就和普通人一样,但心理的缺失是难以弥补的。术后的几年,王阿姨越来越沉默,虽然家人时常陪伴在旁,她还是有强烈的孤独感。慢慢地,王阿姨和人群渐行渐远,曾经明朗的笑容也逐渐从她的脸上消失。有一天,王阿姨的家人无意间听说了我院的音乐治疗会,便劝说王阿姨来参加。刚开始,王阿姨对于这种社交活动十分抗拒,活动期间她也表现得比其他病友更为沉默寡言,但在病友的鼓励、专业医生制订的音乐治疗方案下,王阿姨在音乐中宣泄出了多年积压在心中的抑郁情绪,释放了自疾病确诊以来,刚开始的愤怒、恐惧、受惊,到后来的忧虑、悲伤、绝望等不良情绪,逐渐找回了曾经的热情开朗,音乐使她重新变得合群了!

　　音乐对于肿瘤患者而言,不仅是一首歌、一段曲,更是他们联系社会的一种有效手段、一种媒介,让他们有机会和别人共享愉悦、美好的心理体验,更好地促进他们的心理健康。

7　音乐也分五行

中医以宫、商、角、徵、羽五音的调式为基础,将五音与五脏、五志、五声等一一对应,将音乐也分为五行。不同调式的音乐对应不同的脏腑,也具有不同的治疗作用。

西方音乐由"哆、来、咪、发、嗦、啦、西"组成,中国古人以宫、商、角、徵、羽五音的调式为基础,将五音与五方、五脏、五志、五声等分别对应,力求准确地与五脏的生理节律和特性相符(详见表1)。

表1　五行属性分类表

五行	五音	五脏	五志	五方	五季	五声
土	宫	脾	思	中	长夏	歌
金	商	肺	悲	西	秋	哭
木	角	肝	怒	东	春	呼
火	徵	心	喜	南	夏	笑
水	羽	肾	恐	北	冬	呻

悠扬沉静——宫调式音乐

宫调式音乐以"宫"为主音,入脾。宫调式音乐风格悠远深沉、敦厚肃静,如同大地承载万物,受纳万物,辽阔且温厚,具有"土"之敦厚沉稳的特性。

正宫调式可达到调神、稳定心理的良好作用,使人有抒发的感觉,能促进全身气机的稳定,调节脾胃之气的升降,对中医"脾胃"系统的作用比较明显,具有养脾健胃,兼有助脾健运,旺盛食欲、滋补气血的功效,能防治气机的升降紊乱,适用于脾胃虚弱,脾胃功能紊乱而导致的恶心呕吐、腹胀腹泻、饮食不化、脘腹胀满、消瘦乏力、消化不良、神衰失眠、小便短少、大便稀溏、痰多肥胖、面色萎黄、月经量少、疲倦懒言、脏器下垂等病症。

代表曲目有:《小白杨》《十面埋伏》《月儿高》《满江红》《春江花月夜》《塞上曲》《平湖秋月》《新紫竹调》等。

高亢悲壮——商调式音乐

商调式音乐以"商"为主音,入肺。商调式音乐多高亢悲壮,跌宕婉转,铿锵有力,具有"金"之沉降肃杀特性。

商调式音乐有宁心静脑的作用,能使人产生倾诉感,对中医"肺"系统的作用比较明显。能促进气机的收敛,调节肺气的宣发和肃降,具有益肾养阴、清泻脾胃虚火之功效,兼有保肾抑肝作用,调理与肺脏等相关呼吸系统的功能,以防治气的耗散。可用于肺气虚衰、自汗盗汗、咳嗽喘累、肢冷畏寒、舌咽溃疡、鼻塞喷嚏、免疫力下降、头昏目眩、烦躁易怒、悲楚难已、精神萎靡等病症。

代表曲目有:《阳春白雪》《第三交响曲》《春节序曲》《黄河》《嘎达梅林》《潇湘水云》《十五的月亮》《将军令》《悲怆》《金蛇狂舞》等。

春意盎然——角调式音乐

角调式音乐以"角"为主音,入肝。角调式音乐风格悠扬,舒展流畅,缓慢悠远,曲调亲切爽朗,舒畅调达,好似枯木逢春,春意盎然,具有"木"之展放的特性。

角调式音乐有调神、振奋心绪的作用,会使人有畅然的感觉。角调式音乐对中医"肝"系统的作用比较明确,可调和肝胆的疏泄,促进气机的上升、宣发和条达。能疏肝解郁、补心健脾、泻胃火,兼有助心、养脾、和胃的作用。可用以防治的主要病证表现包括:胸胁胀满、食欲不振、嗳气反酸、腹痛腹泻、心情郁闷、情志不畅、烦躁易怒、焦躁不安,夜寐多梦、情绪抑郁、乳房胀痛、口苦咽干、舌边溃疡、眼睛干涩、胆怯易惊等症。

代表曲目有:《江南好》《姑苏行》《鹧鸪飞》《女人花》《欢乐颂》《绿叶迎风》《阳关三叠》《春风得意》《蓝色多瑙河》《草木青青》《胡笳十八拍》《春之声圆舞曲》《江南丝竹乐》《假日海滩》等。

活力四射——徵调式音乐

徵调式音乐以"徵"为主音,入心。徵调式音乐旋律热情奔放、活泼轻快,结构层次分明,曲调热烈愉悦,富有感染力,如火焰跃动,活力四射,具有"火"性炎上之特性。

徵调式音乐有振作精神的作用,会使人有欢愉的感觉,用于情绪悲观的时候和情绪悲观的人。徵调式音乐对中医"心"系统的作用明显,可强化心脏的机能,帮助全身气机上升,具有养心助阳、补益肺气、健脾和胃的作用。可用以防治的主要病证表现包括:因心气亏虚、心阳不足、心脾两虚等证而见头晕目眩、神疲乏力、神思恍惚、胸闷气短、情绪低落、食欲不振、形寒肢冷、心悸怔忡、失眠、烦躁、舌尖部溃疡等症。

代表曲目有:《月夜》《夜曲》《喜相逢》《摇篮曲》《紫竹调》《步步高》《喜洋洋》《卡门序曲》《金色狂舞曲》《解放军进行曲》等。

行云流水——羽调式音乐

羽调式音乐以"羽"为主音,入肾。羽调式音乐多清澈委婉,悲伤哀怨,苍凉平静,如行云流水,如天马行空,具有"水"之滋润闭藏特性。

羽调式音乐可达到镇静安神,宁心助眠的良好作用,对中医"肾"系统的作用比较明显,能促进全身气机的敛降,增强肾与膀胱的功能,兼有柔肝养阴、制约心火的功效,有滋阴利水,宁心降火的功能。具有护肾藏精、柔肝养阴、泻肺降火、补肝利心的作用。可用于阴虚火旺、虚火上炎、咳喘呕逆、心烦失眠、夜寐多梦、腰膝酸软、性欲低下、阳痿早泄、小便不利、小便短少、水肿、耳鸣、面色暗、尿频、黎明时分腹泻等病症。

代表曲目有:《梅花三弄》《红梅赞》《船歌》《苏武牧羊》《梁祝》《平沙落雁》《月光奏鸣曲》《绣红旗》《汉宫秋月》等。

8 音乐也能治癌

------------------------------·------------------------------

音乐可以用于治疗癌症,是不是觉得非常不可思议呢?事实上很多科学研究证实音乐对于癌性疼痛以及癌症相关心理问题等方面,是可以发挥其巨大优势的。

癌症是威胁人类健康的杀手,它不仅给患者造成生理方面的痛苦,同时也影响患者的心理健康,许多患者并非因为癌症本身丧命,而是因为无法忍受癌症所带来的疼痛,进而产生了悲观、厌世的情绪,甚至会产生结束自己生命的想法。音乐可以治癌,相信读者们心中会产生疑惑,音乐怎么能用来治疗癌症呢?事实上,音乐疗法其本身具有无创性、安全性、低成本性等优点,已经在临床上成为辅助治疗癌症疼痛的一种手段。科学家们经过一系列研究发现音乐疗法缓解疼痛主要有以下几个原因。

(1)疼痛阀门控制理论

一看这个理论是不是觉得有些难以理解呢?让我们把这个理论简化,当人体经受疼痛刺激后,便将这种刺激传递给传入神经转运,最后经传出神经将这些疼痛感觉传入大脑,科学家研究发现,神经传导路上有一个阀门,就像高速公路有收费站一样,需要经过这么一个地方才能顺利往前走,那么音乐就是起到关闭阀门或是减缓阀门放行的速度的作用,这样就会使疼痛感传导受阻。这个疼痛路径上的阀门理论是来源于1960年加拿大人梅尔扎克和美国人沃尔共同研究而发现。

(2)分散注意力理论

人的大脑颞叶皮质存在听觉中枢和疼痛中枢,音乐通过耳朵进入我们的大脑,刺激听觉中枢,从而抑制疼痛中枢,也就是所谓的分散理论,这个理论其实就是告诉我们音乐就好比秤砣,我们大脑中的听觉中枢与痛觉中枢就好比是天平的两端,当痛觉中枢下沉时,我们将音乐这个秤砣添加到听觉中枢那一端上,自然而然地痛觉中枢便往上翘起,发挥的作用自然也就减少了,从而达到缓解疼痛的目的。

（3）神经内分泌理论

这个理论认为感知音乐的活动中枢是位于我们大脑的右侧半球，音乐被大脑感知后，会刺激人体内分泌系统分泌内啡肽并且调节儿茶酚胺水平，协调心率、血压、呼吸等，从而缓解疼痛。

（4）心理学理论

研究认为音乐具有振奋情绪、改善动机、降低焦虑的作用，直接或间接影响人的心理，可降低患者对疼痛的敏感性，从而缓解疼痛。

音乐对人体的生理及心理方面产生的影响是不能被忽视的，癌症患者的生活质量在常规治疗以外是需要被重视的，而音乐则可以起到一个非常好的辅助治疗作用。

9 听对音乐胜吃药

---------------------------- · ----------------------------

听对音乐胜吃药，并非是说音乐可以代替药物，而是强调了音乐对于患者的作用堪比药物，选择适合自己的音乐，好比选对药引，可以直达身心。

美国癌症中心的某医院里就专门设有音乐治疗科，而这个科室的医生曾经就是一位癌症患者。1975 年，她被确诊患有乳腺癌，经过手术、放疗、化疗等一系列常规治疗手段后，病情却未见好转。她的身体状态每况愈下，与此同时，在病房中，她亲眼看见身边的癌症病友相继被病魔带走。她逐渐失去了对生命的希望，情绪也变得非常低落。身为钢琴师的父亲将女儿的病情与痛苦都看在眼里，他心如刀绞。想到女儿小时候非常喜欢听自己弹琴，于是他便萌生出一个想法——"用音乐来减轻女儿精神上的痛苦"，于是他每天都为女儿弹奏她爱听的钢琴曲。在父亲不懈地努力之下，女儿的心理和生理状况每天都在往好的方向发展，能够更积极地配合医生治疗。令人惊奇的是，在父亲的"音乐疗法"的辅助下，女儿心情日益舒畅，睡眠质量改善，结合专业的抗肿瘤治疗，逐渐将病魔驱散，她奇迹般地活了下来。在疾病痊愈之后，她积极投身音乐治疗的研究工作当中，寻找音乐与疾病治疗之间的关系，为更多饱受病痛折磨的患者带来安慰与希望。

古人欧阳修也曾用音乐治好了困扰自己多年的抑郁之疾，他在《送杨寘序》中提到自己曾患有"幽忧之疾"，类似于现代的忧郁症，于是欧阳修辞官隐退，卸下工作重担，不愿再过问官场中和人情上的烦心事，可病情仍无法改善。后来他跟随友人孙道滋学习琴艺，听到宫调乐曲，心中愁云渐渐散去，病情也自然而然地好转。以宫调为主的曲子善入脾，久而久之，欧阳修的脾胃调和，肝气得以疏泄，抑郁之疾就慢慢地好转了。这也说明了听对音乐，无须药石，疾病也可痊愈。

晋代阮籍在《乐论》中高度褒扬了音乐的作用，他认为如果全世界任何角落都没有音乐的存在，那么想要使阴阳协调、无病无灾是不可能实现的，音乐能使人精神透达，不容易生病。阮籍认为音乐能调节人体阴阳，使阴阳平衡。我们中医认为人体的阴阳平和、协调，各种致病因素就没有机会可以"偷袭"人体，使我们患病。从现代科学研究也发现，音乐能作用于大脑，影响内分泌、神经系统调节等作用，使我们的生理、心理产生变化以抵御疾病的发生。

我们的生活中存在着各种各样美妙动听的音乐，或缱绻，或悠扬，或轻快，或明亮。当我们开心的时候，音乐燃烧我们的激情，当我们沮丧的时候，音乐鼓舞我们的斗志，音乐可以算是人类一生之中最宝贵的财富。对于身染疾病的患者，音乐有时比药物更能深入他们的内心，激发他们灵魂深处的斗志，鼓起勇气与病魔抗争！

10　音乐疗法适合哪些人？

音乐适合大众欣赏，可陶冶情操，令人心旷神怡，但音乐疗法跟纯粹的音乐欣赏可不是一回事，音乐疗法是医学治疗的一部分，拥有其特殊的适应群体，对于罹患身心疾病的患者尤为适合。

音乐疗法适合哪些人呢？施密特·彼德所撰写的《音乐治疗介绍》中哪些人群适合音乐疗法以及美国音乐治疗协会对美国国家注册的音乐治疗师们的工作服务对象的统计结果显示，音乐疗法主要适用于身心疾病的患者，例如：抑郁症、重症疾病、精神疾病、监狱犯罪人员、自闭症、外科手术患者、儿童心理治疗、情感功能障碍等。身体疾病与心理疾病同等重要，二者时常能相互作用、相互影响，存在着一种密不可分的关系。

音乐具有神奇的魅力，对于特定的患者，能起到稳定情绪、改善睡眠，甚至治愈疾病的功能。例如对于抑郁症患者，他们总是处于忧郁、低落的情绪氛围之中，可适当听一些含有忧郁成分的乐曲，这些乐曲都是非常具有艺术美感的，比如贝多芬的《月光奏鸣曲》，从一开始的悲伤吟诵到最后沸腾的热情，患者接受类似乐曲的心灵洗礼之后，很自然地会慢慢消去心中的忧郁，萌生出对生活的热情。对于一些性情急躁、高血压患者而言，他们就非常适合听一些节奏慢、舒缓柔情的音乐，比如班得瑞的《雪之梦》、马丁·俄曼的《你心中流淌的河》，听完后会令人的心境平和安详，头脑放松。曾经有科学家做过实验，给原发性高血压的患者听一首非常抒情的小提琴协奏曲后，血压即可下降 $1.3 \sim 2.7$ kPa。对于因患病而对生活悲观、消极的患者，例如一些癌症患者，因为各种生理、心理、经济、社会因素，而背负很重的压力，同时病痛折磨，以至于放弃对生存的希望，对于这些患者，应该多听一些宏伟、粗犷以及令人振奋的音乐，比如现代乐曲马克姆西·姆尔维察的《克罗地亚狂想曲》以及古琴名曲《酒狂》,这些乐曲中充满了坚定与不羁,拥有一种无坚不摧的振奋力量,会随着飞溢的旋律而洒向患者脆弱的灵魂,久而久之,会慢慢使患者重新树立信心,振奋精神,从而不轻易放弃自己的生命,坚强地对抗病魔。

11　肿瘤患者怎么听音乐？

————————————　·　————————————

（1）投身其中的主动音乐疗法

主动音乐疗法，又称为参与式音乐疗法，是以音乐为媒介，根据不同患者的健康状态、情绪，而有针对性地提出音乐治疗的方案，患者部分或完全地参与到音乐治疗的过程之中。主动音乐疗法在治疗过程中非常注重患者的参与，大多数情况下是采取音乐治疗师与患者合作演奏一些抒情、悦耳的歌曲，或是患者本身就有音乐基础，在音乐治疗师的引导下，可以自己弹奏乐器或是演唱歌曲，在积极参与的过程中，患者情绪高涨、内心充实，从而达到放松心情、提高免疫等治疗效果。

王维博士带领团队与重庆大学音乐学院合作开展"主动音乐疗法"项目，受到广大肿瘤患者的青睐。2018 年 8 月，47 岁的乳腺癌患者刘女士顶着炎炎烈日，匆匆赶到医院，走进医院的诊疗室里，发现已经有十几位病友围坐成一圈，身穿一袭长裙，艺术学院音乐系孙丽娟教授坐在中间，一同参与音乐治疗的还有孙教授的几位研究生。这些报名参加音乐治疗的患者无一不对音乐有着深深的喜爱，他们成为音乐疗法第一期的患者，每天下午两点半至三点，他们都会跟随着孙丽娟教授的引导来进行"主动音乐治疗"。首先是进行一场安静的闭目冥想，孙教授带领着患者们一起进入冥想的世界，患者们围坐成一圈，诊疗室内充满着安宁的氛围，冥想结束后，孙丽娟教授便带领患者们轻声哼唱一些曲调优美而和谐的曲子，曲子是没有歌词的，孙教授的学生们坐在患者身旁轻轻地打着节拍。有时他们会一起哼唱摇篮曲，孙丽娟教授会请某位患者坐在大家中间，闭上眼睛静静地聆听着患者悠扬的歌声，一首唱毕，再换下一位患者坐在中间位置，争取使每一位患者都能全情投入其中。中医肿瘤科首先将每位患者详细的身体状况分析告知孙丽娟教授，孙教授再结合患者病情，来进行乐曲的选择与编曲。根据参与此次主动音乐疗法患者的反馈，他们的睡眠质量得到了有效的改善，同时食欲也增加了，心情比从前更加舒畅。

音乐会有治疗疾病的效果吗？在这里笔者想说，对于热爱音乐的人来说，音乐就是一剂良药，音乐的旋律刺激着我们的大脑皮层，欢快明亮的曲调使我们兴奋快乐，平和安详的音乐使我们安静放松，同时创作音乐的音乐家们坚毅的故事，对于患者来说也是一种精神上的支持与鼓励，德国音乐家贝多芬曾因一次高烧导致双耳失聪，对于音乐家来说，没有听力可能是最致命的打击，但贝多芬没有因此而放弃，他失去听力后，用牙齿咬住木棒的一端，另一端顶在钢琴上，利用骨传导来听自己创作的曲子，最终创作出经世不朽的《命运交响曲》。音乐或许并不能直接作用于疾病，但音乐却可以提高我们自身的免疫力，使我们树立对抗疾病的信心。

（2）懒人听乐之被动音乐疗法

被动音乐疗法，又称为以接受为主的音乐疗法，是以音乐为媒介，根据患者的健康状况、情绪等方面，有针对性地为患者选择合适的音乐曲目，患者在治疗的过程中被动性地接受音乐治疗的一种治疗方式。被动音乐疗法的重心在于音乐治疗师对于曲目的选择和对于患者的引导，强调欣赏音乐的环境设置，使患者在欣赏音乐的过程中得到放松，情绪得到宣泄以取得疗效。

2017年7月，重庆大学附属肿瘤医院中医肿瘤科与重庆大学工程学院进行合作，引进了DMB系统（音乐治疗广播系统），按照五行分类及症状分类将音乐治疗分为十组，每组有1~20个数字终端。主管医师根据患者病情进行诊断，运用中医五行理论体系辨证施治开具音乐处方，根据中国传统乐曲的"宫商角徵羽"五调挑选的音乐处方有几百首之多，音乐治疗广播系统通过系统终端循环播放音乐，患者可携带系统终端，根据自己的需求进行音乐治疗。

2018年8月，病房一位54岁的蹇阿姨，吃完午饭后就从自己的床头柜里拿出一个小小的黑匣子，有点类似于收音机的小盒子。蹇阿姨拿起这个像收音机一样的小盒子，将耳机塞入耳朵里，按下盒子上的开关，一首首婉转悠扬的乐曲便如小溪般流淌入她的耳中，直至心窝，"这是负责我病情的医生给我下的音乐药方呢，一天三次"，蹇阿姨是一个饱受失眠折磨的肺癌患者，她的音乐处方上明确写着"失眠，宫调《二泉映月》"。"我开始也觉得莫名其妙！"蹇阿姨回忆道，医生一开始告知她需要进行被动式音乐治疗，她觉得有些不可思议。但是当音乐治疗进行了一个月下来，蹇阿姨每天都会主动按时"用药"，蹇阿姨自己说道进行了一段时间的音乐治疗后，精神比以前饱满了许多，同时睡眠质量也改善了不少。在我们这里，每天都会有患者理解并应用"音乐处方"。

我们都知道音乐是以声波的形式传递到我们耳朵里，有悠扬的、低沉的、高亢的、婉转的，各式各样的音乐包罗万象。有研究发现人体的器官活动是具有一定的振动频率的，而当人体发生疾病时，例如肿瘤、心脑血管病等，这种振动频率则会被打乱，音乐是一种有规律的声波振动形式。长期通过音乐声波振动的影响，可以逐渐使人体紊乱的器官振动频率恢复到规律的状态，例如肠胃功能的蠕动、心脏的搏动等，达到各器官节奏协调一致，改善器官工作的紊乱状态。因此应用被动音乐疗法对于患者来说，是非常有益处的。

（3）双管齐下的综合音乐疗法

综合音乐疗法是指在音乐治疗的过程中，采取主动和被动音乐疗法结合应用或音乐治疗与其他形式结合的一种治疗方式。通常会根据患者的生理病理状况，选择主动、被动或者联合应用等方式。比如音乐疗法结合导引、功法或气功同时进行治疗。下面就让我们一起来了解一下常见的综合音乐疗法。

①结合物理电疗法—音乐电针。音乐电针是将音乐疗法与电针相结合而发展出来的一种新型治疗手段，具有刺激经络穴位和音乐治疗的双重作用。众所周知，传统的针刺是通过对穴位进行刺激，从而起到调和气血，疏通人体经络以及提高人体免疫等疗效，而音乐电针与传统的针刺有异曲同工之妙；除此之外，因为音乐其自身具有欣赏性和娱乐性的特点，能够充分调动人体生理、心理功能，特别是将音乐信号通过换能处理转换为特定的音乐脉冲电流信号。此类电流信号不但具有可以调制的特点，同时其频率为 20～20 000 Hz，覆盖的频率范围很广，囊括了低、中频脉冲电流，在针对患者的治疗时，整个效果也会因其特有的音乐风格和独有的同步音乐脉冲电流得到显著的提高。音乐电针疗法可以达到活血宁心、催眠镇静、抗炎消肿、止痛解痉、降压、预防肌肉萎缩等功效，对肿瘤患者出现的疼痛及由疼痛引发的各种不良情绪有较好的临床疗效。

②结合导引等养生方法。运用音乐辅助导引的方法是最古老也是最容易为现代人所接受的一种养生疗法之一，例如八段锦、六字诀、易筋经等传统导引功法在当今临床上有着广泛的应用。重庆大学附属肿瘤医院中医肿瘤科自 2010 年开始，开展了八段锦运动疗法，长期坚持组织我科医护人员带领患者进行八段锦的练习，八段锦的口令音乐对缓解患者的焦虑情绪有一定的帮助，其与肢体运动相结合，既能通过导引功法达到疏经活血的目的，纳清气吐浊气，气血运行调达，神调意定，增强定力，对于精神心理疾患，尤其是精神过度紧张、身心失调的肿瘤患者非常有益。

2017年6月,一位乳腺癌患者张阿姨,经常觉得浑身乏力,食欲欠佳,不愿意跟别人多交流,张阿姨的亲人们看着张阿姨日渐颓废的身影,心中苦闷难当。当张阿姨的主管医生建议她每周至少有一次跟着我们的医护人员及其他患者一起进行八段锦的练习,张阿姨一开始有些抵触,但随着八段锦练习的坚持,张阿姨觉得自己有了精气神,睡眠好了,食欲也增加了,脸上慢慢有了久违的笑容,竟成了八段锦忠实的粉丝。张阿姨拿着我科免费派发的八段锦光碟,在家仍然坚持每周进行一次八段锦的综合锻炼,精神抖擞,容光焕发。张阿姨这种情况属于癌因性疲乏范畴,这是因为患者在接受相关治疗和癌症病情的影响,导致患者产生紧张及痛苦的情绪,从而引发一系列的主观感觉,如虚弱、精神涣散、无法集中注意力、缺乏动力及兴趣衰退等。中医认为癌因性疲乏是肿瘤导致人体气血阴阳失衡、不足,而综合性八段锦具有疏通经络、畅达气血之功效,同时现代医学认为八段锦属于有氧运动,可缓解肌肉紧张及精神抑郁。可见当音乐疗法与运动疗法相结合,可以对患者身心起到积极正向的作用。

12 音乐也认人

-------------------------------- · --------------------------------

不同的患者有不同的心理特点和人格特点,医师会据此来选取适当的乐曲进行治疗。因此,听音乐也是因人而异的,适合他人的并不一定适合你,要在专业医师的指导下选择适合自己的音乐。

前文中我们提到了许多案例,发现患者在得知自己生病后的反应相去甚远,有的人会愤怒,有的沮丧失望,甚至有人产生轻生的想法,这是因为患者的心理、生理和病理状态不同,医师根据患者的体质特征和病理状态,大致将患者分为木型人、火型人、土型人、金型人和水型人。不同分型的患者有不同的心理特点和人格特点,医师会根据分型来制订相应的音乐治疗计划,选取适当的乐曲进行治疗。因此,听音乐也是因人而异的,适合他人的并不一定适合你,要在专业医师的指导下选择适合自己的音乐。

(1)脾气火爆的"木型人"

"木型人"的患者通常是中医所说的"肝"系统产生了病理变化,心理上以烦躁、愤怒等情绪为主要改变。

临床上,肝气郁结导致患者出现一系列的病理变化,不但会使"肝"系统本身出现病变,还会累及"心、脾、肺",这类患者常常出现心情郁闷、精神不畅、烦躁易怒、睡觉易惊醒、食欲不振、嗳气反酸、腹痛腹泻、口苦、头痛、眼睛红肿热痛、焦躁不安、胸闷咳嗽、咳血等症状。

当患者仅仅出现心情郁闷、精神不畅、烦躁易怒、焦躁不安等症状时,根据音乐的五行分类和五行生克制化关系,可选用角调式乐曲以鼓动肝气,疏肝理气,如《江南好》《春之声圆舞曲》《春风得意》《克莱德曼》等。

当患者出现头晕耳鸣、面色少华、视物模糊、肢体麻木等一系列症状时,可选择羽调式乐曲,如《梅花三弄》《苏武牧羊》《平沙落雁》《船歌》《汉宫秋月》《月光奏鸣曲》《梁祝》等。

当患者出现食欲不振、嗳气反酸、腹痛腹泻、口苦、头痛、眼睛红肿热痛、胸闷咳嗽、干咳、胸胁疼痛、心烦口苦、咳血等症状时，可选择商调式乐曲，如《将军令》《潇湘水云》《黄河》《春节序曲》《悲怆》《金蛇狂舞》等。

（2）心烦意乱的"火型人"

"火型人"的患者通常是中医所说的"心"系统产生了病理变化，心理上以浮躁、暴躁等情绪为主要改变。

"心"主管人的精神、意识。临床上，肝、脾久病都可能影响心的功能，进而出现心烦失眠、口舌生疮、口腔糜烂、心慌心悸、胸闷烦躁、口苦、情志失常、狂躁妄动、气短、心悸、乏力、头晕等症状。由于肿瘤患者的治疗周期较长，且治疗效果不尽如人意，以及激素药物的应用也会引动浮阳，都会让人产生兴奋、浮躁的情绪变化。

当患者出现时而情绪浮躁，时而意志消沉，失去信心时，可选用徵调式乐曲以鼓动心气，振作精神，如《紫竹调》《步步高》《喜洋洋》《卡门序曲》《喜相逢》《解放军进行曲》《金色狂舞曲》等。

肿瘤患者病久气血耗伤，会出现气短、心悸、乏力、头晕、悲切欲哭等症状，可选取角调式乐曲，如《姑苏行》《江南好》《鹧鸪飞》《欢乐颂》《江南丝竹乐》《草木青青》《绿叶迎风》《春风得意》《春之声圆舞曲》等。

当患者出现心烦失眠、口舌生疮、胸闷烦躁、狂躁妄动等症状时，可选取羽调式乐曲，如《梅花三弄》《平沙落雁》《汉宫秋月》《苏武牧羊》《月光奏鸣曲》等。

（3）压抑纠结的"土型人"

"土型人"的患者通常是中医所说的"脾"系统产生了病理变化，心理上以压抑、思虑过度等情绪为主要改变。

脾胃为后天之本，临床上，肿瘤患者往往因为肝气郁结，横逆克脾犯胃或放化疗副反应而出现食欲不振、嗳气泛酸、腹痛泄泻等症状；也可能出现脘腹胀满、食少倦怠、头重如裹、恶心欲吐、口淡不渴、便溏不爽等症状；患者病久体虚，可导致脾胃阳气亏损，出现脘腹胀满，口不知味，不思饮食，大便稀溏，精神萎靡，形体消瘦，倦怠乏力，少气懒言，面色萎黄或㿠白等症状。

肿瘤患者或情绪的压力，或放化疗的副反应，往往会出现消化功能不良，纳差、恶心、呕吐；情绪上往往会出现思虑过度、郁郁寡欢等变化。此时可用宫调式乐曲，如《塞上曲》《月儿高》《满江红》《平湖秋月》《新紫竹调》《春江花月夜》等。

当患者出现脘腹胀满、口不知味、不思饮食、大便稀溏、精神萎靡、形体消瘦、倦怠乏力、少气懒言等症时,可选取徵调式乐曲,如《紫竹调》《喜相逢》《喜洋洋》《步步高》《卡门序曲》《金色狂舞曲》《解放军进行曲》等。

当患者出现食欲不振、嗳气泛酸、腹痛泄泻等症状时,可选用角调式乐曲,如《鹧鸪飞》《春风得意》《绿叶迎风》《江南丝竹》《草木青青》《胡笳十八拍》等。

（4）多愁善感的"金型人"

"金型人"的患者通常是中医所说的"肺"系统产生了病理变化,心理上以悲伤、忧愁等情绪为主要改变。

中医认为肺为娇脏,主气,司呼吸。临床上,"金型人"患者多有咳嗽、咳痰、胸痛、心悸、喘累等症状;或肝火上犯肺脏,出现干咳、胸胁疼痛、心烦口苦、咳血等症状;或者久病体虚,肺气不足,出现喘咳无力、痰液清稀、心悸气短、声音低怯、神疲体倦、畏风多汗等症。

"金型人"的患者往往会有悲观厌世、忧愁欲哭等消极情绪,此时可选用商调式乐曲,以宣发郁闷情绪,摆脱悲痛,如《黄河》《将军令》《金蛇狂舞》《潇湘水云》《嘎达梅林》《第三交响曲》等。

当患者出现喘咳无力、痰液清稀、心悸气短、声音低怯、神疲乏力、畏风多汗等症时,可选用宫调式乐曲如《月儿高》《塞上曲》《满江红》《新紫竹调》《平湖秋月》《春江花月夜》等。

当患者出现咳嗽、咳痰、胸痛、心悸、不能平卧等症状时,可选用徵调式乐曲以鼓动心气,扫除阴霾,如《喜相逢》《步步高》《紫竹调》《喜洋洋》《卡门序曲》等。

（5）沮丧绝望的"水型人"

"水型人"的患者通常是中医所说的"肾"系统产生了病理变化,心理上以沮丧、绝望等情绪为主要改变。

肾为先天之本,肿瘤患者往往病程较长,久病多累及肾脏,损伤肾阴可见腰膝酸软、耳鸣多梦、五心烦热、潮热盗汗、咽干颧红等症;损伤肾阳可见腰膝冷痛、畏寒怕冷、筋骨萎软、倦怠乏力、精神不振、性功能减退等症;而"肺、脾"的病变也会累及肾脏,可能出现气短、气促、动则喘甚、呼多吸少、肛门坠胀、腰膝酸软、头晕耳鸣、神疲困倦、夜尿频多、大便稀溏等症状。

"水型人"的患者容易因为疾病的挫折及精神创伤,或治疗失败,对生活失去信心,产生沮丧、绝望的负面情绪,此时可选用羽调式乐曲以宣泄内心的痛苦,如

《江河水》《苏武牧羊》《梁祝》等。

当患者久病及肾,肺肾两虚时,常常出现腰膝酸软、气短、气喘、动则喘甚而汗出、呼多吸少等症状。此时可选择商调式乐曲,如《黄河》《将军令》《潇湘水云》《金蛇狂舞》等。

临床上肿瘤患者因为久病及肾,出现浮肿、小便不利,腰膝酸软等症,此时可选用宫调式乐曲,如《塞上曲》《新紫竹调》《平湖秋月》《平沙落雁》《春江花月夜》等。

13   音乐也有中和之道

------------------------------ · ------------------------------

音乐作为中国古代"六艺"之一,其审美特征也深受中国"和"文化的影响,音乐也有其"中和之道","中和之道"突出了在音乐审美过程中人与音乐、心理和情感的协调统一,以达到给人愉悦、轻松的审美快感体验的目的。因此,用于治疗的音乐要具备"中和之美"的特征。

中和之道的哲学理念对中医学养生保健、疾病治疗的原则的形成确立产生了深远的影响。《乐记·乐论篇》认为"乐为天地之和",中国传统音乐是表达"中和之道"的艺术,强调"中和之美",和谐、自然,不追求强烈,非常宜于治疗,平衡身心,协调人与自然的关系。嵇康谈及欣赏音乐时的心境,主张"怡养悦愉,淑穆玄真,恬虚乐古,弃事遗身"。平和的心绪能使人心情愉快,甚至达到恬淡虚无的境界,这与《上古天真论》所倡导的修身养性观念是一致的。

人在生病状态的时候,往往伴随着焦虑、悲伤、抑郁、烦躁等负面情绪存在,这时需要通过运用音乐"沉静中和"的特性帮助患者摆脱负面情绪的困扰。《国语》和《左传》都强调音乐对人感官的刺激和对情绪的影响,指出一定要避免那些技巧复杂、旋律杂乱的不和谐声音,因为会"乃忘平和",如此则气机逆乱,精血亏虚,疾病丛生。

在肿瘤的防治过程中,音乐的选择是因人而异的,既需要根据患者的个人审美来选择,也需要根据患者的身体状态来选择,但有一个更重要的原则就是尽量避免过度刺激的音乐,要选择一些舒缓的、中和的、典雅的音乐,以"声出于和,和出于适"为治疗原则。

因此,在音乐治疗中,《江南好》《春江花月夜》《小白杨》《青花瓷》等古色古香,曲风舒缓的乐曲比较常用,也能取得较好的临床疗效,对于思想负担比较重的肿瘤患者比较适用,另外对于日常工作压力大的人群作为放松用也特别适合。

在肿瘤患者的音乐治疗过程中,有一些音乐是不会推荐给患者的,比如前几年网上特别流行的神曲《忐忑》,这样的音乐不适合做音乐治疗,普通人听了都会觉得心烦意乱,更何况是处在病痛中的患者呢?

另外一首不常推荐的乐曲是《二泉映月》,虽然这首曲子堪称我国音乐史上的经典作品,但因为其曲风太过低沉,流露出强烈的忧伤情绪,这样的乐曲多数具有强大的感染力,往往会导致患者听了以后情绪更加低落、闷闷不乐,因此并不适合用于肿瘤患者的音乐治疗。

14 听音乐生搬硬套不得行

近年来,随着音乐治疗的逐渐推广,越来越多的人接触到音乐治疗。但要注意的是,音乐治疗并不是像大家想象的那么简单,音乐治疗并不只是简单地听听音乐、唱唱歌、弹弹琴。音乐作为一种治疗手段时,就像"药物"一样,也必须因人制宜,因人而异,不能生搬硬套。

由于接受音乐治疗者的年龄、生活地域、教育背景、文化背景、爱好等因素均不相同,不同人对音乐的主观感受和理解认识也不一样。人在不同的情绪状态下,对音乐的接受和喜好程度也不一样,因此,在临床上选择音乐治疗时,一定要尊重被治疗者对音乐欣赏的主观诉求。

笔者在临床上就遇到过一个失败的音乐治疗的案例。

孙先生是一位口腔癌患者,2017 年 11 月行手术治疗及放疗治疗后出现反复发热,过去在好几家大医院住院治疗,用了许多高级的抗生素,但患者发热的症状始终没有得到缓解。患者的临床症状是每天到了下午就出现发热,到晚上体温会逐渐升高,最高温度可以达到 40 ℃,但到清晨时患者体温即可逐渐恢复正常,就这样反复烧了四五个月。因为治疗效果一直不是很理想,患者家属听了关于音乐治疗的讲座以后,就自行尝试给患者进行音乐治疗,患者家属认为患者一直发热,是属于火热症,水可以克火,就给患者找了一首五行属水的羽调式音乐《二泉映月》来听,但是患者连续听了两天以后不但没有好转,反而出现情绪低落、闷闷不乐,并且坚决拒绝继续听音乐。

当家属跟笔者讲了以后,我也立即制止其再继续听《二泉映月》。因为患者是山东农村的一位农民,文化程度并不高,日常生活中喜欢听山东的梆子戏等这些老百姓喜闻乐见的戏曲,对《二泉映月》并没有太多的喜好。患者虽然以发热为主要临床症状,但患者本身性格比较内向,手术以后因为外形改变和生活自理能力下降、病程长,其存在情绪低沉等情况,而《二泉映月》这首曲子曲风低沉婉转,忧伤而深邃。这样的乐曲具备强大的感染力,所以这位患者听了以后情绪更加低落、闷闷不乐。结合患者的生活背景、情绪及身体状况,我推荐患者听一些比较喜庆的山东梆子戏曲如《程咬金招亲》《老王卖瓜》等曲风诙谐、曲调舒畅调达的宫调式音乐,经过了一段时间的音乐治疗以后,患者的心情慢慢变得开朗起来了,也愿意和人说话了,脸上也逐渐有了笑容。

在音乐治疗的过程中,我们一定要结合患者的具体情况,因人而异,更要关注患者在治疗过程中的主观感受,以便合理选择、调整音乐的选择,不能一味"药"用到底,从而避免不合适的乐曲对人产生不良的影响。

还要说明的是,音乐治疗具有一定的专业性和复杂性,从业人员都需要经过专业的培训和考核。因此,我们建议,如果选择做音乐治疗,最好听从有资质的音乐治疗师的治疗建议,不要擅自做主,更不能生搬硬套,否则有可能适得其反。

15　听音乐要听自己的

————————————————·————————————————

　　音乐疗法并非机械地给每位患者听相同或类似的乐曲,而是基于患者的身体状况以及心理需求辨证施乐,音乐疗法的基本原则是需要适应每位患者病情、症状的特殊性。

　　音乐帮助很多患者排忧解愁,悠扬的乐曲使人身心向上,庄严的旋律赋予人丰富的想象,天文学家毕达哥拉斯曾高度赞扬音乐,他认为音乐能够使各种莫名其妙的情绪上的缺点消失,并正确引导坏情绪转化为好情绪,类似于将嫉妒变成向前的动力。音乐的疗效是通过改善患者睡眠以及焦虑、抑郁的状态,使患者树立对抗疾病的信心。有些患者喜欢曲调高昂、富有激情与活力的音乐,而有的患者却钟爱曲调平和、抒情而安详的乐曲,针对患者对于音乐有着不同的需求,我们主张选择适合自己的音乐才是最重要的。

　　音乐治疗要因人而异,选择适合自己的音乐进行治疗,往往能取得很好的治疗效果。科学家们研究发现音乐对于人体的影响主要分为生理及心理两个方面,在生理方面,音乐能影响人体内的自主神经系统,自主神经的重要功能包括调节心跳、呼吸频率、内分泌、神经系统的传导,研究发现曲调轻柔的音乐会减慢人体内的血液循环速度。相反地,曲调活泼明朗的乐曲则使人体内的血流速度增快;同时快节奏或音调高的乐曲能使人体的肌肉状态变得紧张起来,而慢节奏或音调低的乐曲则会使人体的肌肉处于放松状态。在心理方面,音乐能刺激人类大脑感觉和情绪中枢,从而改变我们的情绪状态,平静或快乐的音乐可以减轻人的焦虑。因此选择适合自己的音乐是非常重要的。下面简单介绍某些疾病、症状的患者适合哪类音乐。

　　(1)抑郁、忧郁的患者

　　抑郁、忧郁的患者往往对于活泼的音乐是难以找到同理心的,因此忧郁的患者其实更适合听一些自带"忧郁感"的乐曲,例如《圆舞曲》,忧郁中富有美感,使忧而不哀,当患者的心灵接受了这些乐曲的沐浴后,慢慢会消去心中的忧郁之感,这时再逐步让患者听一些平和安详之曲。

(2)性情急躁的患者

这类患者宜听一些节奏慢、让人思考的乐曲,这样就可以慢慢地使其心境平和,克服急躁情绪,比如肖邦的《夜曲》等曲目。

(3)悲观、消极的患者

这类患者情绪非常低沉,宜多听宏伟、粗犷和令人振奋的音乐,这些乐曲对缺乏自信的患者是非常有帮助的,乐曲中饱含一股令人振奋且坚定的力量,随着旋律的波动从而引起灵魂的共振,随着时间的推移,会使患者逐渐树立信心、振奋精神。比如古琴曲《酒狂》等。

(4)记忆力减退患者

这类患者最好是听过去常常听,患者本身非常熟悉的乐曲,熟悉的音乐常常与过去的生活片段紧密联系,听音乐的时候便不自觉回忆起过去的时光,无形中加强了患者的记忆功能。

(5)原发性高血压的患者

这类患者最容易情绪激动,适合听一些抒情的音乐,最忌讳听一些使人情绪高亢的曲子。原发性高血压的患者需要平静,可以听一些抒情味很浓的乐曲,比如《小提琴协奏曲》等。

综上所述,选对合适自己的音乐,就像用对了药一般,对于我们的身体状况是非常有好处的,音乐的疗效并非盲目地听乐闻声,而在于我们的正确选择与不懈坚持。

第八篇

中医运动指导

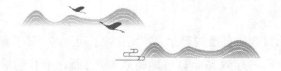

生命在于运动。坚持运动,有利于强健体魄,增强免疫力,这是众所周知的。

有研究发现,在运动的过程中,人吸入的氧气是平常的几倍甚至几十倍。同时,运动还可增加肠胃的蠕动,加快骨髓生成白细胞的速度,还能使人感到愉悦,改善人的情绪。有研究表明,在喜爱运动的人群中,癌症的发病率相对较低。

总的来说,运动有益身心健康。而对于肿瘤患者而言,用运动来加强身体素质,同样适宜。但选择哪些运动,如何运动,都要根据个体差异,制订不同的运动方案。

1 由古而今，运动养生

----------------------------- · -----------------------------

养生，是一个永恒的话题。从古至今，随着时间的流逝，运动和养生至今依然具有蓬勃的生命力。

"流水不腐，户枢不蠹"说的是自然界中的一个现象，但却揭示了一个真理，那就是"用进废退"。对于健康而言，说运动是金又何尝不可。中医认为，古时称为导引的运动，可使筋脉柔和、心气旺盛，进而五脏调和、延年益寿。

中医提倡的锻炼方式，建立在中医理论之上。比如中国传统的八段锦、五禽戏以及气功，正是通过练气活血，以推动血脉、脏腑、筋骨的活动，达到养生康复的目的。所以说，最好的保健秘方不是灵丹妙药，而是运动。

目前世界上流传度最高的运动——足球，古时也称蹴鞠，其在古代就非常受欢迎了。古代文人中的"球迷"不在少数，否则怎么能将这小小皮球用最简练的语言写得活灵活现。爱国诗人陆游晚年曾写过一首感怀诗《晚春感事》，诗中描述了一名少年骑着马入咸阳城，身形像蝴蝶一样轻盈，在蹴鞠场边有非常多的人们在观看比赛，超级有画面感，一种坐在安联球场主席台观看欧冠联赛决赛的即视感油然而生。只不过这并不是"现场直播"，而是那些鲜衣怒马的岁月终将过去，只留下片刻为运动所点燃的激情。

要想强健体魄、延年益寿，恰当的运动得跟上。

2 神秘的马王堆,神奇的导引术

运动并不是现代才有的锻炼方式。巍巍中华五千年的历史长河中,运动早已出现,并以各种神奇的方式流传至今。

众所周知,马王堆汉墓是位于湖南的一座知名度极高的古代墓葬。它的发现过程也充满神秘的味道。考古学家在马王堆汉墓里发现了《导引图》,里面彩绘了44种导引姿势的图像,一图配一段文字,有用于配合治病的,也有强身健体的。图中显示有站立式的导引,也有步行式和坐位式的导引;导引的方式也有很多,有器械的、无器械的、配合呼吸的、模仿动物的,等等。

"马王堆导引术"是什么呢? 它是要求呼吸配合肢体的一种运动,相当于现代医疗养生的保健体操。可见,各种旨在追求健康的导引或养生方法已风行千年。有史书记载,早在公元610年,导引术就被正式作为一种医疗手段。时任太医令的巢元方发表的《诸病源候论》一书中就明确记载了213种"养生导引"的具体方法。

笔者有一位朋友,上学的时候非常瘦,但很少生病。大学毕业数年,再次见到她时,已经变成了一团"行走的棉花糖"。询问后得知,她因为工作跟老板吵架,一怒之下辞职,后兜兜转转一直没有稳定下来,经济和思想的压力很大。慢慢地,月经周期不仅不准,量还越来越少,身材像吹胀了的气球一样。

在医生的建议下她一边吃中药,一边针灸调理。没过几天,她又因为新工作要去外地出差半年,原有的中药加针灸方案不能持续。这时,医生又建议她自己坚持手法推拿,每天从胁肋部向肚脐方向推揉带脉有空就做,不限次数,经期和孕期需停止。过了大半后,再次见到她,虽不说身姿婀娜,却也能看出腰身了;关键的是她的月经周期和量均较以前得到明显好转。

由此可见,不管是现代的手法推拿,还是古代的导引术,它们都与我们健康息息相关,可以让人获益。现在的我们养尊处优,车接车送,成天躲在空调房间里上网或泡在酒吧里猜拳行令、大腹便便、不思运动……这和我们老祖宗推崇的修身养性健康观严重背道而驰。

俗话说,多走走,争取活到九十九;甩甩头,甩掉烦恼和忧愁;踢踢腿,踢跑疾病身不亏;揉揉肩,揉来心宽体又健;扭扭腰,日子甜甜乐逍遥。所以,一起来运动吧。

3 "气功"江湖的是是非非

对于"气功"而言,我们既不能顶礼膜拜神化它,亦不能嗤之以鼻把它妖魔化。我们需要辩证地客观地看待它、使用它。

"超级的能量,就在我身上,思维能跟上,全身就通畅。"大叔大妈们整齐地排成排,随着音乐有节奏地拍打身体各部位,并口中念念有词。这是笔者和家人在公园散步看到的比较"有趣"的一幕。出于好奇,和运动的大叔大妈们聊了聊,才知道这是一种气功,叫"拍手功"。热情的大叔大妈还给我介绍这个气功的神奇之处:不仅可以疏通经络、行气活血,还可以治疗高血压、高血脂、高血糖、冠心病和癌症。而且拍打力量越大,身上越是拍打的瘀紫,说明功法效力越大。作为一名医务工作者,上述言论瞬间让笔者自觉脑门上冒出两滴冷汗。笔者试图说服他们不能盲从这种拍打功法,然而,却很快被大爷大妈们的口水淹没了。

有这样类似经历的患者不在少数。时年60岁的刘大爷就是一位这样的患者,患有多年糖尿病,因为相信拍打能治病,在接触到这种"神功"后,就开始停用控制血糖的药物,每天都拍拍打打很长时间。他说,刚开始还有些舒服,但后来就越来越不对劲,不仅老是提不起劲,晕沉沉的,而且口干喝水也特别多,尿也增加很多,还觉得关节痛。一查指血糖,血糖仪显示"高",具体数值都测不出来。

还有一位乳腺癌骨转移的女性患者,肿瘤病情控制得很好,因为病友介绍,加入了拍打俱乐部,想多排排毒,经过两个月的拍打疗法,腰椎出现骨折。本来她生活自理,吃得进、拉得出、跑得动、活得久,结果现在却瘫痪在床,需要人长期照顾。

其实"气功"在我们中国早就存在,它是一种传统的养生保健、强身健体、渡厄祛病的方法。古代又把它称为"丹道",是以改变呼吸的深度和频率、调整身体活动的力度和范围,从而达到强健体魄、防病治病、延年益寿的一种保健方法。《吕氏春秋》曾记载,远在尧舜时期,天气寒冷,寒湿阴冷,人们气血容易瘀滞,筋骨也容易痉挛疼痛,影响走路。于是就创作"舞"也就是运动来加强锻炼。后世的中医典籍中也多有相关记载。20世纪70年代,在长沙马王堆汉墓出土的帛图《导引图》,展示了40多种锻炼姿势,栩栩如生,古人修习"气功"的情景尽显眼前。

对于"气功"而言,我们既不能顶礼膜拜神化它,亦不能嗤之以鼻妖魔化它。我们需要辩证地客观地观察它、研究它。毕竟,气功只是一套放松身心、延年益寿的健身操而已。

4 不恰当的运动带来的恶果

经专科医生评估之后,若是在可运动的范围内,肿瘤患者应当尽早开始锻炼或运动,而且强度需循序渐进,不能突然大量剧烈运动。

由于肿瘤的复杂性,决定了每个肿瘤患者的情况都不尽相同,常常还存在多种合并症,因此,在运动之前,首先应该要经过专科的医生对患者的身体情况进行评估指导。经专科医生评估之后,若是在可运动的范围内,肿瘤患者应当尽早开始锻炼或运动,而且强度需循序渐进,不能突然大量剧烈运动。如果肿瘤患者在锻炼后感觉很累、身体很不舒服,这是不适宜和不提倡的。

患有恶性肿瘤期间,如果进行不恰当的运动,很有可能会带来严重的不良后果。作为一名临床医生,在十多年的从医经历中,曾碰到不少诸如此类的例子。曾经有一位晚期肺鳞癌患者,是某军区退役军人,体格强健、英姿飒爽。入院时虽有咯血、喘累、咳嗽等症状,但总是喜欢挺起腰板,坐姿端正。

吸着氧气的他还会时不时给医护人员讲军中故事,有训练场上的,有参加藏区巡防的,有演习的,有实弹的,在医护人员的连声惊叹中,他仿佛连病情都轻松了几分。他说,翻单杠是他们的基本要求,看着很难,其实一点都不困难,可以先从低一点的杠练习。身体往前翻的时候,手也跟着身体转,记住手一定要把紧,不能随便松开,否则会摔一大跤。他还常常说:"癌症就是纸老虎,你怕它,它就厉害,你不怕它,它就瘪了。"心态极好的他从不认为癌症是不治之症。

而就是这样一位爱运动、心态好的患者,也遇到了"运动"难题。患者在经过系列治疗,病情好转出院三天后,主治医生突然接到了患者家属的一个求救电话。当时的患者,见冬日阳光正好,心情也很是愉悦,于是在小区的体育场一口气跑了大约 1 000 米,觉得不够瘾的他,又去吊单杠,期间还做了 20 多个引体向上。"久行伤筋,伤筋就是伤肝。"家属在旁边不停劝说,让他缓一缓,而且医生也叮嘱过,病情刚刚康复,要慢慢来,活动要以散步为主,不能突然剧烈运动。可是患者并不听,继续玩命地运动。

　　家属没法只能给医生打电话求助,事情原委还没向医生说完,就听到电话另一头的患者断断续续地说自己胸口痛、喘不了气。医生赶紧让家属拨打120。患者到医院时,面唇明显发紫,在氧气面罩大量给氧的情况下,他的心电监护仪提示氧饱和度仅为70%~75%,患者的缺氧状态还是无法满意纠正。肺动脉CT检查提示该患者肺动脉栓塞,有癌栓、血栓等可能性。后来该患者虽转进ICU积极抢救,但仍然离世了。

　　这个事例告诉我们,运动虽然有很多好处,但也应该谨遵医嘱,适时适宜、正确地进行运动。如果肿瘤患者进行不恰当的运动,就很有可能出现类似的情况,因此需要警惕。

5　运动跟防癌有啥关系？

------------------------------ · ----------------------------

德国运动学博士爱因斯坦·阿肯曾说，一个人每天获得氧气比平时多八倍，就可以预防肿瘤或者延长肿瘤患者的生命。

常常有人问，运动真的可以防癌吗？如果运动可以防癌，为何运动员仍逃不过癌症的魔爪？例如加拿大的路跑选手泰瑞法克斯罹患骨癌被迫切除右腿，满 20 岁生日后不久，因为癌细胞移转至肺后不治身亡。

曾经有病理科医师以"癌症病友"的身份指出，会把身体里的细胞折磨成癌细胞，往往是经年累月用错误观念行事的结果。众所周知，预防疾病远比治疗疾病有效，通过一些预防手段来降低罹病风险，早已不容争辩。翻阅各种医学文献报告，几乎在所有医疗专家列举的防癌注意事项中，都一定有这么一条：做适度规律的运动。适度规律的运动可以降低患癌风险，就像坐车系安全带一样，可以降低我们受伤的风险。因此，运动与防癌也是密切相关的。2016 年，美国防癌协会经过多年的跟踪调查研究发现，长期保持运动的人是可以降低多种癌症的发病率。

大约三千年前，我国也已有人提出"形不动则易招致疾病"的见解。《吕氏春秋》说："流水不腐，户枢不蠹，动也。形体不运动则全身气血不流通，气血不流通则气滞血瘀，从而生病。"明代高濂在《遵生八笺》中指出："运动以却病，体活则病离。"历代流传下来的运动方法颇多，如五禽戏、易筋经、太极拳、太极剑、八段锦、八卦掌等都是行之有效的运动项目，这些运动到底如何防癌的？

第一，运动能提高人对氧气的吸收率，相比平常不运动时要高几倍至几十倍。人体呼吸频率加速，吸氧量提高，致癌物质可通过气体交换排出体外，从而降低癌症的发病率。德国运动学博士爱因斯坦·阿肯说："一个人每天获得氧气比平时多八倍，就可以预防肿瘤或者延长肿瘤患者的生命。"

第二，每当我们运动时，都会流出大量的汗液，这些汗液都是我们体内多余的脂肪燃烧通过皮肤蒸发出来的结果,汗液排出体外的同时可以带走体内的致癌物质,从而起到治病防癌的作用。

第三,运动可以激活人体的免疫系统功能。曾有实验表明:干扰素是一种免疫调节剂,具有抗癌活性,当我们处在运动状态时,干扰素的分泌量会大大增加,从而启动免疫系统,增加抗癌作用。德国的免疫学家发现:当我们机体处于静止不动时,人体免疫细胞也停止了工作运转。反之,随着我们人体运动量的增加,人体免疫细胞数量也会增长。每天做家务活动、跑步、骑车、爬山等运动的人比不做这些运动的人,免疫细胞要大大增加,从而把癌细胞消灭在形成之初。因此,运动可给机体带来足够的免疫细胞,而那些容易患癌的常常是长期不运动的人。

第四,运动可以调节情绪。众所周知,长期抑郁或精神压抑的人更易患癌症,而运动正好会使人身心愉悦和舒畅,这对抗癌防癌都是大有裨益的。正如美国癌症专家卡尔·西蒙顿所指出的那样:"精神抑郁是影响癌症生长的重要情绪因素之一,而体育锻炼是消除抑郁情绪的有效方法之一。"

第五,运动可加速我们体内垃圾物质的排泄,比如宿便,如果不尽快排泄,长久的停留在我们的胃肠道,可能会产生一些致癌物质而被我们的胃肠道吸收,这样会大大增加我们患胃肠道肿瘤的风险。因此,运动可以加速我们体内致癌物质排泄,降低肿瘤的发病率。

第六,运动可加快血液循环,当人体处于静止不动时,机体的气血将运行不畅,气滞血瘀,瘀堵在子宫,则形成子宫癌,瘀堵在肝脏,则形成肝癌。当机体活跃运动时,则体内出现的癌细胞随着快速的血液循环行走在体内,永不停息,无法在某个内脏器官生根发芽和转移扩散。

可见,运动对癌症防治的好处比我们知道的多得多。

6   癌症患者要不要运动?

运动是抗癌最方便、有效的方法之一。运动不仅能够锻炼身体,还可以帮助患者增强毅力、坚定信念,帮助他们击退癌症。

每年有大量的人被诊断为癌症,常见的有肺癌、胃癌、肝癌、乳腺癌、卵巢癌等,患者与家属都饱受煎熬折磨。他们常常想寻求一些能减轻痛苦的办法,比如心理、运动等。但他们在寻求这些办法的过程中也常常迟疑,癌症患者到底要不要运动?下面我们一起来看看相关研究是怎么说的。

霍曼博士研究表明,跑步组老鼠与未跑步组老鼠比较,每晚跑步的那组老鼠,阻止了新发肿瘤的生长,现有体内癌细胞的生长速度也延缓超过60%。首次证明通过跑步等运动可直接延缓肿瘤的生长速度。

德国运动学家爱因斯坦·阿肯用8年时间观察两组条件相似的中老年人,发现运动锻炼组,8年时间里仅发现4人被确诊癌症,这4人并未经治疗,也长期带癌生存;另一组不做任何运动,患癌的有29人,而其中已死亡17人。

曾经有一名跑者刘某,在她57岁的时候,达到了她人生的巅峰,跑出了世界马拉松大满贯。但意想不到的是,在那之前,她被检查出早期淋巴癌。当时医生建议她做化疗,但是患者曾看见自己亲戚化疗后出现严重脱发、恶心、呕吐等不良反应,刘某便选择了另外一种治疗方式。她用两年半的时间,完成了世界马拉松六大满贯,后进入国家二级运动员行列。本来被确诊病情后,刘某从心里受到严重打击,但爱上跑步后,她慢慢从疾病的悲痛中走出,学会了去积极面对人生的坎坷,也逐渐变得自信。生活中,这样和癌症斗争的勇士不止她一人。

胡大叔也是一名运动达人,但他也确确实实是一名肝癌患者。在众人看来,肝癌是癌症中恶性程度比较高的,五年生存率极低。2011年年底,胡大叔被确诊为"肝癌",刚开始他内心难以接受,但在医生及其家属的安慰引导下,慢慢接受了患癌的事实,并积极配合医生治疗。经过基础治疗后,医生建议他加强运动。此后,胡大叔就像变了一个人,从以前只坐在麻将桌上一动不动地过一天,到现在每天坚持跑步3到5千米。这么多年坚持下来,他自己也感觉精神状态比10年前还要好。用他自己的话来讲就是,运动带给他的生活质量,是任何药物都不能代替的。现在的胡大叔,踢球、骑车、跑步,样样不落下,已然是一位运动达人。患癌10年,他并未被癌症击垮,反而通过运动慢慢去感受到生活中很多以前没有体会到的美好,身体各项指标也越来越好。

从以上这些病例可以看出,运动是抗癌方便、有效的方法之一。运动不仅能够锻炼身体,还可以帮助患者增强毅力、坚定信念,帮助肿瘤患者击退癌症。

7 癌症患者适合哪些运动？

---------------------------- · ----------------------------

对于患者来说，适当而有效的运动不仅可以抗癌，还可以舒缓心情，使患者积极乐观地面对疾病。

作为一名中医肿瘤科的临床医生，常常会听到自己的患者问："医生，我现在患癌了，到底哪些运动适合我啊？"。这些焦急渴望的声音总萦绕在我的耳边，今天就在这里跟大家一起分享，癌症患者到底适合哪些运动？

从前篇可以看出癌症患者是可以运动的，前篇中的刘某和叶某都是我们癌症患者中的一员，他们在得知自己患癌后选择了较高强度的马拉松、骑行这样的运动，但并不是每位癌症患者都适合这样高强度的运动。事实上，没有哪一种运动是最好的，而是该找出最适合自己的，要怎么动，完全因人而异。

比如有位直肠癌患者，大家都叫他张叔叔，65 岁，丧偶，年轻的时候嗜好烟酒，三年前诊断为直肠癌，行直肠癌手术治疗后规范地做了几个周期放化疗，复查各项指标都挺正常的。治疗结束后张叔叔就每天坚持在他们小区跑步、打羽毛球等锻炼，每天可以坚持 2 小时以上的运动量。通过坚持每天的运动，他还结识了一起运动的陈阿姨，陈阿姨看张叔叔虽然患癌，但是一直坚持着运动，心态也积极向上，就被他坚强的意志力所感染，就决定和张叔叔一起战胜病魔。张叔叔通过一直坚持不懈的运动，定期复查，同时配合内服中药治疗，不仅病情一直稳定，直到现在已经3 年有余了，而且还获得了美好的爱情。张叔叔的故事告诉我们，癌症并不可怕，可怕的是我们自己低头、放弃。其实只要我们正确去面对，合理地进行运动，运动不仅可以提高我们机体的免疫力，而且还会让我们整个人的精神面貌焕然一新。

然而，他的邻居李叔叔就没有这么幸运。李叔叔，62 岁，长期吸烟，在半年前，很不幸被确诊为肺癌，被确诊时已无手术机会，便规范地做了几次化疗，因李叔叔体质一直比较弱，年轻时也不爱运动，经过几周期化疗后便出现严重贫血、白细胞降低、中性粒细胞降低、免疫功能低下。这时李叔叔的老伴便说:"你看隔壁老张,直肠癌放化疗后每天在小区坚持运动,吃得好,睡得香,身体也恢复得不错。要不,老李,你也每天去小区溜达、溜达。"李叔叔听了老伴的建议后,便下楼跟着其他人一起跑步、打乒乓球,出了一身大汗,觉得还挺开心,可是谁知第二天早上李叔叔就开始高热、寒战,最高体温达 39 ℃,立马送到医院,查血提示三系降低,考虑为化疗后粒细胞缺乏引起的感染性发热。一问才得知李叔叔前一天在人群多的地方进行了过量的运动导致病情加重。所以说适合张叔叔的运动不一定适合李叔叔,还得因人而异。

通过上面的例子可以看出,运动还得谨慎。下面就简单给大家分阶段介绍一下,您到底适合哪种运动。

首先在初患癌时,也就是开始接受化疗或放疗之前,这时候运动的目的是提高体能应对化疗及放疗。这时我们可以循序渐进,选择强度不需太高,做完之后感到愉快,不会造成任何身心方面的压力,并且可以保持经常性的、规律的、有恒心的、终身的运动习惯,比如走步、慢跑、健身操。我国大力推广有氧运动,尤其推荐的是"走步",使得全国人民都受益这项简便易行的方法,在清晨、傍晚时分,走步的人到处可见,此方法减少了很多"富贵病"的发病,它同样也适合癌症患者。每周 3 ~ 5 次,每次 30 分钟至 2 个小时即可。这种运动方式最能提升免疫功能,提升个人生命质量。

其次就是治疗期间,持续运动能保持体能水平。但此期间,如果选择运动,需要特别谨慎。因为放化疗后,患者常常会比较虚弱,常合并白细胞、中性粒细胞、血小板减少等骨髓抑制,此时运动(除了日常生活活动),需待骨髓抑制得到纠正后才可正常运动;免疫功能低下,白细胞及中性粒细胞减少者,应避免公共场所的活动,直到其白细胞、中性粒细胞计数升到安全水平。放疗的患者不适合游泳及在强烈的紫外线照射下做运动,因为游泳池里有氯,可加重放射皮肤受损,强烈的紫外线照射也会损伤皮肤。留置导管或营养管的患者应避免导管接触游泳池、湖泊、海水或其他可能导致感染的因素,以及对导管区域的肌肉进行活动时要避免导管滑脱。所以建议大家在放化疗期间,尽量可以选择静坐、气功、太极拳、瑜伽等比较缓和的运动。

最后就是治疗后,患者在康复的道路上冲刺,运动及保持活跃生活,有助于重返职场,恢复之前的生活质量。运动的类别,应该以训练耐力,提高体能为主。建议每个星期应运动 2~3 次，一次 1~2 小时，可选有氧运动，如快走、慢跑、快跑等。要增强体力和灵活度的话，可做一些伸展运动，或用阻力带等。要改善平衡感，则可做太极、八段锦、五禽戏等运动。

8 哪些癌症患者能运动?

——————————————————— · ———————————————————

不管患者得的是哪种癌症,都是可以选择适合自己的运动,但是在开始运动前还是需要听从专业医生的指导意见。

随着时间的推移,我国癌症病发率、死亡率逐年呈增长趋势。常见的有肺癌、食管癌、胃癌、肝癌、结直肠癌等。当患者得知自己患癌后,大多数人都是沮丧的。为了减轻痛苦、改善生活质量、延长生存期,除了药物、心理、饮食治疗,运动治疗也是必不可少的。那到底这些癌症能不能运动呢? 下面笔者挑几个常见的癌种跟大家介绍。

肺癌常以咳嗽起病,以阵发性刺激性干咳为主,继发感染时可出现脓痰,有的还会出现痰中带血、胸背部疼痛、胸闷、发热等症状,经抗炎治疗 2 周后仍无改善,就应警惕肺癌的可能。下面给大家介绍一个真实案例:马叔叔,55 岁,长期吸烟,间断饮酒,1 年前出现咳嗽、咳痰,痰里带着血,身体乏力消瘦,脸色黄黑,胸口疼痛,胸闷气短,低烧,饭也吃不下,在家人的陪同下到我们医院做了检查,综合检查结果诊断为肺癌,规律接受化疗,治疗期间,同时配以运动疗法,每天慢走半小时,每周打两次八段锦,每次半小时至一小时,一直坚持到化疗结束,患者未出现骨髓抑制,咳嗽、咳痰也较前缓解,整个人跟没生病似的。化疗结束后马叔叔也一直坚持运动这个好习惯,定期到我院复查,病情一直稳定。

食管癌常以吞咽困难,胸骨后疼痛起病,反复发作,平时感觉食管内有异物且与进食无关,持续存在,喝水及吞咽食物均不能使之消失。如果以上症状持续不消失,就应警惕食管癌可能。下面给大家举一个真实案例:冯阿姨,从小嗜食辛辣刺激食品,特别喜欢吃像火锅一样滚烫的食物。2020 年年初,冯阿姨突然发现吃东西有梗阻不适感,自行口服消炎药未见明显缓解,故进一步就诊我院,根据其症状,考虑食管癌的可能,进一步行胃镜检查提示食管多发占位,结合最后病理结果诊断为食管癌,予以放化疗控制病情。冯阿姨以前主要爱好就是打麻将,有时一座就是一整天,但是自从得了食管癌后,在她女儿的督导下,她便不再每天只顾着打麻将,而是开始和小区的其他阿姨一起学舞蹈,每天 1 个小时的舞蹈时间,慢慢地冯阿姨爱上了在动听的音乐下舞动舞姿的感觉,觉得每天跳舞时,整个人都特别投入、放松。通过跳舞,冯阿姨也结识了一些舞伴朋友,每天心情也特别好,还经常去参加一些社区表演,定期复查,病情未见复发转移。

肝癌,早期肝癌可无特殊症状,常继发于慢性肝炎或肝硬化的患者,如果这类患者出现右上腹或肝区出现刺痛或疼痛加剧,恶心、呕吐,进食困难,腹泻消瘦,应高度警惕。举个例子:曾大哥,44 岁,慢性乙肝病史 30 年,去年查出自己患肝癌,当时特别绝望,拒绝手术及放化疗治疗,选择了中药保守治疗,他一直有个爱好就是游泳,即使生病了,他也一直坚持这个运动项目,直到现在,他的病情也没有进展,精神状态也比一般癌症患者要好。

从以上几个例子可以看出,不管是哪种癌症,其实都是可以选择适合自己的运动,不过在开始运动前还是需要听从专业医生的指导意见。

9　癌症患者常用运动方法

在长期的临床诊疗中,汲取古人智慧,结合现代医理,我们总结了一系列适合癌症患者的运动方法,其中包括八段锦、太极拳、五禽戏、有氧运动等。

癌症种类繁多,如头颅肿瘤、胃癌、肝癌、肺癌、胰腺癌、皮肤癌、结直肠癌、前列腺癌、膀胱癌、骨癌等。细心的人可能会发现一个很有趣的现象,不管是身体哪个部位哪个器官,它都可能会和癌症挂钩,但是心脏和肌肉这两个地方目前还没有发现得癌的病例,原发性肿瘤也几乎没有肌肉啥事。这是为什么呢?中医讲"流水不腐,户枢不蠹"。意思是指如果毒素长期累积在体内,不将其及时排出体外,久而久之细胞就会病变。身体也是一样,如果经常处于静止状态,不运动,那么就会"发霉",类比霉菌发酵一样,时间一长,各种各样的疾病就会找上门来,其中就包括癌症。

运动可以促进血液循环加快,提高免疫力,气血通而不易瘀滞,患癌的风险也会降低。当然,大家一定要正确地认识运动只是防癌抗癌的辅助手段之一,药物治疗该继续的还是得继续。接下来就为大家推荐一系列适合癌症患者的运动方法。

(1)八段锦

八段锦起源于南宋时期,是在我国民间广泛流传的一种健身术。八段锦共分为八段,主要是对面部五官、头颈躯干、腰腹四肢等部位进行独特锻炼,以促进相应脏腑功能正常运行以及气血经络调和,是比较全面的传统运动。其动作古朴高雅、缓慢柔和,适宜绝大多数人群,不过有高血压、骨转移肿瘤患者要谨慎。

(2)太极拳

太极拳作为我国传统的武术之一,其特点与八段锦相似动作柔和缓慢,锻炼后劳而不累,非常适合癌症患者。轻柔缓和的动作既可以保护人体的肢体关节,还可疏通胃肠道,刺激肌肉神经,保健大脑,从而降低患癌及癌症复发的危险。最后必须强调的是任何运动都得适度,太极拳也不例外,锻炼时应循序渐进,不能过度劳累。

(3)五禽戏

五禽戏是通过模仿虎、鹿、熊、猿、鸟五种动物的动作,以达到健身目的的一种中国传统运动健身方法。五禽戏具有舒展筋肉、提高心肺功能的作用,通过模拟虎、鹿、熊、猿、鸟的动作和神态,使全身多个关节、五脏六腑全面得到运动,从而达到疏通筋络、调和气血、扶正祛邪的效果。其要领在于全身放松、呼吸均匀、专注意守、动作自然。

(4)有氧运动

有氧运动想必大家都不陌生,其是指人体在氧气充分供应的情况下进行的体育锻炼。人类就像一台发动机,不过人类的燃料不是汽油而是摄入的糖类、蛋白质和脂肪,当人体在运动中吸入大量的氧气时,身体里的"燃料"会和氧气发生一系列氧化反应,从而为机体提供能量。

有氧运动的特点是强度低、有节奏、持续时间长,它能增强和改善心肺功能,促进新陈代谢,减少身体脂肪,促进体内多巴胺的分泌使人身心愉悦。有氧运动种类繁多,如散步、慢跑、爬山、游泳、舞蹈等。

总的来说,适当的运动对身体有益。癌症患者不管选择哪种运动,都需要根据自己的实际情况和兴趣爱好,在医生的指导下选择适合的运动方式,切勿操之过急。原则上应选择低强度、持续时间较长的运动,锻炼到自我感觉舒服时就可以结束,不可因感觉良好而贪多,要循序渐进,持之以恒。

10   癌症患者的运动禁忌

————————————————————·————————————————————

并不是所有癌症患者都适宜运动,比如严重骨质疏松、骨转移的患者等骨折高风险的患者就应该避免运动。

既然运动对肿瘤患者有诸多益处,那是不是所有的肿瘤患者都可以运动呢?答案是否定的。并非所有的癌症患者都应该进行运动。在参加运动前,应该请医生全面地检查一次身体,有条件者可进行心肺运动试验评估心肺功能,充分了解自己的身体情况,结合医生的专业建议,选择自己喜欢的运动项目。肺部感染急性加重后是否能继续运动呢? 在体温升高、合并急性感染时,是禁忌锻炼的,因为运动可能加重感染和引起其他合并症。在感染控制后,可以根据医生的运动处方进行调整和锻炼。当肿瘤患者有严重贫血时,也应该避免过多运动。免疫力降低的患者应该减少去公共体育馆或其他公共场所的时间,因为在这些公共环境下可能会增加细菌感染的风险。

王女士在 5 年前诊断为右肺腺癌,她说 3 天前自己慢跑的时候右脚扭了一下,当时有点疼,自己也没太在意,但是这几天越来越痛,走路都明显受影响。如果一般的关节扭伤 3 天后肿胀基本可以缓解,王女士完善了右踝 X 片和全身 PET-CT检查。果不其然,王女士此次并不是简单的扭伤,是因为肺癌骨转移导致的腓骨病理性骨折。王女士非常疑惑,因为她的运动强度基本在身体可以耐受的范围内,并且平时很注意运动强度的控制,她问道:"医生,是不是因为我运动强度还是太大了,或者是我的运动方式不对,所以才导致肿瘤扩散了?"有人会觉得运动会促进血液循环,有可能加速癌细胞扩散,其实这只是一个没有科学依据的臆想。运动并不会导致肿瘤扩散,恶性肿瘤细胞的浸润性决定了它容易发生扩散,肿瘤细胞像张牙舞爪的螃蟹一样向周围组织器官中伸出无数触角,其中部分细胞脱落进入管道,尤其是血管和淋巴管,引起其他部位的转移。王女士这次出现肺癌骨转移,是运动的禁忌证,因为肿瘤骨转移后,正常强度的运动便足以使患者发生骨折。王女士又问道:"医生,还有哪些情况下不能运动呢?那我还需要注意些什么呢?"下面我们就来说说肿瘤患者运动的禁忌证。

首先,骨折发生高风险的患者应该避免运动,比如严重骨质疏松,骨转移患者。其次,有感染发生高风险的患者也应避免运动,当白细胞低于 $2×10^9/L$ 时应严格控制运动量,必要时需隔离。其他相对禁忌证有贫血、心肺功能低下者、出血倾向等。

总而言之,您是否应该运动,或做什么样的运动,都应该遵从您的专业医生给出的专业指导。

11　动则生阳

--------------------------------　·　--------------------------------

"动则生阳"是指人要多活动，身体动起来了，气血流动了，才能激发出体内的阳气，从而达到护卫身体的目的。

《黄帝内经》有云"阳化气，阴成形""阳气者，若天与日，失其所，则折寿而不彰"。人的一生就是一个阴阳逐渐消长的过程。阳气不足和与包括肿瘤在内的许多疾病有关。对于人类来说，身体的阳气充足，疾病和亚健康状态自然也会逐步改善。养护阳气是养生治病之本。南怀瑾老师曾说："身体阳气足了，自然百病不生。"

"动则生阳"是指人要多活动，身体动起来了，气血流动了，才能激发体内的阳气，从而达到护卫身体的目的。俗话说"生命在于运动"，从某种意义上来讲，也是"动则生阳"的意思。

现在的很多病，究其原因都是"动少了"，比如说，在夏季，室内处处都有空调，人们走到哪里都感觉凉爽、舒适，甚至有些冷，这时候，如若人们再不加以运动，人体的阳气违背了夏季应向上、向外的自然法则，终日沉寂于内，无法流通，便会出现畏寒肢体、便溏腹泻等脾阳不足的表现，久之甚至会累及肾阳，出现腰膝冷痛、小便清长等症状。很多亚健康患者，其实都是缺乏运动导致的，比如有一位患者，是一个公司的白领，平时出门不是开车就是打车，极少有步行时间，加之工作繁忙，时常加班，到了周末就想多休息，常常是睡到中午才起床，一周能运动甚至步行的时间寥寥无几。慢慢地，她发现精力没有以前那么旺盛了，总是感觉很疲累，还出现了四肢怕冷、月经变少的情况。她很害怕，以为自己如此年轻就出现了"早衰"，于是前来就诊。看到她以后，详细询问了她的情况和生活习惯，我并没有给她开药，而是给了她一些日常生活建议，其中最重要的就是"运动"，她不相信，说："我现在感觉就疲累，再去运动不是会更加疲惫？"我笑着告诉她："你先动起来，每天上下班可以抽时间步行半小时，周末不要睡懒觉，早点起来跑跑步，平时也可以多出去和朋友打打球、参加一些户外活动，一个月以后再来看看，如果不行，我就给你开药。"她半信半疑地走了，一个月以后，她来找我，我见她面色红润、精力十足。这次她不是来看病，而是为了告诉我她的好消息，她告诉我，她听了我的话，回去以后每天早起晨跑40分钟再去上班，过了1周感觉身体逐渐好转，她坚持了一个月，现在感觉身体越来越好，每天精力充沛，月经量也比以前多了。她现在是不运动就感觉身体难受了，还想着要去健身房办卡，加强运动。

其实现代人，像上述这类女性白领的情况还有很多，其实只要动起来，身体的很多问题都能得到解决。俗话说"流水不腐，户枢不蠹"，华佗的中医养生导引《五禽戏》里有一句名言"动摇则谷气消，血脉流通，病不得生"，意思就是人只要适度活动，全身气血就通畅，不容易生病。因此在日常生活中，我们要增加自己"生阳"的机会，多走路，少乘车；多利用楼梯，少乘电梯；看电脑、玩手机的间隙，多做一些伸展运动；培养自己对运动的兴趣，如慢跑、健身、打羽毛球、游泳等。

12 动静相宜

--------------------------------- · ---------------------------------

适量的形体运动能让身体气血调畅,精神内守;过分运动则会使人心神减损,耗能伤命。

"要想身体好,运动不能少。"这里所讲的运动是指人的外在形体运动。不过运动是越多越好吗?如果运动有很多好处,那我们是否要一直处于运动状态,身体是否需要静下来?答案当然是否定的。

适度的运动才是有益的。从中医角度讲,"动则生阳"的"生"主要是激发、推动,是指通过一定的运动使身体的气血流通起来,达到防病治病的目的。如果运动过度,则会引起阳气的过度耗散,反而导致阳气亏虚,甚至阳损及阴,阴阳俱损。

既然过度运动达不到养生的目的,那我们应该寻求一种什么样的运动养生方法呢?

有人总结出了4句话来形容书法:"洗笔调墨四体松,预想字形神思凝,神气贯注全息动,赏心悦目乐无穷。"书写前,通过洗笔、调墨等预备动作,达到四体放松,疏通全身气血经络的作用,然后要"凝神静思,预想字形大小、平直、振动",这样的意识集中,自然会让人心旷神怡,因此,习书学画,可以起到调息养气、悦情畅意的作用。外炼形体,内养心性,有静有动,动静相宜,正是顺应了生命体的自然规律,因此书法家们多为高寿福星,也就不难理解了。

过多的形体运动并不会增加人体的血气能量,形体运动有目的、有度,它只能是在保障人体筋骨的舒活,引导体内气血运行通畅的意义上进行,做到与静养相合,达到动静相宜、益气调息、调和脏腑、通畅经络、协调平衡、形神共养,以维护生命的目的。但实际生活中,不可能人人都有条件练习书法,成为书法家,但我们可以做到适度运动、动静结合。在运动的选择上,中医传统锻炼方法如太极拳、气功、八段锦、六字诀等最为合适。

　　中医强调的是动静相宜、形神合一的运动理念。人作为一个生命体,除了肉身形肢外,还有精神、意气,是形神一体。适量的形体运动能让身体气血调畅,精神内守;而过分运动则使人心神减损,耗能伤命。因此,保精、养气、守神,是养生延命的主体与关键。太极拳、气功、八段锦等中国传统功法与西方的拳击运动相比,不仅是一种肌肉和骨骼的运动,更包括了精神、情感和心灵的运动,是身体和意识的协调导引运动,超出导引这一意义范围的过度运动,必然劳累形躯,耗散精神,无益于生命。

[1] 李君,李映兰,谢咏湘.恶性肿瘤患者抑郁焦虑状态临床调查分析[J].中国医师杂志,2009,11(7):1003-1005.

[2] 董彩云,杨红,王晓霞.心理治疗对癌症患者焦虑抑郁情绪改善的研究[J].医药论坛杂志,2011,22(32):190-191.

[3] 张玲玉.中医学基础[M].北京:中国中医药出版社,2002.

[4] 刘苏津.新编哲学应试指要[M].北京:北京理工大学出版社,1997.

[5] 王辉武.浅谈医中之变[J].实用中医药杂志,2017,14(7):601.

[6] 高巨,林舜艳.从中医的整体观和辨证思维谈个体化麻醉[J].国际麻醉学与复苏杂志,2019,(11):961-964.

[7] 陆德俊.中药补药的合理使用[J].医药前沿,2012,20(10):316-317.

[8] 张喜军.秋季进补莫盲目[J].四川农业科技,2013,9(13):63.

[9] 吴宝康.癌症患者饮食宜忌与食疗妙方[M].上海:上海科学普及出版社,2004.

[10] 于化泓,彭珊珊.大学生饮食营养与健康[M].北京:中国轻工业出版社,2012.

[11] 林琦.关于中医食疗古籍文献整理研究的思考[J].中医文献杂志,2009(5):35-36.

[12] 张晓天.滋补药不会吃坏身子?别中了谣言的毒[J].中国健康养生,2018,26(11):30-31.

[13] 马亚平.中老年人服用补药有讲究[J].开卷有益,2018,12(6):20-21.

[14] 倪合一.当心补药生灾[J].家庭医生,2007,12(4):15-16.

[15] 严劲松.中药与西药能同时服用吗?[J].中医健康养生,2019,5(1):56.

[16] 贾玫,杨倩宇.化疗期间可以服用中药吗?[J].中医健康养生,2017(11):54.

[17] 黄伟,钱梦,谢鸣.肿瘤放射治疗配合中药增效减毒的临床研究进展[J].中国药师,2017,20(8):1374-1381.

[18] 宋文静,冀慧雁,金若云,等.分子靶向肿瘤治疗研究现状[J].中国药物与临

床,2018,18(11):1930-1933.

[19] 金昌凤. 靶向治疗结合中医调整[J]. 科学养生2017(1):26-27.

[20] 陈雪红. 浅谈中药的煎煮方法[J]. 厦门科技,2018(3):33-34.

[21] 冀俊虎. 中药煎药煎服的方法注意事项与技巧[J]. 健康向导,2016(6):52-53.

[22] 王国军. 浅谈中药膏方制备工艺与质量评价[J]. 浙江中医药大学学报,2019,43(3):266-269.

[23] 邵峰,黄惠勇,曾普华,等. 膏方防治肿瘤的优势探析[J]. 亚太传统医药,2019,15(1):179-181.

[24] 郑希均. 四问"膏方滋补热"[N]. 浙江日报,2019-01-15(010).

[25] 贡丽娅. 冬季调理膏方须知[N]. 健康报,2018-11-21(006).

[26] 王俊,洪欣,章文雯,等. 中药膏方质量控制研究及对策[J]. 中国社区医师,2018,34(32):11.

[27] 陈黎. 儿童的"冬季进补"与"膏方调理"[N]. 上海中医药报,2018-11-09(010).

[28] 张伟荣. 冬令进补,春天打虎[N]. 上海中医药报,2018-10-26(007).

[29] 汪云伟,史德富,王兴灵,等. 中药膏方的研究进展[J]. 亚太传统医药,2018,14(4):72-74.

[30] 南京中医药大学. 黄帝内经灵枢译释[M]. 上海:上海科学技术出版社,2013:88.

[31] 石学敏. 针灸学[M]. 北京:中国中医药出版社,2010:153.

[32] 王东坡. 跟《黄帝内经》学养生[M]. 北京:人民军医出版,2009.

[33] 曲生健,宋少军. 按摩保健[M]. 北京:中国中医药出版社,2007.

[34] 杨红,尹娅萍. 手健操护理强阿片类药物性便秘疗效观察[J]. 实用中医药杂志,2015,31(12):1186.